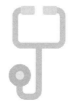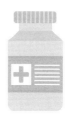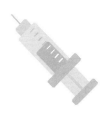

Diseases & Pharmacotherapy

病気と薬物療法

内分泌疾患
代謝疾患

厚田 幸一郎 [監修]

厚田 幸一郎・前田 定秋・松原 肇 [共編]

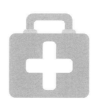
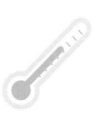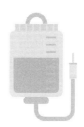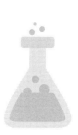

Ohmsha

「病気と薬物療法　内分泌疾患／代謝疾患」
監修者・編者・執筆者一覧

監修者　厚田幸一郎（北里大学薬学部）
編　者　厚田幸一郎（北里大学薬学部）
　　　　前田　定秋（摂南大学薬学部）
　　　　松原　　肇（北里大学薬学部）
執筆者　井口　智恵（北里大学薬学部）
　　　　稲野　　寛（北里大学病院薬剤部）
　　　　井上　　岳（北里大学薬学部）
　　　　野島　浩幸（北里大学薬学部）
　　　　吉岡　靖啓（摂南大学薬学部）

　本書を発行するにあたって，内容に誤りのないようできる限りの注意を払いましたが，本書の内容を適用した結果生じたこと，また，適用できなかった結果について，著者，出版社とも一切の責任を負いませんのでご了承ください．

　本書は，「著作権法」によって，著作権等の権利が保護されている著作物です．本書の複製権・翻訳権・上映権・譲渡権・公衆送信権（送信可能化権を含む）は著作権者が保有しています．本書の全部または一部につき，無断で転載，複写複製，電子的装置への入力等をされると，著作権等の権利侵害となる場合があります．また，代行業者等の第三者によるスキャンやデジタル化は，たとえ個人や家庭内での利用であっても著作権法上認められておりませんので，ご注意ください．
　本書の無断複写は，著作権法上の制限事項を除き，禁じられています．本書の複写複製を希望される場合は，そのつど事前に下記へ連絡して許諾を得てください．
（社）出版者著作権管理機構
（電話 03-3513-6969, FAX 03-3513-6979, e-mail: info@jcopy.or.jp）

JCOPY ＜（社）出版者著作権管理機構 委託出版物＞

監修のことば

　1988 年に薬剤管理指導料（当初の名称は入院技術基本料：いわゆる 100 点業務）が導入され，病院薬剤師による入院患者への服薬指導に診療報酬が付与された．さらに，1992 年には，調剤報酬に薬剤服用歴管理料が導入され，医薬分業が大きく推進されるようになった．それからおよそ四半世紀を経た 2012 年には，全病棟に専任の薬剤師を配置することを条件に病棟薬剤業務実施加算が導入され，さらに，2016 年には，特定集中治療室などへの専任薬剤師の配置に対して病棟薬剤業務実施加算 2 が，また，薬局では，「かかりつけ薬剤師制度」が導入されることとなった．

　この 25 年間で薬剤師業務は，調剤中心から患者や医療スタッフと向き合うスタイルへと変革した．これにより「薬剤師として求められるもの」は，医療人としての高い資質をもち，臨床能力を活用してチーム医療の現場で医師，看護師などと協力し合うことができ，また地域医療において薬の安全・適正使用に責任をもって対処できる資質へと変容した．

　一方，薬剤師養成のための薬学教育は 6 年制へ移行されて，10 年以上が経過する．その間，コアカリキュラム内容の見直しが検討され，2015 年度に「薬学教育モデル・新コアカリキュラム」が施行された．

　本書は薬学教育モデル・新コアカリキュラムの「薬剤師として求められる基本的な資質」として挙げられた 10 項目のうち，「薬物療法における実践的能力」の資質を身につけるための成書として，薬学生および病院・薬局薬剤師にわかりやすくかつ質の高い内容を提供することを目的として企画された．本書の特徴を箇条書きにした．

　①関連する疾患ごとの巻構成としている．

　②各巻で扱う疾患は「薬学教育モデル・新コアカリキュラム」に準拠している．

　③各疾患の解説の流れは「学習のポイント」⇒「概要」⇒「臨床症状」⇒「診断」⇒「治療薬」⇒「治療法」⇒「薬物療法」⇒「服薬指導」としている．

　④「治療法」の解説のなかで，「処方例」や「処方解説（評価のポイント）」という項目を設け，臨床的内容を厚くしている．

　⑤見開きページの右端に，書き込みができるようなサイドノートを設けている．

　多忙な薬剤師業務・教育・研究の合間を縫ってご編集・ご執筆いただいた方々に心より御礼を申し上げたい．また，本書の発行にあたり，ご協力いただいたオーム社をはじめ関係の方々に，心より御礼を申し上げる．

　医療現場と薬学教育，両者が緊密に連携をとり，乖離せずに同じ方向性を見つめ，将来にわたって社会の要請にこたえることのできる薬剤師を輩出，育成していくことを祈念している．

2018 年 8 月

厚田　幸一郎

目　　次

内分泌疾患 編

Chapter 1　甲状腺疾患 ………………………………………………………… （井上岳）　2

　　1.1　バセドウ病 ……………………………………………………………… 3

　　1.2　亜急性甲状腺炎 ………………………………………………………… 16

　　1.3　慢性甲状腺炎（橋本病）……………………………………………… 22

Chapter 2　尿崩症 …………………………………………………………… （井上岳）　29

Chapter 3　その他の内分泌疾患 ………………………………………… （井上岳）　34

　　3.1　抗利尿ホルモン不適合分泌症候群 ………………………………… 34

　　3.2　先端巨大症 ……………………………………………………………… 39

　　3.3　高プロラクチン血症 …………………………………………………… 44

　　3.4　下垂体機能低下症 ……………………………………………………… 49

　　3.5　クッシング症候群 ……………………………………………………… 56

　　3.6　アルドステロン症 ……………………………………………………… 61

　　3.7　褐色細胞腫 ……………………………………………………………… 66

　　3.8　副腎不全 ………………………………………………………………… 70

代謝疾患 編

Chapter 1 糖尿病 ……………………………………………………………（稲野寛） 78

Chapter 2 脂質異常症 ………………………………………………………（井口智恵） 112

Chapter 3 高尿酸血症，痛風 ………………………………………………（野島浩幸） 130

骨・関節関連疾患 編

Chapter 1 骨粗鬆症 …………………………………………………………（吉岡靖啓） 146

Chapter 2 関節リウマチ ……………………………………………………（吉岡靖啓） 161

Chapter 3 変形性関節症 ……………………………………………………（吉岡靖啓） 170

Chapter 4 カルシウム代謝の異常をともなう疾患 ……………………（吉岡靖啓） 173

   4.1 副甲状腺機能亢進症，副甲状腺機能低下症 ………………… 173

   4.2 くる病，骨軟化症 ……………………………………………… 179

   4.3 悪性腫瘍にともなう高カルシウム血症 ……………………… 183

参考文献一覧 ………………………………………………………………………… 185

索引 …………………………………………………………………………………… 187

本書の構成ガイド

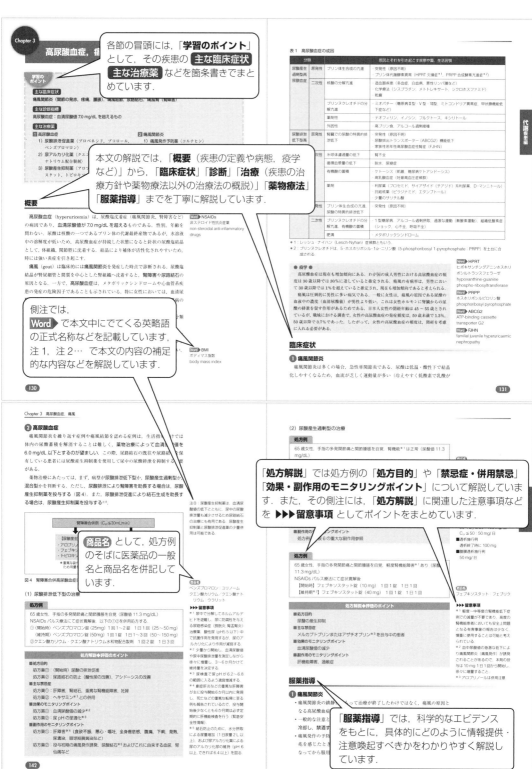

内分泌疾患編

Chapter 1

甲状腺疾患

概要

　甲状腺疾患は，甲状腺ホルモンの分泌や甲状腺機能の状態により，**甲状腺中毒症（thyrotoxicosis）**と**甲状腺機能低下症（hypothyroidism）**に大別される．甲状腺中毒症では，甲状腺ホルモンの増加により，全身の代謝や各臓器の働きが亢進した病態を呈する．一方，甲状腺機能低下症では，甲状腺ホルモンの減少や作用不足により，代謝や各臓器の働きが低下した病態を呈する．

　さらに，甲状腺中毒症においては，甲状腺中毒症状が常にともなう**甲状腺機能亢進症（バセドウ病**など）と，急性期のみ甲状腺中毒症状をともなう**破壊性甲状腺中毒症（亜急性甲状腺炎や無痛性甲状腺炎）**の2つに分類される．

　甲状腺機能低下症の原因として，わが国では最も頻度が高いのは**慢性甲状腺炎（橋本病）**である．しかしながら，慢性甲状腺炎のなかで，甲状腺機能低下症まで進行しない患者も多く存在する．

　甲状腺疾患は病因により，自己免疫疾患，炎症性疾患，腫瘍性疾患に分けられる．**表1**には，代表的な甲状腺疾患とその病因についてまとめた．

表1　甲状腺疾患の分類

分類		代表的な疾患名	代表的な疾患の病態	代表的な疾患の病因		
				自己免疫	炎症	腫瘍
甲状腺中毒症	甲状腺機能亢進症	バセドウ病	びまん性甲状腺腫をともない，甲状腺ホルモンの合成・分泌が亢進した状態	○	×	×*
	破壊性甲状腺中毒症	亜急性甲状腺炎	甲状腺濾胞の破壊により，一時的に甲状腺ホルモンが増加した状態	×	○	×
甲状腺機能低下症		慢性甲状腺炎（橋本病）	びまん性甲状腺腫大をともない，加齢とともに甲状腺ホルモンの分泌が低下した状態	○	○	×

＊：ただし，機能性腺腫（Plummer病）を除く．

　なお，本書では，Chapter 1.1にてバセドウ病について，Chapter 1.2にて亜急性甲状腺炎について，Chapter 1.3にて慢性甲状腺炎（橋本病）について解説する．

Chapter 1　甲状腺疾患

1.1　バセドウ病

内分泌疾患編

学習のポイント

主な臨床症状

1 Merseburg の三徴（眼球突出，甲状腺腫，頻脈）

2 甲状腺中毒症状（動悸，息切れ，全身倦怠感，食欲亢進，体重減少，発汗，手指振戦など）

主な診断指標

FT_4（遊離型 T_4）上昇，FT_3（遊離型 T_3）上昇，甲状腺刺激ホルモン（TSH）低下，TSH 受容体抗体（TRAb）陽性，甲状腺刺激抗体（TSAb）陽性

主な治療薬

1 抗甲状腺薬〈チアマゾール，プロピルチオウラシル〉　**3** 副腎皮質ステロイド薬〈ヒドロコルチゾン〉

2 無機ヨード薬〈ヨウ化カリウム〉　**4** β受容体遮断薬〈プロプラノロール，アテノロール〉

概要

　甲状腺の機能異常には，甲状腺ホルモン（TSH）とその受容体などが関わっている．自己免疫性甲状腺疾患の場合，この甲状腺ホルモンの受容体である TSH 受容体に対して，TSH 受容体抗体（TRAb）という自己抗体が存在する．また，TRAb は，甲状腺を刺激する抗体（TSAb）と逆に抑制する阻害抗体（TSBAb）を含んでいる．

　甲状腺機能亢進症は，過剰な甲状腺ホルモン産生によって甲状腺中毒症を起こす疾患であり，そのなかでも**バセドウ病**（Basedow's disease）[注1]は，代表的疾患である．バセドウ病は，代表的な臓器特異的自己免疫疾患で，主に TSH 受容体に対する自己抗体（TRAb）が病因であり，発症は緩徐である．

　バセドウ病では TSAb の TSH 受容体刺激作用により，甲状腺ホルモンの合成・分泌，甲状腺細胞の増殖が過度に促進される．甲状腺過剰刺激の結果，びまん性の甲状腺腫大をともなう甲状腺機能亢進症をきたす．また，**メルゼブルグ**（Merseburg）**の三徴**（眼球突出，甲状腺腫，頻脈）といわれる本疾患特有の症状や，粘液水腫（myxedema）と呼ばれる浸潤性皮膚症状をともなうことがある．さらに，皮膚症状が認められる患者の多くは眼症状も重症で，TRAb も高値である．女性では生理不順となり，月経寡少，無月経がみられる．

　バセドウ病患者の甲状腺腫は，びまん性で軟らかく表面平滑である．

　循環器所見としては，甲状腺内の血流増加を反映して，しばしば血管雑音が聴取される．また，心拍動の増強，I音亢進，収縮期血圧上昇と拡張期血圧下降がみられ，しばしば不整脈，特に心房細動が生じる．体重減少，不整脈，原因のはっきりしない心不全が主訴となり，消化器内科や循環器内科を受診して，バセドウ病が発見されることが多い．

Word ▶ FT_4
遊離型サイロキシン
free thyroxine

Word ▶ FT_3
遊離型トリヨードサイロニン
free triiodothyronine

Word ▶ TSH
甲状腺刺激ホルモン
thyroid stimulating hormone

注1：バセドウ病は，グレーブス病（Graves' disease）とも呼ばれている．

Word ▶ TRAb
tyroid stimulating hormone receptor antibody

Word ▶ TSAb
thyroid stimulating antibody

Word ▶ TSBAb
thyroid-stimulation blocking antibody

Chapter 1　甲状腺疾患

> ● 疫学 ●
> 　男女比は 1：5〜10 と女性に多く，20〜30 歳代に頻度が多い．また，人口 1,000
> 人当たりの有病率は約 5 人である．

臨床症状

　バセドウ病では，動悸，頻脈，疲れやすさ，発汗過多，耐暑性低下，手指振戦，軟便，下痢傾向など甲状腺中毒症状が認められる．さらに，皮膚浸潤，微熱が続く，食欲が亢進しているのに体重が減少する（若年ではむしろ増加する場合もある），排便回数増加，月経不順，不眠，脱毛などがみられる．また，精神的に不安定で落ちつきがなくなる．男性では周期性四肢麻痺の合併がみられる．

　バセドウ病特有の眼症状としては，大きく見開いた眼で，まばたきが減少し（Stellwag 徴候），下方を見る際に眼球の運動よりも上限瞼の動きが遅れるため，上眼瞼の下に強膜が露出し白眼がみられる（Graefe 徴候）．また，バセドウ病患者の約 1/3 の患者に眼球突出がみられる．

　バセドウ病患者の初発症状は，性別や年齢によって異なっている．特に，高齢者のバセドウ病は，甲状腺腫大や甲状腺中毒症状が顕著でないことが多く，しばしば発見が遅れることがある．

診断

❶ バセドウ病の診断基準

　バセドウ病の診断では，頻脈，体重減少，手指振戦などの甲状腺中毒症状と，びまん性甲状腺腫大，眼球突出などの本疾患特有の眼症状の確認が重要である．

　バセドウ病では，血中遊離型 T_4（FT_4）と遊離型 T_3（FT_3）の上昇とともに TSH が抑制される．また，末梢組織における甲状腺ホルモン作用が上昇することにより，コレステロールが減少し，アルカリホスファターゼが高値を示すことが多い．これらは，甲状腺中毒症にも共通する所見である．バセドウ病の診断基準を**表 1** に示す．

　検査所見では，血中甲状腺ホルモンが高値で TSH が低値であることから，下垂体性でなく原発性の甲状腺機能亢進症であることを確認する必要がある．さらに，大部分のバセドウ病では TRAb が陽性である．甲状腺の機能が亢進していることで，^{123}I または ^{99m}Tc の甲状腺への摂取率が高値を示すため，無痛性甲状腺炎などの破壊性甲状腺中毒症との鑑別が可能となる．

表1　バセドウ病の診断基準

【診断項目】
a）臨床所見
　1．頻脈，体重減少，手指振戦，発汗増加などの甲状腺中毒症所見
　2．びまん性甲状腺腫大
　3．眼球突出または特有の眼症状
b）検査所見
　1．FT$_4$，FT$_3$のいずれか一方または両方高値
　2．TSH低値（0.1μU/mL以下）
　3．抗TSH受容体抗体（TRAb，TBII）陽性，または刺激抗体（TSAb）陽性
　4．放射性ヨード（またはテクネシウム）甲状腺摂取率高値，シンチグラフィーでびまん性
【診断】
1）バセドウ病
　a）の1つ以上に加えて，b）の4つを有するもの
2）確からしいバセドウ病
　a）の1つ以上に加えて，b）の1，2，3を有するもの
3）バセドウ病の疑い
　a）の1つ以上に加えて，b）の1と2を有し，FT$_4$，FT$_3$高値が3か月以上続くもの
【付記】
　1．コレステロール低値，アルカリフォスターゼ高値を示すことが多い．
　2．FT$_4$正常でFT$_3$のみが高値の場合が稀にある．
　3．眼症状がありTRAbまたはTSAb陽性であるが，FT$_4$およびTSHが正常の例は
　　　euthyroid Graves' diseaseまたはeuthyroid ophthalmopathyといわれる．
　4．高齢者の場合，臨床症状が乏しく，甲状腺腫が明らかでないことが多いので注意をする．
　5．小児では学力低下，身長促進，落ち着きのなさなどを認める．
　6．FT$_3$（pg/mL）/FT$_4$（ng/dL）比は無痛性甲状腺炎の除外に参考となる．
　7．甲状腺血流測定・尿中ヨウ素の測定が無痛性甲状腺炎との鑑別に有用である

＜出典：日本甲状腺学会 編，バセドウ病の診療ガイドライン2011（第3版），p.3，南江堂，2015＞

❷ 薬剤性甲状腺機能異常症の鑑別

　投与された薬剤による副作用として，甲状腺機能異常が起こることがある．このなかで甲状腺中毒症の発症機序として，甲状腺での甲状腺ホルモンの産生と分泌が亢進する場合（バセドウ病タイプ）と，甲状腺濾胞細胞が破壊されて甲状腺ホルモンが血中に漏れ出す場合（破壊性甲状腺中毒症タイプ）がある．薬剤性甲状腺機能異常症のなかでも，甲状腺中毒症をきたす主な薬剤を表2に示す．

　薬剤性甲状腺中毒症のタイプが，バセドウ病タイプか，破壊性甲状腺中毒症タイプかを鑑別するために，検査を行う必要がある．① 抗TSH受容体抗体（TRAb）が陽性，② 甲状腺エコーによって甲状腺内血流増加が確認できる，あるいは，③ ^{99m}Tc（または^{131}I）の甲状腺への摂取率が高値であることが確認できれば，バセドウ病タイプと診断される．

Chapter 1　甲状腺疾患

表2　甲状腺中毒症を引き起こす薬剤

分類		医薬品
インターフェロン（interferon：IFN）		インターフェロンアルファー2b，ペグインターフェロンアルファ -2a など
抗ウイルス薬	C型肝炎ウイルス	リバビリン
	抗ヒト免疫不全ウイルス（human immunodeficiency virus：HIV）	エファビレンツ，ラミブジン，テノホビル，ロピナビルなど
分子標的治療薬		スニチニブなど
抗不整脈薬		アミオダロン
ゴナドトロピン（gonadotropin）放出ホルモン誘導体		ゴセレリン，リュープロレリン
甲状腺ホルモン製剤		サイロキシン，トリヨードサイロニン
いわゆる「健康食品」や「やせ薬」*		（わが国で承認された医薬品はない）

＊：わが国で認可されている薬剤ではないが，外国からの個人輸入などによる，いわゆ
　る「健康食品」あるいは「やせ薬」に甲状腺ホルモンが含まれているものがある．
＜出典：門脇孝・下村伊一郎 編著，西川光重 ほか，代謝・内分泌疾患診療最新ガイド
ライン．p.241．総合医学社．2012＞

③ 甲状腺クリーゼ

　甲状腺クリーゼ（thyrotoxic storm or crisis）は，甲状腺中毒症の原因とな
る未治療ないしコントロール不良の甲状腺基礎疾患があり，何らかの強いスト
レスが加わったときに，甲状腺ホルモン作用過剰に対する生体の代償機構の破
綻により，複数臓器が機能不全に陥った結果，生命の危機に直面した緊急治療
を要する病態である．甲状腺基礎疾患としては，バセドウ病が最も多い．

　甲状腺クリーゼの診断基準を表3に示す．甲状腺クリーゼは，多臓器にお
ける非代償性状態を特徴とし，高熱や循環不全，意識障害，下痢・黄疸などを
呈する．また，発症機序は不明であるが，手術やストレスなどを誘因として発
症することが知られている．

　甲状腺クリーゼが疑われる患者には，直ちに静脈ルートを確保して血中 FT_4，
FT_3，TSH，TRAb，BNP などの検査を実施するとともに治療を開始する．重
症例では，集中治療が可能で甲状腺専門医が勤務する医療機関に転送すること
が望ましい．

Word ▶ BNP
脳性ナトリウム利尿ペプチド
brain natriuretic peptide

1.1 バセドウ病

表3 甲状腺クリーゼの診断基準

【必須項目】 甲状腺中毒症の存在（FT$_3$およびFT$_4$の少なくともいずれか一方が高値） **【症状】** *1 　1．中枢神経症状（不穏，せん妄，精神異常，傾眠，痙攣，昏睡，Japan Coma Scale（JCS） 　　　1以上またはGlasgow Coma Scale（GCS）14以下） 　2．発熱（38°C以上） 　3．頻脈（130回/分以上）（心房細動では心拍数で評価する） 　4．心不全症状（肺水腫，肺野の50％以上の湿性ラ音，心原性ショックなど重度な症状， 　　　NYHA分類4度またはKillip　クラスⅢ以上） 　5．消化器症状（嘔気・嘔吐，下痢，黄疸［血中総ビリルビン値＞3mg/dL]） **【確実例】** 必須項目および以下を満たす*2． a．中枢神経症状＋他の症状項目1つ以上，または， b．中枢神経症状以外の症状項目3つ以上 **【疑い例】** a．必須項目＋中枢神経症状以外の症状項目2つ，または， b．必須項目を確認できないが，甲状腺疾患の既往・眼球突出・甲状腺腫の存在があって確実 　　例条件のaまたはbを満たす場合*2

＊1：明らかに他の原因があって発熱（肺炎，悪性高熱症など），意識障害（精神疾患や脳血管障
　　害など），心不全（急性心筋梗塞など）や肝障害（ウイルス性肝炎や急性肝不全など）を呈す
　　る場合は除く．しかし，このような疾患の中にはクリーゼの誘因となるため，クリーゼによる
　　症状か単なる併発症か鑑別が困難な場合は誘因により発症したクリーゼ症状とする．
　　このようにクリーゼでは誘因をともなうことが多い．甲状腺疾患に直接関連した誘因として，
　　甲状腺剤の服用不規則や中断，甲状腺手術，甲状腺アイソトープ治療，過度の甲状腺触診や細
　　胞診，甲状腺ホルモン剤の大量服用などがある．また，甲状腺に直接関連しない誘因として，
　　感染症，甲状腺以外の臓器手術，外傷，妊娠・分娩，副腎皮質機能不全，糖尿病ケトアシドー
　　シス，ヨード造影剤投与，脳血管障害，肺血栓塞栓症，虚血性心疾患，抜歯，強い情動ストレ
　　スや激しい運動などがある．
＊2：高齢者は，高熱，多動などの典型的クリーゼ症状を呈さない場合があり（apathetic
　　thyroid storm），診断の際は注意する．
＜出典：日本甲状腺学会・日本内分泌学会 編，甲状腺クリーゼ診療ガイドライン2017（Digest版），
p.5-6, 2017　http://www.japanthyroid.jp/doctor/img/thyroid_storm_or_crisis.pdf ＞

治療

❶ バセドウ病の治療

　バセドウ病の治療には，抗甲状腺薬で甲状腺ホルモン合成を阻害する方法
と，手術療法あるいはアイソトープ治療がある．

（1）手術療法

　抗甲状腺薬が副作用で使用できない場合や，維持量の抗甲状腺薬でコント
ロールが困難な場合，頻回受診が困難な場合，挙児希望がある場合など，迅速
かつ確実な甲状腺機能亢進を緩和させる必要がある場合に手術療法が考慮され
る．

　手術による甲状腺クリーゼの誘発を避けるため，術前の甲状腺機能正常化は
必須である．術後に適切なT$_4$製剤を補充することにより，日常生活への復帰
は術後1か月以内と比較的早い．

　術後合併症として，甲状腺機能低下症がある．

Chapter 1　甲状腺疾患

（2）アイソトープ治療（^{131}I 内用療法）

　抗甲状腺薬の副作用が原因で，薬物療法が行えず，かつ，手術も避けたい場合に選択する．

　通常は外来で施行され，1〜2週間のヨード制限（食事療法）と抗甲状腺薬を数日間休薬したうえで，ヨウ化ナトリウム（^{131}I）のカプセルを内服する．約6か月で甲状腺機能は安定する．しかし，内服後に一過性の破壊性甲状腺炎による甲状腺中毒症の増悪をきたすこともある．

　挙児希望の場合には，施行後6か月間は避妊する．成人では，発癌の可能性はないが，18歳以下の症例は慎重投与であり，5歳以下の幼児は原則禁忌である．

② 薬剤性甲状腺機能異常症の治療

　薬剤による副作用が生じた場合は，ただちに原因薬剤の服薬を中止するのが原則である．ただし，中止できない場合には，原因薬剤を投与しながら，抗甲状腺薬（チアマゾールなど）を投与するなど，通常のバセドウ病と同様に治療する．

　破壊性甲状腺中毒症タイプでは，一過性であることが多く，2〜3か月間で甲状腺機能は正常化するため，経過観察することが多い．動悸などの症状が強い場合は，β受容体遮断薬を投与する．

　アミオダロン服用により甲状腺ホルモンが異常に高値となった場合には，アミオダロンの血中半減期が2か月近くもあることを考慮し，投与を中止せずに経過観察とする．しかし，不整脈が頻発するようになってきた場合には早急に副腎皮質ステロイド薬の投与を考慮する．

③ 甲状腺クリーゼの治療

　迅速な診断と治療が必要であり，甲状腺クリーゼが疑われる場合でも，甲状腺クリーゼに準じた治療を開始すべき場合が多い．治療のポイントは，① 甲状腺ホルモン産生・分泌の減弱，② 甲状腺ホルモン作用の減弱，③ 全身管理，④ 誘因の除去の4つである．

治療薬

　治療薬として，抗甲状腺薬がある．副作用がなければほとんどの場合，甲状腺機能は正常にコントロール可能である．また，副作用もなく甲状腺機能が正常に維持されれば，長期服用による副作用の発現は極めてまれであり，多くの患者は1〜2年の治療で寛解に入る．ただし，いかに工夫しても寛解が期待できない患者もいる．

① 抗甲状腺薬

　抗甲状腺薬には，チアマゾール（1-methyl-2-mercaptoimidazole：MMI）と

プロピルチオウラシル（propylthiouracil：PTU）がある.

　甲状腺ホルモンの合成にはヨウ素が必要不可欠であり，ヨウ素化合物から
ヨウ素を取り出すための酵素がペルオキシダーゼである．MMIとPTUは，
ペルオキシダーゼ阻害薬であり，甲状腺ホルモンを作り出すために必要なヨウ
素が供給されなくなる．その結果，甲状腺ホルモンの合成を抑制し，甲状腺中
毒症状を消失させる.

　軽度な副作用には，皮疹（じん麻疹），軽度肝障害，筋肉痛，関節痛などが
ある．このような場合には，MMIからPTUへ変更し，経過観察する．また，
皮疹（じん麻疹）であれば，抗ヒスタミン薬で対処することも可能である.

　重大な副作用として，無顆粒球症，多発性関節炎，重症肝障害，抗好中球細
胞質抗体（ANCA）関連血管炎症候群，インスリン自己免疫症候群などがある.

　最も注意すべき副作用は，無顆粒球症である．発症頻度は0.4％程度である
が，無顆粒球症を呈した患者の多くが，抗甲状腺薬開始後3か月以内に出現
しており，死亡事例も毎年あったとの報告もある．また，無顆粒球症は，突然
発症することが多く，好中球数が$1,000/mm^3$未満の場合は，ただちに抗甲状
腺薬（PTUも含む）の服薬を中止する.

　PTUの作用機序，副作用はMMIと同様である.

Word ▶ ANCA
antineutrophil cytoplasmic antibody

　なお，MMIのほうがPTUより早く甲状腺ホルモンの値を正常化すること
ができ，さらにMMIはPTUに比べて重大な副作用の発現頻度が低いため，
バセドウ病治療ガイドライン2011でも，MMIが第一選択薬として推奨され
ている．しかし，妊娠初期（妊娠4〜7週）においては，MMIの副作用として，
催奇形性があるため，MMIではなく，PTUの投与が推奨されている.

❷ 無機ヨード薬

　無機ヨード薬の作用機序については不明な部分が多いが，甲状腺ホルモンの
合成や分泌の各ステップに影響すると考えられており，甲状腺ホルモン分泌抑
制が主な作用と考えられている.

　無機ヨード薬の効果は比較的早く，投与後3日以内に臨床症状が改善してく
るケースが多いため，緊急治療を要する症例で血中甲状腺ホルモンを急速に下
げたい場合に用いられる.

　しかしながら効果は一過性であり，さらに長期間の無機ヨード薬投与により
血中甲状腺ホルモンが上昇することがあるため，一般的に無機ヨード薬だけで
治療することはない.

　無機ヨード薬としては，ヨウ化カリウムが用いられる．甲状腺機能亢進症を
ともなう甲状腺腫に適応を有するが，**ヨウ化カリウムの単独投与時には，投与
2週間程度を超えるとエスケープ現象**注2**が起こりうる**ので，こまめに診察を
受ける必要がある.

　また，保険適用外であるが，甲状腺クリーゼの治療に使用されることが多い.

注2：エスケープ現象とは，甲状腺ホルモン分泌抑制作用がなくなる現象をいう.

Chapter 1 　甲状腺疾患

❸ 副腎皮質ステロイド薬

　甲状腺クリーゼの治療に対して主に用いられる．T_4 から T_3 への変換を抑制する作用があると考えられているが，甲状腺クリーゼを呈した際には，相対的副腎不全の状態でもあるため，副腎皮質ステロイド薬を投与する．

　ヒドロコルチゾンは糖質コルチコイドであり，副腎不全の状態を改善する効果も期待して用いられる．緊急時使用であるため，静脈内投与される．

❹ その他

　頻脈や動悸，手指振戦などに対して，プロプラノロールなどの β 受容体遮断薬が用いられる．使用にあたっては，β 受容体遮断薬の投与が禁忌である合併症（気管支喘息や閉塞性動脈硬化症など）がないことを確認したうえで，プロプラノロール 30 mg/日を投与する[注3]．

　気管支喘息の既往歴がある場合は，気管支に影響が出にくい選択的 $β_1$ 受容体遮断薬のアテノロールを用いる．

注3：妊娠中や授乳中は原則使用しない．

薬物療法

　バセドウ病における薬物治療の目的は，甲状腺ホルモンレベルを低下させることで，甲状腺中毒症状を消失させることである．そして，服薬中止後も再燃のない寛解状態にすることが，最終的な治療目標となる．バセドウ病の薬物治療は，『バセドウ病治療ガイドライン 2011』に基づいた薬物療法が推奨されている（図 1）．

❶ 基本的な治療

　『バセドウ病治療ガイドライン 2011』で，第一選択薬として推奨されているMMI の初期投与量は，15 mg/日である（重度の機能亢進症患者を除く）．また，重度の患者では，副作用に注意しながら MMI 30 mg/日から開始するように推奨されている．

　月 1 回血液検査を行い，血中 FT_4，FT_3 が十分に正常化した段階で MMI を減量する．減量の目安は投与量の 2/3 程度（30 mg/日→20 mg/日，20 mg/日→15 mg/日）とする．減量以降も血中 FT_4，FT_3 を正常域に保ちつつ漸減し，最終的には 5 mg/日を維持量とする．

　抗甲状腺薬の中止については，判断が非常に難しい．それは，維持量の抗甲状腺薬で甲状腺機能がコントロールされている患者が寛解しているかどうか判定できる確実な方法がないためである．しかしながら，現時点で実際的な方法は，TSH 受容体抗体の 1 つである TRAb があまり高くなく，最小量の抗甲状腺薬で 1 年間以上 TSH を含めて甲状腺機能を正常に維持できた場合，寛解している確率が高く，患者とよく相談して同意を得たうえで，服薬の中止を試みる．抗甲状腺薬を中止した後も医師の指示があるまで，定期的に受診を継続し

10

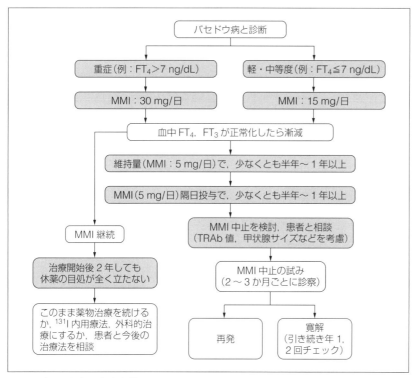

図1 バセドウ病の治療方針
＜出典：門脇孝・下村伊一郎 編著，中村浩淑，代謝・内分泌疾患診療最新ガイドライン，p.211，総合医学社，2012＞

ながら甲状腺ホルモンの値を確認する必要があることを患者に十分理解してもらうことが重要である．

処方例

軽・中等度（$FT_4 < 7\ ng/dL$）の場合，①を単剤処方し，改善が見られなかった場合，または重度（$FT_4 \geq 7\ ng/dL$）の場合，②を追加処方する．
チアマゾールが無効の場合，またはチアマゾールの副作用のために薬剤を変更する必要がある場合，③に処方を変更する．
頻脈，動悸，手指振戦などがある場合，④を追加処方するが，喘息などの既往がある場合には⑤を追加処方する．
①チアマゾール錠（5 mg） 1回3錠（1日3錠） 1日1回 朝食後
　もしくは 1回1錠（1日3錠） 1日3回 毎食後
②チアマゾール錠（5 mg） 1回3錠（1日6錠） 1日2回 朝夕食後
　もしくは 1回2錠（1日6錠）1日3回 毎食後
③プロピルチオウラシル錠（50 mg） 1回2～4錠（1日6～12錠） 1日3回 毎食後
④プロプラノロール錠（10 mg） 1回1錠（1日3錠） 1日3回 毎食後
⑤アテノロール錠（50 mg） 1回1錠（1日1錠） 1日1回 朝食後

商品名
チアマゾール：メルカゾール
プロピルチオウラシル：プロパジール，チウラジール
プロプラノロール：インデラル
アテノロール：テノーミン

Chapter 1　甲状腺疾患

処方解説◆評価のポイント

■処方目的
　処方薬①②③：甲状腺ホルモン合成の阻害
　処方薬④⑤：頻脈，動悸，手指振戦などの症状の改善
■主な禁忌症
　処方薬④：気管支喘息，うっ血性心不全，未治療の褐色細胞腫の患者など
　処方薬⑤：うっ血性心不全，重度の末梢循環障害，未治療の褐色細胞腫の患者など
■効果のモニタリングポイント
　処方薬①②③：FT_4，FT_3，TSH の正常化
　処方薬④⑤：症状の改善
■副作用のモニタリングポイント
　処方薬①②：無顆粒球症，肝機能障害，黄疸，多発性関節炎，ANCA 関連血管炎など
　処方薬③：無顆粒球症，劇症肝炎，ANCA 関連血管炎など
　処方薬④：うっ血性心不全，無顆粒球症，気管支痙攣など
　処方薬⑤：心不全，気管支痙攣，血小板減少症など

---

❷ 小児に対する治療

　小児期にバセドウ病を発症する頻度は，バセドウ病全体の 5 ％程度と少なく，有病率は 0.02 ％である．さらに，小児に発症する甲状腺機能亢進症の大部分を占め，その多くが 15 歳以下に発症する．5 歳以下で発症することは稀である．男女比は，1：3～6 と女児に多い．

　患児の症状は成人と同じであるが，発見が遅れることが多く，多動や注意力低下，学業成績不振，不眠，気分変調，癇癪などの精神症状が目立つことが特徴で，家族が気づく場合が多い．また，眼症は成人に比べて，軽度であることが多い．

　内分泌検査においては，FT_4，FT_3 は高値，TSH は測定感度以下に抑制されており，TRAb は陽性である．小児の基準値は成人の基準値とは異なるので，注意を要する．

　治療としては，『小児期発症バセドウ病診療のガイドライン 2016』に示されているとおり，抗甲状腺薬による初期治療が原則である．また，MMI を第一選択薬とし，小児バセドウ病患者に PTU を投与する場合には，副作用として肝不全をきたすような重篤な肝機能障害が生じる可能性を十分に説明し，かつ，同意を得たうえで慎重に投与する．初期投与量は MMI で 0.2～0.5 mg/kg/日，1 日 1～2 回である（PTU で 2.0～7.5 mg/kg/日，1 日 3 回）が，原則として成人量：MMI 15 mg/日（PTU 300 mg/日）が上限となる．しかし，重度の場合には，MMI 30 mg/日（PTU 600 mg/日）が上限となる．

　成人よりも，小児のほうが難治例が多く，2 年以上は薬物療法を継続することが多い．しかし，甲状腺機能が正常に保たれていれば服薬中止を検討できるが，寛解率は 30 ％程度と低い．

　成人例と同様であるが，軽度な副作用（皮疹，軽度肝障害，発熱，関節痛，

筋肉痛など）出現時は治療をしばらく継続し，軽快しない場合，薬剤を変更する．また，重篤な副作用（無顆粒球症，重症肝障害，MPO-ANCA 関連血管炎症候群など）出現時には直ちに薬剤を中止し，甲状腺機能の悪化を防ぐ目的として無機ヨード薬を投与する．

Word ▶ MPO-ANCA
抗好中球細胞質抗体
myeloperoxidase-anti-
neutrophil cytoplasmic
antibody

③ 妊婦・授乳婦に対する治療

『バセドウ病治療ガイドライン 2011』では，妊娠時に PTU を推奨するのではなく，催奇形性の観点から妊娠 4〜7 週だけ MMI を避けることを推奨している．

妊娠した可能性がある場合には，直ちに MMI の服用を中止し，病院を受診させ，妊娠が確認されたら，甲状腺機能レベルに応じて他剤（無機ヨード薬，PTU）へ切り替える，あるいは，妊娠が確認されたら，妊娠 7 週まで休薬した後，妊娠 8 週以降に MMI へ戻すことを勧めている．さらに，妊娠 8 週以降に妊娠が確認された場合には，他剤への切り替えは必要ない．

また，抗甲状腺薬の母乳への移行率は，MMI より PTU のほうが低いといわれているが，PTU 300 mg/日以下，MMI 10 mg/日以下の投与量であれば，乳児の甲状腺機能に影響はみられないと考えられている．

副作用に対する対応については，成人例と同様である．

④ 甲状腺クリーゼの治療

抗甲状腺薬投与後，無機ヨード薬を大量に投与する．無機ヨード薬の投与は，必ず抗甲状腺薬投与後 1 時間以上空ける必要がある．これは投与した無機ヨード薬がホルモン合成の材料にならないためである．また，相対的副腎不全の状態にあるため，副腎皮質ステロイド薬の投与が必要となる．

全身管理としては，十分な輸液と電解質補正が必要であり，高体温を呈するため徹底した身体の冷却に加え，解熱薬の投与も行う．頻脈に対しては，β受容体遮断薬を投与して脈拍管理をする．心不全をともなう場合には，厳格な心血行動態モニターなどに応じた治療が必要となるため，必要に応じて循環器専門医に紹介する．

処方例

①〜④を併用処方し，頻脈があれば⑤を追加処方する．
①チアマゾール錠（5 mg）　1 回 4 錠（1 日 16 錠）1 日 4 回　6 時間おきに（改善まで）
②ヨウ化カリウム（50 mg）　1 回 50 mg（1 日 200 mg）1 日 4 回　6 時間おきに
　※チアマゾールの最初の服用後 1 時間以上経てから改善まで）
③注射用ヒドロコルチゾン　200〜300 mg　緩徐に静脈内注射または点滴静脈内注射，以後 8 時間ごと 100 mg を静脈内注射する
④輸液用電解質液（維持液）500 mL　1 日 2〜3 回　50〜100 mL/hr
⑤プロプラノロール注射剤（1〜2 mg）　1 日 1 回　ゆっくり静脈内注射　以後，最大 10 mg まで投与する

商品名
チアマゾール：メルカゾール
ヨウ化カリウム：ヨウ化カリウム丸，ヨウ化カリウム末
ヒドロコルチゾン：ソル・コーテフ注射用
輸液用電解質液：ソルデム 3 A 輸液，ソリター T3 号輸液，KN3 号輸液など
プロプラノロール：インデラル注射液

Chapter 1 　甲状腺疾患

処方解説◆評価のポイント

■**処方目的**

処方薬①：甲状腺ホルモンの生成阻害

処方薬②：甲状腺ホルモン分泌抑制

処方薬③：T_4 から T_3 への変換抑制

処方薬④：脱水，電解質失調の改善

処方薬⑤：頻脈の改善[※1]

■**主な禁忌症**

処方薬②：肺結核など

処方薬③：急性心筋梗塞など

処方薬⑤：気管支喘息，高度または症状を呈する徐脈，心原性ショック，うっ血性心不全，長期間絶食状態の患者，未治療の褐色細胞腫の患者など

■**効果のモニタリングポイント**

処方薬①②③：FT_4，FT_3，TSH の正常化

処方薬④：脱水の改善

処方薬⑤：頻脈の改善

■**副作用のモニタリングポイント**

処方薬①：無顆粒球症，肝機能障害，黄疸，多発性関節炎，ANCA 関連血管炎など

処方薬②：ショックなど

処方薬③：ショック，感染症，続発性副腎皮質機能不全，消化管出血など

処方薬⑤：高度伝導障害，心停止，心室細動のような危険な不整脈，めまい，ふらつきなど

▶▶▶**留意事項**

※1 心電図モニターで心拍数を測定しながら投与する．

服薬指導

❶ 接し方

・バセドウ病は，抗甲状腺薬による副作用が現れなければ，ほとんどの場合，甲状腺機能を正常にコントロールすることができる．そのため，服薬アドヒアランスを高く維持する必要があり，患者との良好な関係作りが重要となる．

・特に，小児バセドウ病患者の両親や，妊娠を希望する女性患者とは，長期にわたり，継続的に支援することも重要である．

❷ 治療薬

・根気強く指示通り正しく服用する．

・さまざまなストレスがバセドウ病の発症や，再発を誘発することが知られているため，できるだけストレスを回避するよう努める．

・抗甲状腺薬は副作用の多い薬物であり，副作用が出た場合の対応が大事であることをしっかりと理解する．

・抗甲状腺薬の最も重篤な副作用が無顆粒球症である．服用開始 2 ～ 4 週間後に，突然の発熱や全身倦怠感，咽頭痛，歯肉出血などの初期症状が発現したら，服用を中止し，受診する．

- 抗甲状腺薬において最も多い副作用は，掻痒感と発疹などの皮膚に関連したものと薬剤性肝障害である．これらのほとんどの場合，薬剤を変更することによって，抗甲状腺薬治療の継続が可能であるため，副作用が出た場合には，必ず医師に相談する．
- 喫煙は，抗甲状腺薬による治療効果を減弱させ，再発率を高めるのみならず，バセドウ病眼症の発症リスクを高めるため，極力禁煙する．
- エビデンスは乏しいが，食生活におけるヨウ素の過剰な摂取[注4]は，制限すべきである．
- バセドウ病であっても適切に治療すれば，妊娠・出産は十分可能である．甲状腺機能を正常に保つことが大切であり，できるだけ計画出産を心がける．

注4：ヨウ素が多く含まれる食品には，昆布，ひじき，わかめ，のり，寒天，トコロテン，もずくなどの海藻類がある．そのほか，昆布などの海藻エキスが入った加工食品やドリンク類にもヨウ素が含まれている．

Chapter 1 甲状腺疾患

1.2 亜急性甲状腺炎

学習のポイント

主な臨床症状
痛みのある甲状腺結節，発熱，動悸，発汗過多

主な診断指標
FT₄高値，TSH 低値，抗 TSH 受容体抗体陰性，CRP 高値

主な治療薬
① 副腎皮質ステロイド薬〈プレドニゾロン〉

② 非ステロイド性抗炎症薬（NSAIDs）〈アスピリン，ロキソプロフェン〉

概要

　亜急性甲状腺炎（subacute thyroiditis）は，上気道炎の感染が先行することが多く，発症は急激である．原因としてウイルス感染が疑われているが，解明されていない．上気道感染などによる甲状腺の強い炎症により，甲状腺濾胞が破壊され，甲状腺ホルモンが漏出し，一過性の甲状腺中毒症の症状を呈することが多い．

　自然治癒する疾患であるが，痛みや発熱で日常生活を送るのも難しい場合があり，疼痛が軽度の場合や糖尿病を合併しているなどの副腎皮質ステロイド薬が使用しにくい症例を除き，通常は副腎皮質ステロイド薬の内服治療を行う．副腎皮質ステロイド薬により劇的に疼痛・発熱などの炎症症状の改善が得られ，それにともない，血中甲状腺ホルモンも正常化する．副腎皮質ステロイド薬は 2〜3 か月で中止できることが多く，副作用を心配して副腎皮質ステロイド薬の投与を控える必要はない．永続的な甲状腺機能低下や再発は稀である．

> ● 疫学 ●
> 40〜50 歳代の女性に多く，男女比は 1：3〜6 である．

Word FT₄
遊離型サイロキシン
free thyroxine

Word TSH
甲状腺刺激ホルモン
thyroid stimulating hormone

Word CRP
C 反応性タンパク質
C reactive protein

Word NSAIDs
non steroidal anti inflammatory drugs

臨床症状

　初発時では嚥下にともなう痛みが特徴であるが，多くは上気道感染症に続いて，38℃以上の高熱と全身倦怠感，さらに，前頸部から耳介や下顎に広がる疼痛がみられる．

　また，痛みをともなう甲状腺腫（結節性で硬い）が出現するが，痛みの強さについては，圧痛程度のものから激痛まで個人差が大きい．

　発熱も微熱から 38℃以上の高熱をともなうものまであり，日常生活を送ることすら難しい場合もある．

　甲状腺中毒症状を呈する場合（急性期）には，体重減少，高体温，暑がりな

1.2　亜急性甲状腺炎

どのほか，心拍数の増加による動悸や，心収縮増強による収縮期高血圧も生じる．また，交感神経を刺激するため，発汗過多を生じることもある．さらに，糖代謝や脂質代謝にも影響することが知られており，低コレステロール血症や，食後高血糖，反応性低血糖[注1]といった症状も出現する．

注1：糖質摂取後に急激な血糖上昇した後に，急激な血糖低下が起きる状態をいう．急激に血糖値が下がるときに，不安や恐怖心，イライラなどのさまざまな症状が生じる．

診断

甲状腺部の痛みや発熱，痛みのある甲状腺結節の存在，動悸や発汗過多などの症状がみられる場合，亜急性甲状腺炎を診断する糸口となる．表1に診断基準を示す．

亜急性甲状腺炎では，初期には甲状腺に圧痛をともなう．炎症マーカーとして CRP の高値や赤沈の亢進がみられるが，白血球数は正常である．さらに，血中の遊離型 T_4（FT_4）および遊離型 T_3（FT_3）の高値と血清 TSH の低値を認め（甲状腺中毒期），その後は，FT_4 および FT_3 の低値と血清 TSH の高値（甲状腺機能低下期）を経て正常化する．抗 TSH 受容体抗体（TRAb）は陰性である．

画像検査では，甲状腺中毒期に ^{123}I 甲状腺摂取率が低値（5％以下）を示す．また，甲状腺超音波検査では，疼痛部位に一致して境界不鮮明な低エコー域を認める．

表1　亜急性甲状腺炎（急性期）の診断基準

【診断項目】
a）臨床所見
　　有痛性甲状腺腫
b）検査所見
　1．CRP または赤沈高値
　2．FT_4 高値，TSH 低値（0.1μU/mL 以下）
　3．甲状腺超音波検査で疼痛部に一致した低エコー域
【診断】
1）亜急性甲状腺炎
　a）および b）のすべてを有するもの
2）亜急性甲状腺炎の疑い
　a）および b）の 1 および 2
【付記】
1．上気道感染症状の前駆症状をしばしばともない，高熱をみることも稀でない．
2．甲状腺の疼痛はしばしば反対側にも移動する．
3．抗甲状腺自己抗体は高感度法で測定すると未治療時から陽性になることもある．
4．細胞診で多核巨細胞を認めるが，腫瘍細胞や橋本病に特異的な所見を認めない．
5．急性期は放射性ヨード（またはテクネシウム）甲状腺摂取率の低下を認める．

＜出典：日本甲状腺学会，亜急性甲状腺炎（急性期）の診療ガイドライン（2013年改定），http://www.japanthyroid.jp/doctor/guideline/japanese.html#akyuu ＞

また，バセドウ病や急性上気道炎などの疾患との鑑別が重要である．バセドウ病との鑑別については表2に示す．

Chapter 1 甲状腺疾患

表2 甲状腺中毒症の鑑別の主な項目

項目	バセドウ病	亜急性甲状腺炎
発症	緩徐	急激
甲状腺腫	びまん性（柔らかい）	結節性（硬い）
痛み	無	有
FT$_4$, FT$_3$	いずれか一方または両方高値	低値〜高値
TSH	測定感度以下	0.1 μU/mL 以下
TRAb	陽性	陰性
^{123}I 取込率	高値	低値

治療薬

　無治療でも 3〜6 か月程度で自然治癒する疾患であるが，多くの場合，発熱や疼痛管理のために，アセトアミノフェンや NSAIDs，副腎皮質ステロイド薬が用いられる．治療の目標は，発熱や疼痛などの症状緩和であり，いずれの薬剤も病期の短縮効果はない．また，抗甲状腺薬の使用は無効である．

　経過観察に必要な検査は，CRP と FT$_4$, TSH である．さらに甲状腺の触診は，薬物療法の減量や服薬を中止する際の指標になる．

　甲状腺中毒期を過ぎると，一時的な甲状腺機能低下症を呈することがあるが，これは一過性であり，甲状腺機能が正常化するまで，経過観察が必要である．

❶ 非ステロイド性抗炎症薬（NSAIDs）

（1）アスピリン（アセチルサリチル酸）

　サリチル酸系の NSAIDs であるアスピリンの投与は，軽度の疼痛に対して用いられる．しかしながら，アスピリンは鎮痛消炎に関与する COX-2 阻害作用のみならず，COX-1 阻害作用も有しているため，胃腸障害などの副作用に注意する．保険適用外であるが，胃腸障害を予防するために，胃粘膜攻撃因子抑制剤や胃酸分泌抑制剤などが併用される．

（2）ロキソプロフェン

　プロピオン酸系の NSAIDs であるロキソプロフェンは，鎮痛消炎作用を期待して幅広く用いられる薬剤である．軽度の疼痛に対して，処方例として例示されている．また，COX-2 の選択性は高くないが，プロドラッグ製剤であり，さらに血中濃度の上昇も緩やかであるため，胃腸障害は比較的少ない．保険適用外で，胃腸障害を予防するために，胃粘膜攻撃因子抑制薬や胃酸分泌抑制薬などが併用される．

❷ 副腎皮質ステロイド薬

　副腎皮質ステロイド薬は，強い抗炎症作用を有するため，疼痛が強い場合に用いられる．プレドニゾロンは，血中半減期や副作用の観点から副腎皮質ステ

ロイド薬のなかで最も使いやすい.

　減量が遅れた場合，満月様顔貌などの minor side effct が出現しても中止してはならない．しかしながら胃潰瘍や精神疾患，結核の誘発，ウイルス性肝炎の誘発などの major side effect が出現した場合には，減量や服薬中止を考慮する．

薬物療法

❶ 疼痛が軽度の場合

　軽症例（副腎皮質ステロイド薬が使用しにくい場合も含む）では，未治療で経過観察するが，発熱と疼痛に対して NSAIDs を用いる．具体的にはアスピリン（アセチルサリチル酸）やロキソプロフェンなどを通常量投与する．頻脈が著しい場合には β 受容体遮断薬の併用を検討する．

処方例
①と②のいずれか1つと，③を併用処方する. ①アスピリン　1回1g（1日3.0g）1日3回　毎食後 ②ロキソプロフェン錠（80mg）　1回1錠（1日3錠）1日3回　毎食後 ③レバミピド錠（100mg）　1回1錠（1日3錠）1日3回　毎食後

処方解説◆評価のポイント
■処方目的 　処方薬①②：発熱と疼痛の改善 　処方薬③：NSAIDs の副作用（胃腸障害）の予防（保険適用外） ■主な禁忌症 　処方薬①②：アスピリン喘息，消化性潰瘍，重篤な腎障害のある患者など ■効果のモニタリングポイント 　処方薬①②：甲状腺腫の縮小と痛みの消失 　処方薬③：消化器症状の予防 ■副作用のモニタリングポイント 　処方薬①：ショック，消化管出血，喘息発作など 　処方薬②：ショック，急性腎障害，消化管出血，消化管穿孔，喘息発作など

商品名
アスピリン：アスピリン，アスピリン原末
ロキソプロフェン：ロキソニン
レバミピド：ムコスタ

❷ 疼痛が強い場合

　疼痛が強い場合（高熱または全身倦怠感が強い場合も含む）は，副腎皮質ステロイド薬を投与する．プレドニゾロン 20mg/日から開始し，開始後1週間後に甲状腺腫の縮小や疼痛の消失を確認したうえで，プレドニゾロンを 20mg/日から 15mg/日に減量する．その後は甲状腺腫の縮小と痛みの消失を確認しながら，2週間ごとに5mgずつ減量する．甲状腺腫が縮小していても明らかな痛みがあれば，プレドニゾロンの減量はできない．5mg/日の2週間の内服で再燃がなければ，投与の中止を検討する．プレドニゾロン投与開始後2〜3か月で中止することが望ましい．また，疼痛や甲状腺中毒症状が強い場合には，プレドニゾロン 30mg/日から開始する．

Chapter 1 甲状腺疾患

　減量中に症状が増悪した場合には，プレドニゾロンを増量する．減量速度が速いと再燃することがあり，逆に，減量速度が遅いと副腎皮質ステロイド薬の副作用が出現しやすくなるため，注意が必要である．

処方例

①と②を併用処方する．
①プレドニゾロン錠（5 mg）　1回2錠（1日4錠）1日2回　朝昼食後
　　1～2週間ごとに漸減する
②エソメプラゾールカプセル（20 mg）　1回1cap（1日1cap）1日1回　朝食後
　　プレドニゾロンを服用している期間のみ投与（保険適用外）

商品名
プレドニゾロン：プレドニゾロン，
　プレドニン
エソメプラゾール：ネキシウム

処方解説◆評価のポイント

■処方目的
　処方薬①：発熱と疼痛の改善
　処方薬②：プレドニゾロンの副作用（消化管出血など）の予防
■主な禁忌症
　処方薬①：消化性潰瘍，精神病，結核性疾患
　処方薬②：アタザナビル，リルピビリンを投与中の患者
■効果のモニタリングポイント
　処方薬①：甲状腺腫の縮小と痛みの消失，FT_4，TSH の正常化
　処方薬②：消化器症状の予防
■副作用のモニタリングポイント
　処方薬①：感染症の増悪，消化管出血，続発性副腎皮質機能不全など

---

③ 頻脈などの甲状腺中毒症状がある場合

　頻脈など甲状腺中毒症状が強い場合には，プレドニゾロン，エソメプラゾールの処方に対して，β受容体遮断薬の併用を検討する．

処方例

❷疼痛が強い場合の処方例に追加して，①と②のいずれかを単剤処方する．
①プロプラノロール錠（10 mg）　1回1錠（1日3錠）1日3回　毎食後
②アテノロール錠（50 mg）　1回1錠（1日1錠）1日1回　朝食後

商品名
プロプラノロール：インデラル
アテノロール：テノーミン

処方解説◆評価のポイント

■処方目的
　処方薬①②：頻脈などの臨床症状の改善
■主な禁忌症
　処方薬①：気管支喘息，うっ血性心不全，未治療の褐色細胞腫の患者など
　処方薬②：うっ血性心不全，重度の末梢循環障害，未治療の褐色細胞腫の患者など
■効果のモニタリングポイント
　処方薬①②：頻脈などの改善
■副作用のモニタリングポイント
　処方薬①：うっ血性心不全，無顆粒球症，気管支痙攣など
　処方薬②：心不全，気管支痙攣，血小板減少症など

服薬指導

❶ 疾患や治療について

- 亜急性甲状腺炎は完全に治る病気だが，疼痛や発熱による日常生活への影響を最小限にするために，完治するまで，定期的に受診したり，決められた通りに服薬する必要がある．
- 亜急性甲状腺炎は，疼痛や発熱以外にも，甲状腺の炎症により甲状腺ホルモンが漏出することでバセドウ病のような症状がでることがある．一方で，治療により症状は改善するが，それにつれて，一過性ではあるが，甲状腺機能が低下することもある．この一過性の機能低下は自然に回復するため，治療は必要なく，心配する必要はない．

❷ 治療薬

- 副腎皮質ステロイド薬は，短期間の服用では副作用が少ないが，勝手に服薬を減量・中断してしまうと副作用が出やすくなったり，再発するので，決められた服薬を守る．
- 次の①②に示す通り，副腎皮質ステロイド薬の治療ポイントを患者本人も理解したうえで，1～2週間ごとに受診し，細かく投与量を調節することが大切である．
  ①投与量をいかにうまく調節（減量）するかが重要である．
  ②減量が早過ぎると再燃し，遅過ぎると満月様顔貌など特有の副作用が出やすくなる．

Chapter 1 甲状腺疾患

1.3 慢性甲状腺炎（橋本病）

**学習の
ポイント**

主な臨床症状

びまん性甲状腺腫大

主な診断指標

抗 Tg 抗体陽性，抗 TPO 抗体陽性，TSH 高値，FT₄ 正常〜低値

主な治療薬

1 T₄ 製剤〈レボチロキシン〉　　　　　　　**2** T₃ 製剤〈リオチロニン〉

概要

　慢性甲状腺炎（chronic thyroiditis）は，甲状腺細胞がアポトーシスなどで破壊される自己免疫疾患と考えられており，甲状腺の慢性炎症を呈している．また，橋本病（Hashimoto's disease）とも呼ばれている．

　複数の遺伝素因と複数の環境因子の相互作用により発症し，臓器特異的な自己免疫疾患である．また，その主たる標的抗原はサイログロブリン（Tg）と甲状腺ペルオキシダーゼ（TPO）である．

　慢性甲状腺炎は，甲状腺に慢性の炎症が起こることにより，甲状腺濾胞細胞が変性・委縮する疾患であり，甲状腺濾胞細胞の変性・萎縮の結果として甲状腺機能低下症が発症すると考えられている．しかし，慢性甲状腺炎の大部分では，甲状腺機能は正常であり，甲状腺機能低下症に至る例は少ない．

　慢性甲状腺炎による甲状腺機能低下症では，TSH の上昇により甲状腺ホルモンの分泌が保たれている潜在性甲状腺機能低下症と，甲状腺ホルモンの分泌が低下している顕性甲状腺機能低下症の2つに分けられる（表1）．

Word ▶ Tg
thyroglobulin

Word ▶ TPO
thyroid peroxidase

Word ▶ TSH
甲状腺刺激ホルモン
thyroid stimulating hormone

Word ▶ FT₄
遊離型サイロキシン
free thyroxine

表1　慢性甲状腺炎による甲状腺機能低下症

		潜在性甲状腺機能低下症	顕性甲状腺機能低下症
病態		甲状腺細胞の一部破壊され，甲状腺ホルモンが減少すると，ネガティブフィードバックによる抑制が弱まり，TSH の分泌が増える．増えた TSH により甲状腺ホルモンの分泌が亢進される	甲状腺細胞の破壊が進み，TSH の分泌増加も頭打ちになると，代償能力がなくなり，結果的に甲状腺ホルモンの分泌は低下する
内分泌検査	FT₄	正常	↓
	TSH	↑	↑↑

1.3 慢性甲状腺炎（橋本病）

● 疫学 ●

　20〜50歳の女性に多く，男女比は1：4と女性に多い．また，加齢とともに増加する傾向がある．

　「抗TPO抗体（TPOAb）または抗Tg抗体（TgAb）が陽性であれば橋本病」と定義すると，わが国の成人における抗体の陽性率からは男性6.5％，女性15.8％となり，潜在的なものまで含めれば，橋本病の患者数はかなり多いと考えられる．

臨床症状

甲状腺機能が正常な場合と機能が低下している場合とで，症状は異なる．

❶ 甲状腺機能が正常の場合

甲状腺機能が正常である場合には，甲状腺腫大（前頸部腫脹）を認める場合が多いが，そのほかの症状はみられない．

❷ 甲状腺機能が低下している場合

甲状腺機能が低下した場合には，症例によって異なるが，

①全身症状：耐寒性低下，倦怠感，体重増加

②神経・精神症状：無気力，記憶力低下，集中力低下，うつ状態，しびれ

③循環器症状：息切れ

④消化器症状：食欲低下，便秘

⑤皮膚・筋症状：皮膚乾燥，脱毛，筋力低下，発汗減少

⑥婦人科症状：月経不順，月経過多

⑦その他：かすれ声，めまい，難聴

などの症状がみられる．

　また，甲状腺の機能低下がさらに進行した場合，浮腫，筋力低下，心肥大，貧血，低体温，アキレス腱反射の遅延などがみられる．

診断

　橋本病の診断基準は，表2のとおりである．ただし，実際には，臨床現場では甲状腺組織を得ることが難しいため，表2のb）の3.にある細胞診が実施される場合は少ない．そのため，表2のb）の3.以外の項目で確定診断に至らない場合に，細胞診を実施することが多い．

　橋本病に認められる"びまん性甲状腺腫"は，硬く凹凸な表面を触知するものが典型例であるが，軟らかく超音波検査で発見される程度のごく軽度のものもまれにある．

　TPOAb，TgAbは自己免疫反応のマーカーとして用いられる．これらの抗体の診断上の有用性は高く，陽性であれば甲状腺腫がなくても甲状腺組織にリンパ球浸潤がみられる．

　橋本病は，びまん性甲状腺腫と抗体陽性で診断できるが，バセドウ病（p.3

Chapter 1　甲状腺疾患

参照）を除外する必要がある．びまん性甲状腺腫がなくても TPOAb または TgAb が陽性であれば，橋本病の疑いと診断できる．橋本病が疑わしいが甲状腺自己抗体が陰性の場合には，細胞診で，最終的に判断する．

表2　慢性甲状腺炎（橋本病）の診断基準

【診断項目】
a）臨床所見
　1．びまん性甲状腺腫大
　ただしバセドウ病など他の原因が認められないもの
b）検査所見
　1．抗甲状腺マイクロゾーム（または TPO）抗体陽性
　2．抗サイログロブリン抗体陽性
　3．細胞診でリンパ球浸潤を認める
【診断】
1）慢性甲状腺炎（橋本病）
　a）および b）の1つ以上を有するもの
【付記】
1．他の原因が認められない原発性甲状腺機能低下症は慢性甲状腺炎（橋本病）の疑いとする．
2．甲状腺機能異常も甲状腺腫大も認めないが抗マイクロゾーム抗体および／または抗サイログロブリン抗体陽性の場合は慢性甲状腺炎（橋本病）の疑いとする．
3．自己抗体陽性の甲状腺腫瘍は慢性甲状腺炎（橋本病）の疑いと腫瘍の合併と考える．
4．甲状腺超音波検査で内部エコー低下や不均一を認めるものは慢性甲状腺炎（橋本病）の可能性が強い．

＜出典：日本甲状腺学会，慢性甲状腺炎（橋本病）の診断ガイドライン（2013年改定），http://www.japanthyroid.jp/doctor/guideline/japanese.html#mansei ＞

　さらに，甲状腺機能低下症の診断には，自覚症状や総コレステロール値の上昇，CK 値の上昇の確認が有用である．しかし，これらの異常がみられない患者も多く，確実に診断するためには，TSH の測定が必要である．

Word ▶ CK
クレアチンキナーゼ
creatine kinase

治療

　自己免疫反応によって破壊された甲状腺細胞を回復させる治療はない．また，甲状腺に対する自己免疫を抑制する治療は，現在のところ確立されておらず，自己免疫反応の結果生じた甲状腺機能低下症が治療の主体となり，T_4 製剤による補充療法が用いられる．橋本病患者に対する治療方針の立て方は，甲状腺機能の状態で分けられている．

❶ 甲状腺機能が正常な場合

　甲状腺機能が正常な場合では，原則として治療は必要ない．しかし甲状腺機能低下をきたすおそれがあるので，経過観察が必要である．
　女性，50歳以上，硬い甲状腺腫，TPOAb 高値，TgAb 高値などの因子を多く有する患者では，3～6か月に1回の受診，そうでない患者では6～12か月に1回の受診が必要である．

24

❷ 潜在性甲状腺機能低下症の場合

甲状腺機能が変動しやすいので，機能低下が一過性でないかを確認することが重要である．

また，顕性甲状腺機能低下症に進展する可能性が高いため，少なくとも6か月に1回の受診が必要である．

❸ 顕性甲状腺機能低下症の場合

妊娠時や妊娠希望時には，ただちに治療を開始する．それ以外の場合には，一過性の機能低下でないことを確認してから治療を行う．

治療はレボチロキシンを少量から開始し，徐々に増量しながら，血清TSH値が正常範囲（0.4～4.0 μU/mL）に入るように投与量を調節する．また，妊娠初期では，TSH 2.5 μU/mL未満に，妊娠中期から後期では，TSH 3.0 μU/mL未満にコントロールする．さらに後期高齢者は，TSH 4.0～6.0 μU/mLにコントロールする．

❹ 緊急治療を必要とする場合

妊婦や新生児，幼児における甲状腺機能低下症では，甲状腺ホルモンは中枢神経系の発達に非常に重要であるため，早急にレボチロキシン投与を開始する必要がある．

治療薬

❶ 甲状腺ホルモン製剤

甲状腺ホルモン製剤には，リオチロニン（T_3製剤）とレボチロキシン（T_4製剤）の2種類がある．1分子中のヨウ素の数がT_4製剤のほうが1つだけ多いが，生理活性はT_3製剤のほうが強い．また，T_4製剤はサイロキシン結合グロブリン（TBG）に結合して血中にとどまるが，T_3製剤はTBGへの親和性が低く，血中から速やかに細胞内へ移行して，速やかに作用を発揮する．また，T_3製剤の血中濃度半減期が1～2日であるのに対し，T_4製剤の半減期は6～7日と長い．そのため，速やかに作用発現が必要な急性期には，リオチロニンを用い，甲状腺機能を維持する必要がある場合には，レボチロキシンを用いる．

Word TBG
thyroxine binding globulin

【一般名】リオチロニンナトリウム（liothyronine sodium）　【一般名】レボチロキシンナトリウム水和物（levothyroxine sodium hydrate）

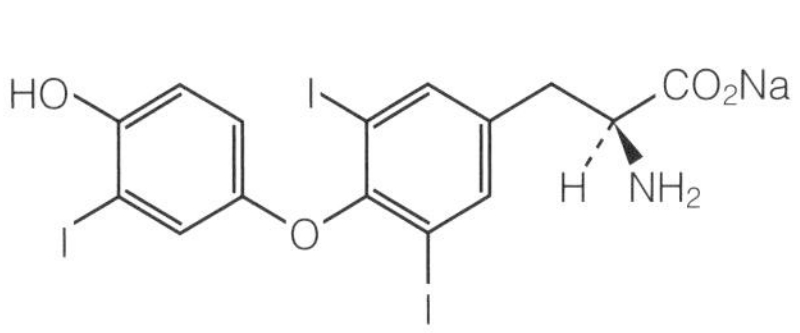

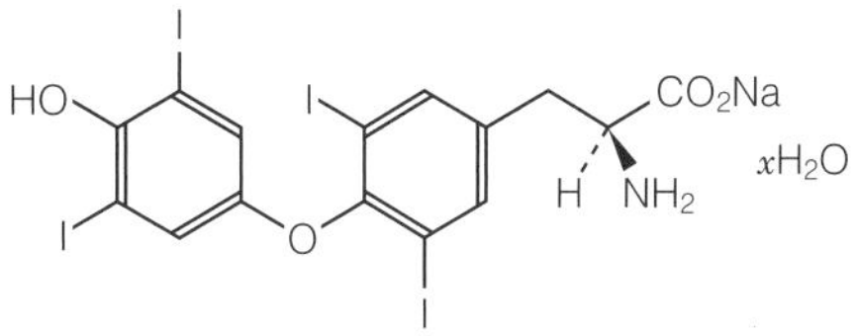

図1　T_3とT_4の化学構造

Chapter 1 甲状腺疾患

（1）レボチロキシン

T$_4$製剤であり，そのままあるいは末梢でT$_3$に代謝され，全身の臓器組織において，多彩な生理作用を発揮する．また，血液−胎盤関門通過性は極めて低く，乳汁への移行は微量であるといわれている．

新鮮な心筋梗塞のある患者には禁忌であり，重大な副作用としては，狭心症，肝機能障害，黄疸，副腎クリーゼ，晩期循環不全が挙げられる．

甲状腺ホルモンは，副腎皮質ホルモンの代謝を促進し，副腎皮質機能不全を亢進させ，副腎クリーゼを起こすおそれがある．そのため，アジソン病[注1]（p.70参照）の既往がある患者には，副腎皮質ホルモンの補充を十分に行ってから投与する．

また，コレスチラミン，アルミニウム含有製剤，鉄剤などは，甲状腺ホルモンの吸収を抑制する．そのため，これらの薬剤と併用する場合は，服用間隔を数時間以上空けてから，レボチロキシンを服用する必要がある．さらに，レボチロキシンがビタミンK依存性凝凝固因子の異化を促進すると考えられており，その結果，ワルファリンの作用が増強されることがあるので，注意が必要である．

用法用量として，通常成人初回量はレボチロキシンナトリウムとして1日25～100μg（1日1回）であり，2週間間隔で少しずつ増量し，維持量は1日100～400μgである．

注1：アジソン病は，後天性の原因により生じる原発性の慢性副腎不全の総称であり，副腎皮質機能が低下した病態である．

（2）リオチロニン

T$_3$製剤であり，レボチロキシンと比較して血中濃度が速やかに上昇するため，臨床効果発現は早いが，血中甲状腺ホルモン濃度が上昇しやすい．わずかな過量投与が，臓器に直接的影響を与えることがあるため，レボチロキシンが副作用などで投与できない場合や，速やかに作用発現が必要な急性期である場合以外で用いられることは少ない．

重大な副作用として，ショック，狭心症，うっ血性心不全，肝機能障害，黄疸，副腎クリーゼなどがある．

通常，成人の初回投与の場合は，リオチロニンナトリウムとして1日5～25μg（1日1回）を投与する．その後，1～2週間間隔で少しずつ増量し，維持量は1日25～75μgである．

薬物療法

❶ 潜在性甲状腺機能低下症の場合

潜在性甲状腺機能低下症の甲状腺ホルモン補充療法による治療有益性は，現在一定の見解はない．しかしながら，TSH値が10μU/mLを超える場合には，将来的に顕性甲状腺機能低下症へ進行する可能性が高いことや，心不全や心血管疾患での死亡率増加のリスクから，顕性甲状腺機能低下症と同様にレボチロキシン補充治療が行われることがある．

❷ 顕性甲状腺機能低下症の場合

　レボチロキシンナトリウムとして$25\,\mu\mathrm{g}$/日より開始[注2]し，おおよそ2週間ごとに漸増する．最終的には，血中TSH値，FT_4値を正常範囲内に保てるように，レボチロキシンの維持量を決定する．

注2：高齢者や心臓疾患のある患者では，虚血性心疾患を起こすことがあるので，$12.5\,\mu\mathrm{g}$/日より開始する．

処方例

第一選択薬として，以下を処方する．
レボチロキシンナトリウム錠（$25\,\mu\mathrm{g}$）　1回1錠（1日1錠）1日1回　朝食後
　　2週間ごとに漸増し維持量を継続する

商品名
レボチロキシン：チラーヂン

処方解説◆評価のポイント

■処方目的
　甲状腺ホルモンの補充
■主な禁忌症
　新鮮な心筋梗塞のある患者
■効果のモニタリングポイント
　FT_4，TSH の正常化
■副作用のモニタリングポイント
　ショック，狭心症，うっ血性心不全，肝機能障害，黄疸，副腎クリーゼなど

　さらに，レボチロキシンの過剰投与による基礎代謝の亢進によって，心負荷の増大が起こり，狭心症やうっ血性心不全が現れることがあるので，リオチロニンに変更するなどの対応が必要である．

処方例

レボチロキシンの副作用等により，治療ができない（もしくは，治療が継続できない）場合，以下を処方する．
リオチロニンナトリウム錠（$25\,\mu\mathrm{g}$）　1回1錠（1日1錠）1日1回　朝食後
　　1〜2週間ごとに漸増し維持量を継続する

商品名
リオチロニン：チロナミン

処方解説◆評価のポイント

■処方目的
　甲状腺ホルモンの補充
■主な禁忌症
　新鮮な心筋梗塞のある患者
■効果のモニタリングポイント
　FT_4，TSH の正常化
■副作用のモニタリングポイント
　狭心症，肝機能障害，黄疸，副腎クリーゼ，晩期循環不全など

❸ 慢性甲状腺炎（橋本病）の急性増悪の治療

　自己免疫異常など何らかの誘により，甲状腺組織の部分的破壊が起こり，病変部の自発痛と圧痛が強く，高熱をきたすような急性増悪が起こることがある．甲状腺中毒症がないもしくは軽度な症例では，非ステロイド性抗炎症薬

Chapter 1　甲状腺疾患

（NSAIDs）を投与するだけで1～2週間程度で症状が改善する．また，重症例では，39度前後の高熱をともない，痛みが強く，全身倦怠感も強いため，食事摂取も困難となる．このような重症例では，副腎皮質ステロイド薬であるプレドニゾロン15～30 mg/日を経口投与し，その後1か月以上かけて漸減する．

Word▶ NSAIDs
non-steroidal anti-inflammatory drugs

服薬指導

　甲状腺ホルモン製剤による補充療法は，基本的に生涯にわたる服薬が必要である．そのため，定期的に血液検査を行って用量を調整することが重要であり，定期的受診や服薬の意義を患者に理解してもらうことが大切である．

❶ 治療薬について

・T_4製剤であるレボチロキシンは半減期が6～7日と長いため，飲み忘れた際の対処法として，飲み忘れに気づいたときにその日の分を確実に服用する．
・動悸，頻脈，手指のふるえ，食欲があるのに体重が減少する，発汗が多い，暑がり，倦怠感・疲労感がある，神経質で気分がイライラする，微熱があるなどの症状がみられた場合は，甲状腺ホルモンが過剰な可能性があるので，医師・薬剤師に必ず相談する．

❷ 妊婦・授乳婦に対して

・レボチロキシンは胎盤をほとんど通過せず，胎児への副作用の心配はない．妊娠を維持させるためにも，レボチロキシンは必要である．
・不足分の甲状腺ホルモンを適切に補う場合に限り，授乳中にレボチロキシンを服用しても乳幼児への影響は少ないので，差しつかえない．

❸ 食事・併用薬などについて

・甲状腺機能が正常な場合でも，海藻類を多く摂取することによるヨウ素過剰摂取は，甲状腺機能低下症をきたすおそれがあるので，摂取を控える．
・イソジンうがい薬やアミオダロン100 mg錠（ヨウ素37 mg/錠含有）などのように，ヨウ素を多く含む医薬品もあるので，他の医療機関を受診したり，薬局などでOTC薬を購入する際には，医師や薬剤師に必ず相談する．

Chapter 2

尿崩症

内分泌疾患編

学習の ポイント

主な臨床症状
低張性多尿（3 L/日以上）や口渇，多飲など

主な診断指標
血清ナトリウム濃度の上昇

主な治療薬
1 中枢性尿崩症に対して
　1）ペプチド系抗利尿ホルモン様薬〈デスモプレシン〉

2 腎性尿崩症に対して
　1）サイアザイド（チアジド）系利尿薬〈ヒドロクロロチアジドなど（保険適用外）〉

利尿とバソプレシン

　抗利尿ホルモンであるバソプレシン（AVP）は，血漿浸透圧および水代謝調節に必須のホルモンである．また，視床下部で合成されて下垂体後葉の神経終末に貯蔵されており，血漿浸透圧の上昇や血液量の減少により分泌が促進される．

　AVP 受容体には，AVPV$_{1a}$ 受容体，AVPV$_{1b}$ 受容体，AVPV$_2$ 受容体の存在が知られている．AVPV$_{1a}$ 受容体は，心筋や血管平滑筋，大腸平滑筋などに分布し，血圧上昇作用や腸管蠕動運動促進作用を有する．AVPV$_{1b}$ 受容体は，下垂体前葉に分布し，CRH による ACTH 分泌を増加させる作用を有する．また，AVPV$_2$ 受容体は腎臓の集合管に分布し，水チャネルであるアクアポリン 2 を活性化させ，水の再吸収が促進されて尿量が減少する作用を有する．

Word AVP
アルギニン・バソプレシン
arginine vasopressin

Word CRH
副腎皮質刺激ホルモン放出ホルモン
corticotropin releasing hormone

Word ACTH
副腎皮質刺激ホルモン
adrenocorticotropic hormone

概要

　尿崩症（diabetes insipidus）は，AVP の分泌不全によって発症する**中枢性尿崩症**（partial central diabetes insipidus）と，腎臓での AVP の作用障害によって発症する**腎性尿崩症**（nephrogenic diabetes insipidus）に分類される．いずれも腎臓での水の再吸収が障害されるため，主症状として低張性多尿（3 L/日以上）や口渇，多飲などが認められる．また，多尿をきたす疾患には心因性多飲症もあり，鑑別が重要となる（表1）．

表1 尿崩症と心因性多飲症の特徴

分類	尿崩症		心因性多飲症
	中枢性尿崩症	腎性尿崩症	
AVP 分泌	障害されている	正常	抑制されている
病態	視床下部あるいは下垂体後葉における AVP 分泌障害によって抗利尿作用が抑制され，その結果，多尿をきたす	AVP 分泌は保たれているが，腎臓の集合尿細管に分布している AVPV$_2$受容体の感受性が低下することで，抗利尿作用が抑制され，多尿をきたす	心因性の口渇・多飲による体液量の増加や血漿浸透圧の低下により，AVP 分泌が抑制されることで，抗利尿作用が抑制され，多尿をきたす

❶ 中枢性尿崩症

　AVP は視床下部の大型神経細胞体で合成される．中枢性尿崩症の病型は，特発性，続発性，家族性の3つがあるが，**約60％は続発性**である．その原因として脳腫瘍が最も多い．また，その他の原因としては，脳手術，脳外傷，脳血管障害などの器質的疾患がある．この器質的疾患により AVP の合成・分泌障害が発生する．

❷ 腎性尿崩症

　腎性尿崩症には，家族性と続発性が知られている．続発性腎性尿崩症は，腎盂腎炎や高 Ca 血症，リチウムなどの薬剤などにより発症する．また家族性腎性尿崩症は，腎臓の集合管にある AVPV$_2$受容体，または，水再吸収機能をもつ水チャネル（アクアポリン2）の遺伝子異常により発症することが多い．

● 疫学 ●
　1999年に厚生省間脳下垂体機能障害調査研究班が行った全国調査では，わが国における中枢性尿崩症の受療患者数は，4,700症例であると推計された．しかし，腎性尿崩症に関する報告はなく，不明である．

臨床症状

❶ 自覚症状

　主症状として，**低張性多尿**（3 L/日以上），**口渇**や**多飲**が認められる．また，頻尿もみられるが，特に夜間尿（夜間睡眠中の排尿）の回数が増加と1回排尿量の増加により多尿を自覚することが多い．また，夜尿症や尿失禁を訴える場合もある．

　これらの症状は，中枢性尿崩症，腎性尿崩症ともに基本的には同じである．しかし，中枢性尿崩症に特徴的な症状として，ときに冷水を好むことがある．多飲をきたす心因性多尿症では，夜間尿は認めないことが多い点が異なる．

❷ 臨床所見

　飲水が不十分な場合は，脱水となり，乾燥して舌溝の溝が深くなるなどの粘膜の乾燥や，血清ナトリウム濃度の上昇などが認められる．また，軽症から中等度の尿崩症では1日尿量は5 L前後の場合が多いが，重症の中枢性尿崩症

では，1日尿量が10〜15 Lに達することもある[注1].

注1：健康成人の1日尿量は400〜2,500 mLの間の変動範囲内を推移する.

診断

診断の基本は，以下の2点について確認することである．
1）口渇や多飲をともなう低張性多尿（300 mOsm/kg以下）
2）AVP分泌障害の有無

多尿をきたす3疾患の鑑別については，図1に示す．

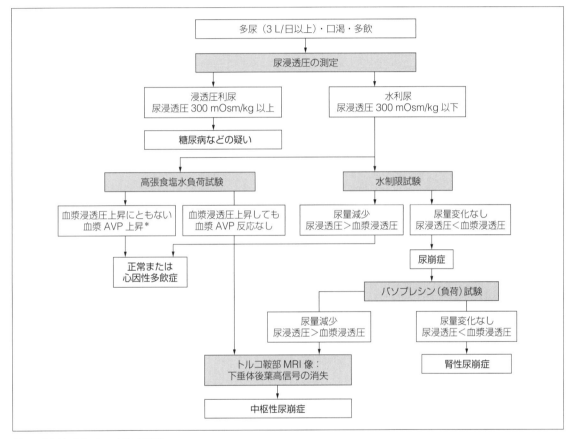

図1 多尿をきたす3疾患の鑑別
＊腎性尿崩症でも同様の反応あるいは血漿AVPの過剰な増加がみられるので，注意する．

治療

❶ 中枢性尿崩症

薬物療法によって，不足しているAVPを補充することが基本となる．

❷ 腎性尿崩症

腎性尿崩症に対して治療法は確立していないが，塩分制限を行うことが重要である．また，デスモプレシンやAVPの投与は無効であり，薬物療法については保険適用外である．

Chapter 2　尿崩症

治療薬

❶ デスモプレシン

　デスモプレシン（desmopressin）の一般名は 1-desamino-8-D-arginine vasopressin であり，DDAVP とも呼ばれている．AVP の 1 位のシステインが脱アミノ化され，かつ，8 位の L-アルギニンが D-アルギニンに置換された AVP の誘導体であり，中枢性尿崩症に対して用いられる．AVP の抗利尿作用の持続時間は数分〜十数分程度と短いのに対して，デスモプレシンは数時間〜十数時間と長い．さらに，強い $AVPV_2$ 受容体刺激作用を有するが，$AVPV_{1a}$ 受容体を介した血管収縮作用をほとんど認めない特徴を有する．

　デスモプレシンには，経鼻製剤（点鼻薬・点鼻スプレー）の他に，口腔内崩壊錠があり，デスモプレシン口腔内崩壊錠が治療の中心となる．

　デスモプレシンの過剰投与により水中毒[注3]が生じやすい．回避方法としては，経鼻製剤では 1 回 25μg から，口腔内崩壊錠では 1 回 60μg から治療を開始する．その後，患者の飲水量，尿量，血清ナトリウム濃度，尿比重，尿浸透圧などを確認しながら投与量や投与回数を調整することで，水中毒を回避することができる．その際にデスモプレシンの抗利尿作用が切れる時間帯を少なくとも 1 日に 1 回は確保することで水中毒の予防につながる．

> 注3：水中毒とは，相対的に体内水分量が過剰となり，低 Na 血症をきたし，頭痛や嘔気・嘔吐などの症状が現れ，重度になると脳浮腫を起こし，痙攣や意識障害などを来たす．

❷ バソプレシン

　バソプレシンは，中枢性尿崩症と腎性尿崩症との鑑別診断に用いられる．また保険適用外ではあるが，中枢性尿崩症の治療薬としても用いられる．特に意識障害時など，短時間で水バランスを調節する必要がある場合に，半減期が比較的短いバソプレシンを用いる．しかし，継続して使用するとダウンレギュレーションにより作用が低下し，そのたびに増量することで，過量投与となりやすいため，注意を要する．

薬物療法

❶ 中枢性尿崩症（基本的治療）

　$AVPV_{1a}$ 受容体を介した血管収縮作用（血圧上昇などの副作用）がなく，持続的に $AVPV_2$ 受容体刺激作用を有するデスモプレシンが使用される．

> **処方例**
>
> ①〜③のいずれかを単独処方する．
> ①デスモプレシン口腔内崩壊錠（60μg）　1 回 1 錠（1 日 2 錠）1 日 2 回　朝食前・就寝前
> ②デスモプレシン・スプレー（125μg/5 mL，1 噴霧 2.5μg）　1 回 2〜4 噴霧
> 　1 日 2 回鼻腔内に投与　朝・就寝前
> 　※ 1 回 2 噴霧　1 日 1 回　就寝前でも可
> 　ただし，小児の場合には，1 回 1〜2 噴霧　1 日 1〜2 回鼻腔内に投与

③デスモプレシン点鼻液0.01%（250μg/2.5mL）　1回5～10μg（50～100μL）1日2回　朝・就寝前
※1回5μg（50μL）1日1回　就寝前でも可
ただし，小児の場合には，1回2.5～5μg（25～50μL）1日1～2回鼻腔内に投与

【商品名】
デスモプレシン口腔内崩壊錠：ミニリンメルトOD錠
スプレー：デスモプレシン・スプレー2.5協和
点鼻液：デスモプレシン点鼻液0.01%協和

内分泌疾患編

処方解説◆評価のポイント

■**処方目的**
　処方薬①②③：AVPV$_2$受容体を選択的に刺激することによる抗利尿作用
■**主な禁忌症**
　処方薬①：低ナトリウム血症，心因性多飲症，心不全，抗利尿ホルモン不適合分泌症候群など
■**効果のモニタリングポイント**
　処方薬①②③：飲水量や尿量の減少，血清ナトリウム濃度の正常化，尿比重や尿浸透圧の正常化など
■**副作用のモニタリングポイント**
　処方薬①②③：水中毒

❷ 腎性尿崩症

　Na$^+$除去を介して尿量減少させる目的で，**サイアザイド（チアジド）系利尿薬**（ヒドロクロロチアジド，トリクロルメチアジドなど）が用いられることがある．さらに，家族性の場合には，サイアザイド（チアジド）系利尿薬に**非ステロイド性抗炎症薬**（インドメタシンなど）を併用することもある．しかし，いずれの薬剤も保険適用外である．

服薬指導

- デスモプレシン服用中は，過度の飲水を避ける．
- デスモプレシンの副作用の1つである水中毒の初期症状として，倦怠感，頭痛，悪心，嘔吐などが挙げられる．この症状が現れた場合，すぐに受診する．
- デスモプレシンを就寝前に使用する場合には，使用数時間前から翌朝までの間，飲水をできるだけ避ける．
- 本疾患では，治療上，水分摂取量の管理が重要である．その水分摂取管理の一環として，水なしで服用可能な口腔内崩壊錠が処方されているため，できるだけ水なしで服用する．
- デスモプレシン口腔内崩壊錠は，食事の影響を受けやすい製剤である．そのため，食事と服薬するタイミング（食直前か食後）を決めて規則正しく服薬する必要がある．さらに，食直後の服用では，吸収が悪く，十分な治療効果が得られない可能性があるため，食後に服用する際には，必ず食後30分後に服用する．

Chapter 3 その他の内分泌疾患

3.1 抗利尿ホルモン不適合分泌症候群

学習のポイント

主な臨床症状
倦怠感，食欲不振，悪心，嘔吐，意識障害など

主な診断指標
血清Na低値，血漿浸透圧低値，尿浸透圧高値など

主な治療薬
1 バソプレシンV₂受容体拮抗薬〈モザバプタン〉
2 塩化ナトリウム注射液〈3.0%食塩注〉
3 ループ利尿薬〈フロセミド〉

概要

抗利尿ホルモン（ADH）不適合分泌症候群（syndrome of inappropriate secretion of ADH：SIADH）はAVPの分泌過剰によって引き起こされる疾患であり，著しい低ナトリウム血症を呈する．

急性期では，AVPの分泌過剰により腎臓の集合管において水の再吸収が亢進して水利尿不全を引き起こし，体液貯留が起こり，血漿が希釈された結果，低ナトリウム血症を呈する．

慢性期では，体液量が増加することで，腎血流量が増加し，レニン-アンジオテンシン-アルドステロン（RAA）系の抑制や近位尿細管におけるナトリウム再吸収の抑制などが起こり，低ナトリウム血症がより進行する．

AVPの分泌過剰の原因には，異所性AVP産生腫瘍や，浸透圧刺激以外の機序でAVP分泌を亢進する疾患，薬剤（下垂体後葉からのAVP分泌を亢進させる作用があるもの）がある（表1）．

Word ▶ AVP
アルギニン・バソプレシン
arginine vasopressin

Word ▶ ADH
antidiuretic hormone

Word ▶ RAA
renin-angiotensin-aldosterone

表1 SIADHの病因

原因	例
異所性AVP産生腫瘍	小細胞肺癌，膵癌など
浸透圧刺激以外の機序でAVP分泌を亢進する疾患	・中枢神経系疾患（脳腫瘍，脳炎，髄膜炎，脳血管障害，頭部外傷など） ・肺疾患（肺炎，肺結核，気管支喘息など）
薬剤	・抗悪性腫瘍薬（シスプラチン，ビンクリスチン，シクロフォスファミド） ・抗てんかん薬（カルバマゼピン） ・脂質異常症治療薬（クロフィブラート） ・抗精神病薬（アミトリプチリン，イミプラミン，SSRIなど）

Word ▶ SSRI
選択的セロトニン再取り込み阻害薬
Selective Serotonin Reuptake Inhibitor

また，正常な場合では，血漿浸透圧の上昇（280 mOsm/kg 以上）にともなって AVP 分泌量は増加するが，SIADH では血漿浸透圧が 280 mOsm/kg 以下でも AVP が分泌されているのが特徴である．

● 疫学 ●
低ナトリウム血症のうち，数％が SIADH であるといわれているが，詳細は不明である．

臨床症状

低ナトリウム血症による症状がみられる．血清ナトリウム値が 120 mEq/L 以下を呈すると倦怠感や食欲不振，悪心，嘔吐などの症状がみられ，さらに低値になると意識障害をきたす．また，低浸透圧血症による脳浮腫をきたすこともある．

診断

SIADH の診断基準を表2 に示す．診断では，低ナトリウム血症をきたす他

表2　ADH 不適合分泌症候群（SIADH）の診断基準

Ⅰ．主症候
　1．脱水の所見を認めない
　2．倦怠感，食欲低下，意識障害などの低ナトリウム血症の症状を呈することがある
Ⅱ．検査所見
　1．低ナトリウム血症：血清ナトリウム値は 135 mEq/L を下回る
　2．血漿バソプレシン値：低ナトリウム血症，低浸透圧血症にもかかわらず，血漿 AVP 濃度が抑制されていない
　3．低浸透圧血漿：血漿浸透圧は 280 mOsm/kg を下回る
　4．高張尿：尿浸透圧は 300 mOsm/kg を上回る
　5．ナトリウム利尿の持続：尿中ナトリウム値は 20 mEq/L 以上である
　6．腎機能正常
　7．副腎皮質機能正常
Ⅲ．参考所見
　1．原疾患の診断が確定していることが診断上の参考となる
　2．血漿レニン活性は 5 ng/mL/hr 以下であることが多い
　3．血清尿酸値は 5 mg/dL 以下であることが多い
　4．水分摂取を制限すると脱水が進行することなく低ナトリウム血症が改善する
［診断基準］
　確実例：Ⅰの1およびⅡの1〜7を満たすもの
［鑑別診断］
　低ナトリウム血症をきたす次のものを除外する
　1．細胞外液量の過剰な低ナトリウム血症：心不全，肝硬変の腹水貯留時，ネフローゼ症候群
　2．ナトリウム漏出が著明な低ナトリウム血症：ナトリウム喪失性腎炎，中枢性塩類喪失症候群，下痢，嘔吐，利尿薬
　3．細胞外液量のほぼ正常な低ナトリウム血症：続発性副腎皮質機能低下症（下垂体前葉機能低下症）

＜出典：島津章 ほか 著：厚生労働科学研究費補助金難治性疾患克服研究事業　間脳下垂体機能障害における診療ガイドライン作成に関する研究 平成 28 年度総括・分担報告書．p.40，2017．より一部改変＞

Chapter 3　その他の内分泌疾患

の疾患との鑑別が必要である．

治療

❶ 原疾患の治療

SIADH の根本的な治療は，原疾患の治療による原因の除去である．しかし，原疾患改善後も低ナトリウム血症が遷延することもあり，次に示すとおり，対症療法が中心となることが多い．また，薬剤性による SIADH では原因薬剤の服用を中止する．

❷ 低ナトリウム血症に対する治療

低ナトリウム血症に対する治療は，「水分制限とナトリウムの補給」が治療の基本である．著しい低ナトリウム血症では高張食塩水の輸液療法が必要となる．これら既存治療で効果不十分な場合には，AVPV$_2$ 受容体拮抗薬を用いる．

（1）水分制限とナトリウム補給

食事も含めて 1 日の水分摂取量を 1 L 以内（15〜20 mL/kg 体重）に制限する．さらに食塩を 1 日約 12 g（ナトリウムとして 200 mEq）以上投与しながら，緩徐に補正する．

（2）高張食塩水の輸液療法

血清ナトリウム値が 120 mEq/L 以下の著しい低ナトリウム血症では，高張食塩水（2.5〜3% NaCl）を 15〜30 mL/kg/hr の速度で，静脈内投与する．しかし，血清ナトリウム値の補正速度は 0.5 mEq/L/hr で，24 時間で 10 mEq/L 程度の増加に抑える[注1]．体液量増加を防ぐ目的でフロセミドの投与を行うこともあるが，その場合には低ナトリウム血症が速やかに改善される．

注 1：急激に血清ナトリウム値が上昇すると，橋中心髄鞘崩壊症をきたすおそれがある．

（3）AVPV$_2$ 受容体拮抗薬

AVPV$_2$ 受容体拮抗薬は，腎臓の集合管での AVP による水再吸収を阻害することにより，選択的に水を排泄し，電解質排泄の増加をともなわない利尿作用（水利尿作用）を示すため，SIADH の治療には有用である．しかし，保険適用があるのは，モザバプタンのみであり，異所性 AVP 産生腫瘍による SIADH に対して使用できる．

（4）その他の薬剤

テトラサイクリン系抗菌薬であるデメチルクロルテトラサイクリンは，腎臓での AVP 作用を可逆的に抑制する作用があるため，保険適用外ではあるが，用いられることもある．

治療薬

❶ バソプレシン V$_2$ 受容体拮抗薬

モザバプタンとトルバプタンの 2 剤がある．**モザバプタン**は，特異的に AVPV$_2$ 受容体作用を阻害することで水の再吸収を阻害し，尿量を確保してい

3.1 抗利尿ホルモン不適合分泌症候群

る．これにより水利尿を促進する作用を有する．モザバプタンの適応症は，異所性 AVP 産生腫瘍による SIADH に限られている．また，投与開始 3 日間で有効性が認められた場合に限り，最大 7 日間まで継続投与することが可能である．

水分制限を継続しながらモザバプタンが投与されるため，脱水症状の発現に注意が必要である[注2]．

急激な血清ナトリウム濃度の上昇を回避するため，初回投与 4〜6 時間後ならびに 8〜12 時間後に血清ナトリウム濃度を頻回に測定する必要があるため，入院管理下で投与される．また，血清ナトリウム濃度の上昇が 10 mEq/L/24hr を超えることが危惧される場合には，飲水量の増量あるいは 5%ブドウ糖液の投与を考慮する．

注2：血圧，脈拍数，尿量，血清ナトリウム濃度などを頻回にチェックする．

② ループ利尿薬

高張食塩水の輸液療法施行中に，体液量増加を防ぐ目的でループ利尿薬であるフロセミドを静脈注射することもある．この場合には低ナトリウム血症の改善速度が速くなるので，急激に血清ナトリウム値が上昇しないように注意が必要である．

薬物療法

急性発症例や重症例（意識障害などの中枢神経症状があり，血清ナトリウム値が 120 mEq/L 以下）では，薬物療法が使用される．また，中枢神経症状が改善し，さらに血清ナトリウム値が 120 mEq/L 以上に安定していれば，薬物療法を中止し，水分制限とナトリウム補給を継続する．

① 異所性 AVP 産生腫瘍による SIADH

原疾患の治療が根本的な治療であるが，低ナトリウム血症の是正も重要な治療である．水分制限とナトリウム補給を基本として，AVPV$_2$ 受容体拮抗薬が用いられる．

処方例

モザバプタン錠（30 mg）　1 回 1 錠（1 日 1 錠）1 日 1 回　朝食後

商品名
モザバプタン：フィズリン

処方解説◆評価のポイント

■処方目的
　低ナトリウム血症の改善
■主な禁忌症
　妊婦，妊娠の可能性のある婦人
■効果のモニタリングポイント
　尿量・排尿回数の正常化（増加），血清ナトリウム濃度の正常化（上昇），体重減少，悪心・嘔吐の改善など
■副作用のモニタリングポイント
　急激な血清ナトリウム濃度の上昇，脱水，血圧低下，高カリウム血症など

内分泌疾患編

37

Chapter 3　その他の内分泌疾患

❷ 異所性 AVP 産生腫瘍以外の原因による SIADH

　薬剤が原因であれば，原因薬剤を即座に中止し，原疾患があれば，その原疾患の治療が根本的な治療である．低ナトリウム血症の是正として，水分制限とナトリウム補給を基本とするが，著しい低ナトリウム血症を呈する場合には，高張食塩水による輸液療法が用いられる．また，低ナトリウム血症の改善速度を速めるために，フロセミドが併用される．

処方例

①と②を併用処方する．
① 3%食塩注（用時調製）　点滴静注
　＜用時調製例：注射用水 350 mL ＋ 10%塩化ナトリウム注射液 150 mL ＞
　※ 1.0 mL/kg/hr より開始し，経時的に血清ナトリウム濃度を測定しながら投与する
② フロセミド注（20mg）　1 回 10 ～ 20mg　静注（随時）

商品名
フロセミド：ラシックス注

処方解説◆評価のポイント

■処方目的
　処方薬①：低ナトリウム血症の改善
　処方薬②：体液量増加予防
■主な禁忌症
　処方薬②：体液中のナトリウム，カリウムが明らかに減少している患者
■効果のモニタリングポイント
　処方薬①②：尿量・排尿回数の正常化（増加），血清ナトリウム濃度の正常化（上昇），体重減少，悪心・嘔吐の改善など
■副作用のモニタリングポイント
　処方薬②：難聴，心室性不整脈など

服薬指導

- モザバプタンを飲み忘れた場合は，気がついたときに服用すればよい．ただし，夜間の排尿を避けるために，昼食後までに服用することが望ましい．
- モザバプタンを空腹時に服用すると，食後服用するのに比べて，モザバプタンの血中濃度が上昇し，作用が強く現れるおそれがある．そのため，食事を摂取していない状況で服用しない．
- モザバプタンを服用中でも，水分制限（食事も含め 1 日の水分摂取量を 1 L 以内に制限）を継続する必要がある．
- モザバプタンは，妊婦または妊娠している可能性のある婦人には投与できないため，避妊する．
- フロセミドを静脈注射した場合には，投与後数分以内に利尿効果が発現し，約 3 時間持続する．
- フロセミドを静脈注射した後に難聴が現れた場合には，投与を中止する必要があるため，直ぐに受診する．

Chapter 3　その他の内分泌疾患

3.2　先端巨大症

内分泌疾患編

学習のポイント

主な臨床症状
手足の容積の増大，先端巨大症様顔貌，巨大舌など

主な診断指標
血中 GH 高値，血中 IGF-1 高値

主な治療薬
1 ソマトスタチン誘導体〈オクトレオチド，ランレオチド，パシレオチド〉

2 GH 受容体拮抗薬〈ペグビソマント〉

3 ドパミン作動薬〈ブロモクリプチン〉

概要

先端巨大症（acromegaly）は，過剰な成長ホルモン（GH）分泌により，特有の顔貌や体型および代謝異常をきたす疾患である．末端肥大症とも呼ばれる．骨端軟骨線が閉鎖する前（思春期前）に発症した場合は，身長の著明な増加をきたし下垂体性巨人症となり，骨端閉鎖以後であれば先端巨大症となる．

先端巨大症の 97％以上は GH 産生下垂体腺腫によって引き起こされる．

合併症として糖尿病，高血圧，脂質異常症，心疾患，悪性腫瘍（特に大腸癌）がある．先端巨大症を放置しておくと，糖尿病，高血圧，高脂血症などの合併症や心筋梗塞，脳血管障害などのリスクが高まり，一般の健康な人に比べ，平均寿命が約 10 年短くなると報告されている．

Word ▶ GH
成長ホルモン
growth hormone

Word ▶ IGF-1
インスリン様成長因子-1
insulin-like growth factors-1

● 疫学 ●
1993 年に行われた厚生省特定疾患間脳脳下垂体機能障害調査研究班による疫学調査では，815 人の先端巨大症患者が報告されている．男女比が 1：1.08 と性差はなく，40 歳から 65 歳の患者が多い．

臨床症状

下垂体腫瘍からの GH 過剰による全身症状と下垂体腺腫としての局所症状に分けられる．

GH の過剰分泌により，特有の先端部肥大（手足の容積の増大，先端巨大症様顔貌，巨大舌）を示す．また，下垂体腺腫の肥大化にともなう症状として，頭痛，視力・視野障害，正常下垂体の圧迫にともなう下垂体機能低下症を認めることがある．このほか，発汗増多，高血圧，手足のしびれ，心肥大，性欲低下などが認められる．女性において月経異常が多く認められる．

Chapter 3　その他の内分泌疾患

診断

　診断にあたっては，発汗過多，軽い顔貌の変化や先端部の肥大などに着目する．顔貌変化の自覚はあまりなく，以前の写真と見比べて確認されることが多い．また，難治性高血圧やインスリン抵抗性の糖尿病が，先端肥大症の発見の契機となることもある．

　先端巨大症の診断に関しては，GH 過剰の症候をつかみ，GH 過剰分泌を証明することが重要である．また，MRI 検査で下垂体腺腫の存在を確認する必要がある．

治療

　治療の目的は，GH の過剰分泌を早期に発見し是正することで，血中 GH と IGF-1 値を基準値内に低下させることにより，軟部組織の肥大などの可逆的な臨床症状を軽減し，さらに合併症の進展を防ぐことである．

❶ 手術療法

　手術療法が治療の原則である．術式としては経蝶形骨洞下垂体腺腫摘出術が用いられる．腺腫が小さいうちに早期診断し，腺腫を摘出することが最も重要である．また，摘出可能な残存腺腫があれば，再手術が必要となる．

　しかし，合併症などで手術が困難な場合や，手術で寛解しない場合，さらに術前に腫瘍を縮小させたい場合などには，薬物療法や放射線療法を行う．

❷ 薬物療法

　薬物療法では，ソマトスタチン誘導体の投与が主体であるが，GH 受容体拮抗薬やドパミン作動薬なども用いられる．

❸ 放射線療法

　残存腫瘍に対して，局所腫瘍制御のため定位放射線照射（ガンマナイフなど）が行われる．しかし，放射線障害による下垂体機能低下症を呈することがある．

❹ 治療効果の判定

　先端巨大症の治療目標として，IGF-1 値が年齢・性別基準範囲内にコントロールすることが推奨されている．先端巨大症の治療効果の判定（薬物療法のコントロール基準）について**表1**に示す．

Word　TRH
甲状腺刺激ホルモン放出ホルモン
thyrotropin-releasing hormone

Word　LH-RH（GnRH）
性腺刺激ホルモン放出ホルモン
luteinizing hormone-releasing hormone

Word　GHRH
成長ホルモン放出ホルモン
growth hormone-releasing hormone

表1 先端巨大症の治療効果の判定（薬物療法のコントロール基準）

> 1. コントロール良好
>   IGF-1 値が年齢・性別基準範囲内であり，臨床的活動性を示す症候がない
> 2. コントロール不良
>   IGF-1 値が年齢・性別基準範囲を超え，臨床的活動性を示す症候がある

<出典：島津章 ほか 共著，厚生労働科学研究費補助金難治性疾患克服研究事業　間脳下垂体機能障害における診療ガイドライン作成に関する研究 平成28年度総括報告書．p.21-22, 2017 ＞

治療薬

❶ ソマトスタチン誘導体

ソマトスタチン誘導体は，GH 産生抑制効果と腫瘍縮小効果が期待できる．腫瘍縮小効果を期待して術前に用いられることもある．

（1）オクトレオチド

オクトレオチドには，皮下注射製剤と徐放性筋注製剤の2つがある．

はじめに，酢酸オクトレオチド皮下注射剤 $100 \sim 300 \mu g/$ 日を2〜3回に分けて皮下注射する．2週間以上投与したうえで，治療効果と安全性を確認した後，酢酸オクトレオチド徐放性筋注製剤（4週間に1回：臀部筋肉内注射）へ切り替える．

切り替える際の注意点として，徐放性筋注製剤の初回投与後2週間は，薬物血中濃度が十分な濃度に到達しないため，皮下注射剤をそのまま減量せずに2週間併用する必要がある．

（2）ランレオチド

ランレオチドは皮下注射製剤（深部皮下注射）であるが，治療効果が長期に持続するため，4週間に1回投与する．

（3）パシレオチド

パシレオチドは徐放性筋注製剤（臀部筋肉内注射）であり，酢酸オクトレオチド徐放性筋注製剤と同様に治療効果が長期間持続するため，4週間に1回投与する．

❷ GH 受容体拮抗薬

ペグビソマントは GH 受容体を阻害することで，IGF-1 を低下させる作用がある．IGF-1 の低下率は80〜90％である．1日1回皮下注射する必要があり，さらに，ソマトスタチン誘導体と併用されることがある．投与開始初期には肝機能障害に注意する必要がある．

ペグビソマントの治療効果を判定するためには，GH は使用できないため，IGF-1 を指標とする．

❸ ドパミン作動薬

ブロモクリプチンは，ドパミン D_2 受容体に作用して GH 分泌を抑制する作用がある．しかし，GH や IGF-1 の正常化率は10〜20％程度と低い．ソマト

Chapter 3　その他の内分泌疾患

スタチン誘導体と併用されることがある.

薬物療法

　ソマトスタチン誘導体やGH受容体拮抗薬は自己注射製剤であるが，患者
の自己注射手技を考慮する必要がある．特にアンプル製剤であるオクトレオチ
ド注射液については1日2～3回投与する必要があるため，入院しながら自己
注射手技を習得することが望ましい．徐放性製剤へ切り替え後は，外来診察時
に投与するか，在宅自己注射するかを検討する.

処方例

①から処方を開始し，その後②または③へ切り替える．ソマトスタチン誘導体が効
果不十分な場合や手術療法後の効果不十分な場合には，ソマトスタチン誘導体の他
に，④と⑤のいずれか，あるいは④と⑤を併用処方する.

①オクトレオチド注射液　1回50～100μg　1日2～3回　皮下注　最初の2
　週間のみ　※その後は②または③へ変更する

②オクトレオチド徐放性製剤　1回20mg　4週間に1回　筋注（臀部）　3か月
　間
　※治療効果に応じて1回10～40mg範囲内で調整

③ランレオチド徐放性製剤　1回90mg　4週間に1回　深部皮下注　3か月間
　※治療効果に応じて1回60～120mg範囲内で調整

④注射用ペグビソマント　初日：1回40mg　皮下注
　　　　　　　　　　　　　2日目以降：1回10mg　1日1回　皮下注　3か月間
　※治療効果に応じて1回30mgまで増量可能

⑤ブロモクリプチン錠製剤　1回2.5～7.5mg　1日2～3回　食直後服用　3
　か月間
　※治療効果に応じて1回60～120mg範囲内で調整

商品名

オクトレオチド注射液：サンドス
　タチン皮下注用
オクトレオチド徐放性製剤：サン
　ドスタチンLAR筋注用
ランレオチド徐放性製剤：ソマ
　チュリン皮下注
注射用ペグビソマント：ソマバー
　ト皮下注用
ブロモクリプチン：パーロデル

処方解説◆評価のポイント

■**処方目的**
　処方薬①②③：GH分泌抑制，腫瘍の縮小
　処方薬④：血清中IGF-1値の正常化
　処方薬⑤：GH分泌抑制
■**主な禁忌症**
　処方薬⑤：妊娠高血圧症候群，産褥期高血圧，心臓弁膜の病変など
■**効果のモニタリングポイント**
　処方薬①②③⑤：ブドウ糖75g経口投与後抑制された血中GH底値が1μg/L
　　　　　　　　　未満かつ血清中IGF-1値が年齢・性別基準範囲内など
　処方薬④：血清中IGF-1値が年齢・性別基準範囲内
■**副作用のモニタリングポイント**
　処方薬①②：アナフィラキシー，徐脈，胆石，高血糖など
　処方薬③：胆石など
　処方薬④：肝機能障害，体重増加など
　処方薬⑤：著しい血圧下降，前兆のない突発的睡眠，傾眠など

服薬指導

- 皮下注射する場合には注射部位の硬結を防ぐために，注射部位を毎回少しずらすなどして注射部位を毎回変える．硬結した部位に注射すると，薬剤の吸収率や吸収速度が悪くなるため，治療効果が発現しないおそれがある．
- 自己注射製剤を注射後，アナフィラキシー症状（ふらふら感，意識がうすれる，呼吸をしにくい，息をするとき喉がヒューヒュー鳴る，発疹，じん麻疹が出る，手足がむくむ，冷や汗，口や目のまわりがはれる）や徐脈（1分間に50拍以下）に気づいた場合には，必ず受診するか，主治医に連絡する．
- オクトレオチド徐放性製剤，ランレオチド徐放性製剤，注射用ペグビソマントを注射した後に，注射部位を揉まない．揉むと吸収速度が速まり徐放性が保たれない．

Chapter 3

その他の内分泌疾患

3.3 高プロラクチン血症

学習の ポイント

主な臨床症状
1 女性：乳汁分泌や無月経，月経不順，不妊など
2 男性：無症状が多い

主な診断指標
血中プロラクチン（PRL）高値

主な治療薬
1 ドパミン作動薬〈カベルゴリン，ブロモクリプチン，テルグリド〉

概要

　プロラクチン（prolactin：PRL）は下垂体前葉から分泌され，その主な生理作用は乳汁分泌の促進である．PRL の分泌は視床下部由来の PrRP や TRH により刺激され，プロラクチン抑制因子（PIF）であるドパミンにより抑制される．

　これらの異常により PRL の過剰分泌が起こり，**高プロラクチン血症**（hyperprolactinema）が生じるが，PRL の過剰分泌は GnRH の分泌を阻害し，LH や FSH の分泌が抑制される．その結果，女性ホルモンの合成が低下し，性腺機能不全を引き起こす．

　臨床では，制吐薬や抗精神病薬の服用が原因となることが多いが，他にもさまざまな原因がありえる（**表 1**）．また，高プロラクチン血症の原因の中で，治療の必要性から最も重要な疾患は，**プロラクチン産生腫瘍（プロラクチノーマ）**であり，高プロラクチン血症のうち 34％を占める．しかし，高プロラクチン血症を引き起こす病態は多彩であり，診断は難しい．

　また，薬剤性の場合には，抗ドパミン作用を有する消化器系薬剤（制吐薬や H_2 受容体拮抗薬など）や抗精神病薬（三環系抗うつ薬やフェノチアジン系，ブチロフェノン系，ベンザミド系抗精神病薬など）が主な原因薬剤である．他にも，エストロゲン製剤や，中枢神経系に影響を与えるレセルピンやα-メチルドパなどの降圧薬がある．

Word PrRP
プロラクチン放出ペプチド
prolactin-releasing peptide

Word TRH
甲状腺刺激ホルモン放出ホルモン
thyrotropin-releasing hormone

Word PIF
PRL-inhibiting factor

Word RFRP-1
RFamido-releasing peptide-1

Word GnRH
性腺刺激ホルモン放出ホルモン
gonadotropin releasing hormone

Word LH
黄体形成ホルモン
luteinizing hormone

Word FSH
卵胞刺激ホルモン
follicle stimulating hormone

3.3　高プロラクチン血症

表1　高プロラクチン血症をきたす病態

```
1. 薬物服用（腫瘍以外で最も多い原因は薬剤である．代表的な薬剤を挙げる）
  1）抗潰瘍薬・制吐薬（シメチジン，スルピリド，メトクロプラミド，ドンペリドンなど）
  2）降圧薬（メチルドパ，ベラパミルなど）
  3）抗精神病薬（パロキセチン，ハロペリドール，カルバマゼピン，イミプラミンなど）
  4）エストロゲン製剤（経口避妊薬など）
2. 原発性甲状腺機能低下症
3. 視床下部・下垂体茎病変
  1）機能性
  2）器質性
    （1）腫瘍（頭蓋咽頭腫・ラトケ嚢胞・胚細胞腫・非機能性腫瘍など）
    （2）炎症・肉芽腫（下垂体炎・サルコイドーシス・ランゲルハンス細胞組織球症など）
    （3）血管障害（出血，梗塞）
    （4）外傷
4. 下垂体病変
  1）PRL 産生腺腫（プロラクチノーマ）
  2）その他のホルモン産生腺腫*
5. マクロプロラクチン血症
6. 他の原因
  1）慢性腎不全
  2）胸壁疾患（外傷，火傷，湿疹など）
  3）異所性 PRL 産生腫瘍
```

*：PRL に対する自己抗体と PRL の複合体形成による．高 PRL 血症の 15〜25％に存在し，臨床症状を欠くことが多い．診断には，ゲルろ過クロマトグラフィー法，ポリエチレングリコール（PEG）法，抗 IgG 抗体法を用いて高分子化した PRL を証明する．

<出典：島津章 ほか 共著，厚生労働科学研究費補助金難治性疾患克服研究事業　間脳下垂体機能障害における診療ガイドライン作成に関する研究 平成 28 年度総括報告書，p.34，2017 >

● 疫学 ●

　高プロラクチン血症は，20〜40 歳の女性に多く，男女比は 1：4 である（厚生省平成 5 年度全国疫学調査）．さらに，続発性無月経の約 20％に高プロラクチン血症を認める（厚生省平成 11 年度全国疫学調査）．

臨床症状

　高プロラクチン血症を発症した性成熟期の女性では，乳汁分泌や無月経，月経不順，不妊などの無月経・乳汁漏出症候群を呈する．男性では，無症状のことが多いが，性欲低下や勃起障害などが生じる．

　プロラクチノーマの場合は，男性では明らかな症状はない．性別に関係なく腫瘍のサイズが大きくなると，局所症状として，頭痛や視力低下，視野障害などに加えて，下垂体機能低下症の症状を呈することもある．

診断

　まず，検査所見として，ストレスのない状態で空腹時 PRL 値を複数回測定し，いずれも 20 ng/mL 以上であることを確認する．次に，高 PRL 血症をきたす原因病態を確認するために，除外診断として病歴聴取などを実施する．特

Chapter 3　その他の内分泌疾患

に，抗ドパミン薬などの服用歴について聴取し，該当薬剤があれば薬剤を2週間休薬したうえで，再検査する．

また，薬剤性のほか，甲状腺疾患や腎不全などが否定されれば，下垂体機能低下症や視床下部病変を調べるため，下垂体MRI検査を行う．

Word ▶ MRI
核磁気共鳴画像法
magnetic resonance imaging

治療

表2に示したとおり，原因となる病態に合わせた治療方法を行う．

薬剤性であれば薬剤の中止を行い，器質性ないし機能性疾患にともなう高プロラクチン血症に対しては，原因疾患の治療を行う．プロラクチノーマの治療においては，手術療法，薬物療法，放射線療法があるが，薬物療法の治療効果は高いため，薬物療法が第一選択となる．

表2　PRL分泌過剰症の治療

原因となる病態によって治療方針は異なる．
1．薬剤服用によるもの
当該薬を中止する．中止できない場合は十分なインフォームドコンセントを得る．
2．原発性甲状腺機能低下症
甲状腺ホルモン製剤を投与する．
3．視床下部・下垂体茎病変
1）機能性
カベルゴリン，ブロモクリプチンまたはテルグリドを投与する．
2）器質性
各々の疾患の治療を行う．
4．下垂体病変
1）PRL産生腺腫（プロラクチノーマ）
薬物療法（カベルゴリン，ブロモクリプチンまたはテルグリド）が基本である．
場合に応じて手術を要する．
2）ほかのホルモン産生腺腫
各々の腺腫の治療を行う．
5．ほかの原因
各々の疾患の治療を行う．マクロプロラクチン血症は治療を要しない．

＜出典：島津章 ほか 著，厚生労働科学研究費補助金難治性疾患克服研究事業　間脳下垂体機能障害における診療ガイドライン作成に関する研究 平成28年度総括報告書，p.35-36，2017 改変＞

治療薬

原因疾患が原発性甲状腺機能低下症である場合には，甲状腺ホルモン製剤を投与する．また，視床下部・下垂体茎病変のうち器質性の基礎疾患である場合には，それぞれの疾患に応じた治療薬を用いる．

❶ ドパミン作動薬

ドパミン作動薬は，脳下垂体におけるPRL分泌細胞のドパミンD_2受容体に作用し，PRLの分泌を抑制する作用を有する．

プロラクチノーマ治療において，ドパミンD_2受容体への親和性の高いドパミン作動薬が用いられ，PRL分泌の正常化率が高く，さらに腫瘍が縮小また

は消失する例も多い．しかし，ドパミン作動薬抵抗性の場合や，副作用のために服薬できない場合には，手術療法を考慮する．

また，患者が投与中に妊娠した場合には，ドパミン作動薬の催奇形性は報告されていないが，妊娠が判明した時点で投与を中止する．

(1) カベルゴリン

カベルゴリンは経口剤であり，高プロラクチン血症やプロラクチノーマに対して，週1回就寝前に投与する．また他のドパミン作動薬と比べ，血中PRL値の正常化率や腫瘍縮小効果にすぐれている．

さらに，ブロモクリプチンより副作用も少なく，かつ，軽微で一過性であるため，近年ではプロラクチノーマ治療の第一選択薬になってきている．

(2) ブロモクリプチン

ブロモクリプチンは経口剤（1日1〜3回食直後）である．またブロモクリプチンの副作用には，消化器症状（悪心・嘔吐など）や起立性低血圧，便秘，鼻閉塞などがある．カベルゴリンが上市される前は，ブロモクリプチンがプロラクチノーマ治療の第一選択薬であった．

(3) テルグリド

テルグリドは，経口剤（1日2回食後）である．また，テルグリドは，中枢神経系のドパミン D_2 受容体に対しては，部分作動薬として作用するため，嘔吐などの中枢性副作用が少ないが，使用頻度は少ない．

薬物療法

ドパミン作動薬を用いることが多い．

処方例

①〜③のいずれかを単剤処方する．
①カベルゴリン錠（0.25mg）　1錠　週1回（同一曜日）　就寝前
　以後，臨床症状を観察しながら，2週間以上の間隔で1回量を0.25mgずつ増量（維持量は1回0.25〜0.75mg）する．1回量の上限は1.0mg．
②ブロモクリプチン錠（2.5mg）　1回1錠（1日1錠）1日1回　夕食直後
　以後，効果をみながら1日5.0〜7.5mgまで漸増（2〜3回に分けて食直後）する．
③テルグリド錠（0.5mg）　1回1錠（1日2錠）1日2回　朝・夕食後

商品名
カベルゴリン：カバサール
ブロモクリプチン：パーロデル，
　アップノールB，パドパリン
テルグリド：テルロン

処方解説◆評価のポイント

■処方目的
　処方薬①②③：PRL分泌抑制，腫瘍の縮小
■主な禁忌症
　処方薬①②：心臓弁膜の病変，妊娠中毒症，産褥期高血圧など
　処方薬③：妊娠中毒症，産褥期高血圧など
■効果のモニタリングポイント
　処方薬①②③：血中PRL値が基準範囲内，臨床症状の改善など
■副作用のモニタリングポイント
　処方薬①②③：悪心・嘔吐，頭痛，めまい，ふらつき，倦怠感など

Chapter 3　その他の内分泌疾患

服薬指導

- カベルゴリンの主な副作用は，めまい，立ちくらみ，頭痛などであるが，多くの場合が軽微で，さらに一過性（2週間以内）で消失するので，勝手に服薬を中断しない．
- ドパミン作動薬服用中に妊娠を希望している場合には，妊娠を早期に発見するために，定期的な妊娠反応などの検査を実施する必要があるので，申し出る．
- 著しい血圧下降や前兆のない突発的睡眠，傾眠が現れることがあるので，自動車の運転など危険をともなう機械の操作には従事してはいけない．

その他の内分泌疾患

Chapter 3

3.4　下垂体機能低下症

内分泌疾患編

学習のポイント

主な臨床症状

全身倦怠感，食欲不振，意識障害，体重減少，うつ状態，耐寒能低下，低身長，腋毛・恥毛脱落，無月経など

主な診断指標

1 ACTH 分泌不全：血中 ACTH 高値ではない，血中コルチゾール低値，（尿中コルチゾール排泄量低下）

2 TSH 分泌不全：血中 TSH 高値ではない，FT₄ 低値

3 ゴナドトロピン分泌不全：血中 LH 高値ではない，血中 FSH 高値ではない，血中テストステロン低値，血中エストラジオール低値

4 GH 分泌不全：血中 GH 高値，血中 IGF-1 高値

5 PRL 分泌不全：血中 PRL 高値

主な治療薬

1 ACTH 分泌不全：副腎皮質ステロイド薬〈ヒドロコルチゾン〉

2 TSH 分泌不全：T₄ 製剤〈レボチロキシン〉

3 ゴナドトロピン分泌不全
　　1）男性の場合：男性ホルモン薬〈テストステロン〉
　　2）女性の場合：女性ホルモン薬〈エストロゲン，メドロキシプロゲステロン〉

4 GH 分泌不全：成長ホルモン製剤〈ソマトロピン〉

概要

　下垂体前葉からは，甲状腺刺激ホルモン（TSH），副腎皮質刺激ホルモン（ACTH），性腺刺激ホルモン（ゴナドトロピン）である黄体形成ホルモン（LH）と卵胞刺激ホルモン（FSH），成長ホルモン（GH），プロラクチン（PRL）の 6 種類のホルモンが分泌されている．

　下垂体，下垂体茎あるいは視床下部に巨大腺腫，肉芽腫，囊胞あるいは炎症が生じることで，下垂体前葉ホルモンの分泌低下が起こる．その結果，下垂体前葉ホルモンの標的臓器から分泌されるホルモンの欠乏症状が現れる．ホルモン分泌低下の原因は良性疾患であるが，適切な診断や治療が遅れると致死的な状態にもなりえる．このような疾患を**下垂体機能低下症**（hypopituitarism）と呼ぶ．

　さらに，6 種類すべての下垂体前葉ホルモンの分泌が障害された状態を**汎下垂体機能低下症**（panhypopituitarism）と呼ぶ．

Word ▶ TSH
thyroid stimulating hormone

Word ▶ ACTH
adrenocorticotropic hormone

Word ▶ LH
luteinizing hormone

Word ▶ FSH
Follicle stimulating hormone

Word ▶ GH
growth hormone

Word ▶ PRL
prolactin

● 疫学 ●

　1992 年の調査では，5 年間で下垂体機能低下症 898 例（男女比 1：1.3）であり，男女とも 60 歳前後に多い．

Chapter 3　その他の内分泌疾患

臨床症状

　ACTH分泌が低下すると，標的臓器である副腎皮質からのコルチゾール分泌が低下するため，全身倦怠感，易疲労感，体重減少，低血糖，低血圧，筋力低下などの症状が起こる．また，微熱を呈することもあり，風邪をひいたときには高熱を呈することが多い．感染などのストレスが加わると，急性副腎不全や副腎クリーゼを引き起こし，昏睡やショックなどに至る．

　TSH分泌が低下すると，甲状腺ホルモン（T_3，T_4）の分泌が低下し，耐寒性低下，皮膚乾燥，便秘，徐脈，うつ症状，脱毛，粘液水腫などの甲状腺機能低下症状を呈する．

　性腺刺激ホルモン（LH，FSH）が低下すると，思春期前に発症した場合は，性腺発育不全を呈する．成人女性の場合では，不妊，無月経，恥毛・腋毛の脱落などを認め，男性では，睾丸萎縮やインポテンス，恥毛・腋毛の脱落などを認める．

　GH分泌の低下が，小児期に発症した場合は，低身長や発育不全を認める．成人では，内臓脂肪の増加や除脂肪重量（筋肉量など）の減少，骨密度低下，脂質異常などを生じやすい．

　PRL分泌が低下しても，症状が生じにくいが，分娩後の乳汁分泌障害を呈する．

　汎下垂体機能低下症では，これらの下垂体前葉ホルモンの欠落症状が混在して認められる．

診断

　図1に診断のフローチャートを示す．

　臨床症状より全身倦怠感，食欲不振，意識障害，体重減少，うつ状態，耐寒能低下，低身長，腋毛・恥毛脱落，無月経などいずれかの下垂体機能低下症を疑う所見が得られた場合には，一般検査とともに血中・尿中の各種ホルモン検査を行う．

　下垂体ホルモンと標的臓器のホルモンを必ず同時に測定し，そのバランスを考慮して判断する．下垂体機能低下症を否定できない検査所見を認めた場合には，必ず下垂体ホルモン刺激試験を行い，診断する．

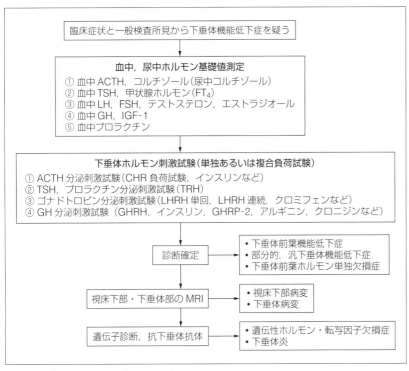

図1 下垂体機能低下症の診断の進め方
＜出典：門脇孝・下村伊一郎 編著，井上秀喜，代謝・内分泌疾患診療最新ガイドライン，p.189，総合医学社，2012＞

治療

　下垂体機能低下症では，原因となっている腫瘍性疾患ないし炎症性疾患が存在する場合には，各々の疾患に対する適切な治療法を優先する．

　原因疾患の治療を行った上で，欠乏するホルモンの種類や程度に応じたホルモン補充療法が重要であり，分泌不全となっている下垂体ホルモンを補充する場合と，下垂体ホルモンの分泌不全の結果引き起こされる2次的に分泌不全となっている標的ホルモンを補充する場合がある．

　PRL分泌不全の場合には，通常，補充療法は行わない．

治療薬

❶ 副腎皮質ステロイド薬

　副腎皮質ホルモンの補充療法における標準的な薬剤としてヒドロコルチゾンが用いられる．また，ストレスや手術などによる侵襲により投与量が増えることに注意する必要がある．

❷ T_4 製剤

　レボチロキシンは，T_4製剤であり，そのまま，あるいは，末梢でT_3に代謝

され，全身の臓器組織において多彩な生理作用を発揮する特徴がある．甲状腺ホルモンは副腎皮質ホルモンの代謝を促進し，副腎皮質機能不全を亢進させ，ひいては副腎クリーゼを起こすおそれがあるので，副腎皮質ステロイド薬と併用する場合には注意する．

❸ 男性ホルモン薬

男性において，ゴナドトロピン分泌不全による中枢性性腺機能低下症に対する男性ホルモン補充療法にテストステロンが用いられる．

治療により，肝機能異常や陰茎肥大，筋量低下，多幸症状などの副作用が生じるおそれがある．

❹ 女性ホルモン薬

（1）エストロゲン

エストロゲンは卵胞ホルモンであり，下垂体機能低下症などによる無月経に用いられる．単独で用いられることもあるが，Kaufmann 療法としてプロゲステロンと併用して用いられる．

（2）メドロキシプロゲステロン

メドロキシプロゲステロンは黄体ホルモンであり，無月経に対して用いられる．下垂体機能低下症をともなう無月経の場合には，エストロゲン分泌も低下しているため，エストロゲンと併用される．エストロゲン分泌がある程度保たれる場合には，プロゲステロン単独で使用される．

❺ 成長ホルモン製剤

ソマトロピンは，血中 IGF-1 濃度を増加させる成長ホルモン製剤である．また，成長ホルモン製剤の投与を受けた患者が白血病を発症したという報告があるため，定期的に受診し血液検査を行うなどの注意が必要である．

薬物療法

まず，副腎皮質ホルモン（コルチゾール）の補充を優先し，副腎皮質ステロイド薬を1週間投与した後で甲状腺ホルモンの補充を行う．甲状腺ホルモンの補充を先に行ってしまうと，甲状腺ホルモンにより副腎皮質ホルモンの代謝が促進され，急性副腎不全や副腎クリーゼをきたし，生命を脅かすおそれがある．

性ホルモンや GH の補充は，年齢や性別を考慮しながら適応を判断する．

❶ 副腎皮質刺激ホルモン（ACTH）分泌不全

ヒドロコルチゾンを経口投与にて補充する．初期量として 10 mg/日から開始し，その後 10～20 mg/日を1～2分割して継続投与する．1日2回の場合には，生理的分泌にあわせて朝の投与量を多くする．投与量は倦怠感や食欲不振などの自覚症状と，体重変化や血清ナトリウム値，血清カリウム値を参考に

3.4 下垂体機能低下症

決める．感染や発熱などのストレス侵襲時には，維持量の2～3倍量を投与するか，ヒドロコルチゾンを静注するなどの対応が必要である．

処方例

ヒドロコルチゾン錠（10 mg）　1回1錠（1日1錠）1日1回　朝食後
以後，症状を観察しながら，段階的に増量し，10～20 mg/日を維持量とする．

商品名
ヒドロコルチゾン：コートリル

処方解説◆評価のポイント

■処方目的
　コルチゾールの補充
■主な禁忌症
　消化性潰瘍，精神病，結核性疾患，急性心筋梗塞を起こした患者など
■効果のモニタリングポイント
　倦怠感や食欲低下の改善，体重の増加など
■副作用のモニタリングポイント
　誘発感染症，続発性副腎皮質機能不全，消化性潰瘍，糖尿病，精神障害，骨粗鬆症など

❷ 甲状腺刺激ホルモン（TSH）分泌不全

　レボチロキシンを経口投与する．12.5～25 μg/日から投与を開始し，段階的に増量する．TSH値は参考にならないため，FT_4は基準値上限（FT_3は正常域内）になるように投与量を調節する．しかし，狭心症や心筋梗塞，不整脈の患者や高齢者に対しては，ごく少量から投与を開始し，慎重に増量する必要がある．

処方例

レボチロキシンナトリウム錠（25 μg）　1回1錠（1日1錠）1日1回　朝食後
以後，2～4週間ごとに段階的に増量する．

商品名
レボチロキシン：チラーヂン

処方解説◆評価のポイント

■処方目的
　T_4の補充
■主な禁忌症
　心筋梗塞など
■効果のモニタリングポイント
　FT_4の正常化（基準値上限当たりが望ましい），FT_3の正常化など
■副作用のモニタリングポイント
　狭心症，肝機能障害，副腎クリーゼ，晩期循環不全など

❸ ゴナドトロピン分泌不全

年齢・性別によって方針は異なる．

（1）男性の場合

性機能改善を目的として，テストステロンの補充療法を行う．

Chapter 3　その他の内分泌疾患

処方例

テストステロン注射液　1回125〜250mg　2〜4週に1回　筋注

商品名
テストステロン：エナルモンデ
　ポー，テストロンデポー

処方解説◆評価のポイント

■**処方目的**
　性機能の改善
■**主な禁忌症**
　アンドロゲン依存性悪性腫瘍など
■**効果のモニタリングポイント**
　血中ゴナドトロピンの正常化，血中遊離テストステロンの正常化など
■**副作用のモニタリングポイント**
　特になし[※1]

▶▶▶留意事項
[※1] 定期的に前立腺の検査は必要.

(2) 女性の場合

　性機能改善を目的として，ホルモンを補充するのであれば，Kaufmann 療
法（エストロゲン剤・プロゲステロン剤併用療法）を行う．さらに，乳癌，子
宮癌，血栓症については，定期的に検査する必要がある．また，閉経後女性に
は原則として補充療法を行わない．

処方例

①と②を併用処方する.
①結合型エストロゲン錠（0.625mg）　1回1錠（1日1錠）1日1回　朝食後
②メドロキシプロゲステロン錠（5mg）　1回1〜2錠（1日1〜2錠）1日1回
　朝食後

商品名
結合型エストロゲン：プレマリン
メドロキシプロゲステロン：ヒス
　ロン

処方解説◆評価のポイント

■**処方目的**
　処方薬①②：性機能の改善
■**主な禁忌症**
　処方薬①：エストロゲン依存性腫瘍，乳癌，血栓塞栓疾患，妊婦，未治療の子宮
　　　　　　内膜増殖症など
　処方薬②：血栓性疾患など
■**効果のモニタリングポイント**
　処方薬①②：血中ゴナドトロピンの正常化など
■**副作用のモニタリングポイント**
　処方薬①：血栓症など
　処方薬②：血栓症，うっ血性心不全など

④ 成人 GH 分泌不全

　ソマトロピンとして，0.003mg/kg/日から自己注射を開始し，血中 IGF-1
値が性別・年齢別基準範囲内になるように維持量を調節する．

> 3.4 下垂体機能低下症

処方例

注射用ソマトロピン　1回0.2〜0.4mg　1日1回　就寝前　皮下注

商品名
注射用ソマトロピン：ジェノトロ
ピンTC注用

内分泌疾患編

処方解説◆評価のポイント

■処方目的
　肥満の改善，骨密度の上昇，脂質代謝の改善
■主な禁忌症
　糖尿病，悪性腫瘍のある患者，妊婦など
■効果のモニタリングポイント
　血中IGF-1値の正常化（性別・年齢別基準範囲内）など
■副作用のモニタリングポイント
　白血病，浮腫，痙攣，甲状腺機能亢進症，糖尿病（耐糖能の悪化），筋脱力，感情
　不安定など

服薬指導

❶ 副腎皮質ステロイド薬

- 副腎皮質ステロイド薬（ヒドロコルチゾン）や甲状腺ホルモン製剤（レボチロキシン）は，生涯継続する必要がある．また，自覚症状がないからといって勝手に服薬を中止してはいけない．
- ヒドロコルチゾンを飲み忘れた場合には，副腎不全をきたし，生命を脅かす危険があるため，決して飲み忘れてはいけない．飲み忘れた場合には，1日1回朝食後の処方例においては，昼食後に服用する．
- ヒドロコルチゾン服用中に，発熱や下痢など体調不良になった場合は，副腎皮質ステロイド薬の増量（従来の2〜3倍）が必要となる．あらかじめ医師に確認した上で，患者自身が判断し，副腎皮質ステロイド薬の服用量を増やすことができるようにする．

❷ 甲状腺ホルモン製剤

- 甲状腺ホルモン製剤（レボチロキシン）は，投与量が過剰になると，動悸や頻脈，多汗などの症状が現れることがある．このような症状が現れた場合には，必ず受診するか医師に連絡する．

55

Chapter 3

その他の内分泌疾患

3.5 クッシング症候群

**学習の
ポイント**

主な臨床症状

満月様顔貌，中心性肥満，野牛肩，赤色腹部皮膚線条など

主な臨床検査値

血中コルチゾール高値，尿中遊離コルチゾール高値など

主な治療薬

1 副腎皮質ホルモン合成阻害薬〈メチラポン，ミトタン，トリロスタン〉

概要

　クッシング症候群（cushing's syndrome）は，長期間にわたりコルチゾール（糖質コルチコイド）が過剰に分泌されることにより，満月様顔貌や中心性肥満，野牛肩（buffalo hump）などの特徴的な臨床所見を呈する疾患である．

　また，糖尿病，脂質異常症，高血圧などを認める患者のなかには，クッシング症候群が原因疾患である場合があり，注意が必要である．

　一般に，クッシング症候群は，副腎皮質刺激ホルモン（ACTH）依存性とACTH 非依存性，外因性に分類される（**表1**）.

Word ACTH
adrenocorticotropic hormone

表1　クッシング症候群の分類と主な疾患

ACTH 依存性	クッシング病（下垂体性 ACTH 産生腺腫）
	異所性 ACTH 症候群（肺小細胞癌など）
ACTH 非依存性	副腎皮質腺腫
	副腎皮質癌
	ACTH 非依存性大結節性副腎皮質過形成（AIMAH）
	原発性色素沈着結節性副腎皮質病（PPNAD）
外因性	医原性クッシング症候群（糖質コルチコイド製剤の長期投与）
	偽性クッシング症候群（重症感染症，慢性アルコール中毒，うつ病など）

Word AIMAH
ACTH-independent macro-
nodular adrenocortical
hyperplasia

Word PPNAD
primary pigmented nodular
adrenocortical disease

　ACTH 依存性にはクッシング病（下垂体性 ACTH 産生腺腫）の患者が多く，また，ACTH 非依存性には副腎皮質腺腫の患者が多い．**図1**に各病型の特徴を示す．

56

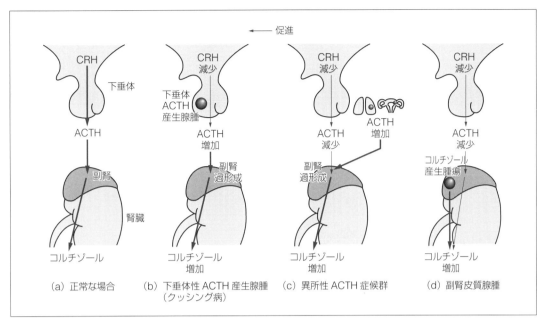

図1　クッシング症候群各病型の特徴

> ● 疫学 ●
> 厚生省が 1965 〜 1986 年の間に調査した「わが国における Cushing 症候群の全国実態調査」によると，1 年間に約 100 人が発症している．そのうちの 50 人が副腎腺腫，40 人がクッシング病（下垂体性 ACTH 産生腺腫）と報告されている．副腎皮質腺腫において，男女比は 1：4 と女性に多い．

臨床症状

クッシング症候群では，コルチゾール分泌過剰により生じる特徴的な臨床所見がみられる．具体的には，満月様顔貌（moon face）や中心性肥満[注1]，野牛肩[注2]（buffalo hump），赤色腹部皮膚線条，皮膚の菲薄化，高血圧，浮腫，高血糖，脂質代謝異常などが挙げられる．

注1：体幹部は肥満し四肢は細い体型のこと．
注2：鎖骨上および肩甲骨上部の脂肪沈着がみられる．

診断

クッシング症候群の診断は困難をともなうことが少なくない．クッシング症候群に特異的な所見を認め，血中コルチゾール値や 24 時間尿中遊離コルチゾールが高値を示す場合にはクッシング症候群を疑い，図 2 に示す通り，検査を進め，クッシング症候群の診断を確定する．

ACTH 依存性の有無を確認するために，血漿 ACTH 濃度を測定し，ACTH 非依存性であれば，副腎 CT を行い，診断を進める．

ACTH 依存性であれば，クッシング病か，異所性 ACTH 症候群かを鑑別するために，下垂体 MRI，高用量デキサメタゾン抑制試験，CRH 試験の 3 つを行い，確定診断を行う．

Word ▶ CT
コンピュータ断層撮影
computed tomography

Word ▶ MRI
核磁気共鳴画像法
magnetic resonance imaging

Word ▶ CRH
corticotropin-releasing hormone

異所性ACTH症候群が疑われるときには，原発巣を探すため，胸腹部CTやMRI，ソマトスタチン受容体シンチグラフィー（SRS）を行うが，発見困難な例も多い．

Word▶ SRS
somatostatin receptor scintigraphy

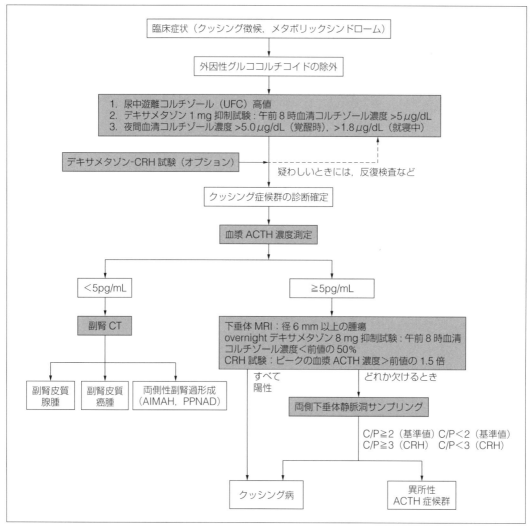

図2　クッシング症候群の診断手順
＜出典：柴田洋孝 著，Cushing症候群，内科 105（6），p.1547, 2010 より許諾を得て改変し，転載＞

治療

クッシング症候群の原因がコルチゾール産生腫瘍である場合，まず外科的摘出手術を行う．しかし，原因がそれ以外の場合や手術困難な場合は，対症療法として薬物療法を行う．

❶ コルチゾール産生腫瘍摘出手術

下垂体の85〜90％を部分摘出する経鼻経蝶形骨洞下垂体腺腫摘出術

（Hardy 手術）が行われる．コルチゾール産生腫瘍摘出後には，副腎機能が急激に低下するため，ヒドロコルチゾン補充療法が必要となる．

さらに，両側副腎摘出術後では，生涯にわたって，糖質コルチコイドと鉱質コルチコイドの投与が必要となる．

❷ 薬物療法

摘出術後に腺腫組織が残存し血中コルチゾール濃度が上昇する場合や，手術困難な場合には，副腎皮質ホルモン合成阻害薬を投与する．

治療薬

❶ 副腎皮質ホルモン合成阻害薬

メチラポンやトリロスタンは効果発現が比較的早い．他に効果発現に 1 か月以上かかるミトタンなども用いられる．

（1）メチラポン

副腎皮質ホルモン合成酵素である 11β-水酸化酵素を特異的かつ可逆的に阻害する作用を有している．作用発現が早い一方で，持続時間は短い．副作用として，発疹や高血圧，多毛などがある．

（2）ミトタン

副腎皮質ホルモン合成阻害作用があり，副腎皮質ホルモン分泌量の低下が認められるが，その合成阻害部位はまだ不明である．また，選択的な副腎皮質細胞毒作用により不可逆的に副腎組織を破壊する．副作用として，消化器症状や神経症状などがある．

（3）トリロスタン

副腎皮質ホルモン合成酵素である 3β-水酸化ステロイド脱水素酵素を特異的かつ競合的に阻害する作用を有している．メチラポンと比べて効果は弱いため，メチラポンやミトタンの補助薬として投与されることが多い．副作用として，消化器症状，肝機能障害，発疹などがある．

薬物療法

コルチゾール産生腫瘍の摘出が不十分であったり，手術困難である場合には，副腎皮質ホルモン合成阻害薬であるメチラポンやミトタン，トリロスタンなどが投与される．

❶ 高コルチゾール血症に対する治療

治療に用いられる副腎皮質ホルモン合成阻害薬は，副腎不全をきたす可能性があるため，必ず少量から開始し，血中コルチゾール濃度や尿中遊離コルチゾール排泄量，電解質，症状などを観察しながら増量する．

Chapter 3 　その他の内分泌疾患

処方例

①または②を単独処方する.

①または②で効果が不十分なときには，③を併用処方する.

①メチラポンカプセル（250 mg）　1～4 Cap　1日1～4回　毎食後・就寝前
　　以後，段階的に増量し，最大1日12カプセルまで処方可能.

②ミトタンカプセル（500 mg）　1回1～2 Cap（1日3～6 Cap）1日3回
　　毎食後
　　以後，段階的に増量し，最大1日12カプセルまで処方可能.

③トリロスタン錠（60 mg）　1回1～2錠（1日4～8錠）1日3～4回　毎食
　　後・就寝前

商品名
メチラポン：メトピロン
ミトタン：オペプリム
トリロスタン：デソパン

処方解説◆評価のポイント

■処方目的
　　処方薬①②③：コルチゾール合成の阻害
■主な禁忌症
　　処方薬①：副腎皮質機能不全など
　　処方薬②：重篤な外傷，スピロノラクトンまたはペントバルビタールを投与中の
　　　　　　　患者など
　　処方薬③：妊婦など
■効果のモニタリングポイント
　　処方薬①②③：血中コルチゾール値の正常化，高血圧や浮腫，満月様顔貌の改善
　　　　　　　　　など
■副作用のモニタリングポイント
　　処方薬①：急性副腎不全，めまい，眠気，ニューモシスチス肺炎など
　　処方薬②：副腎不全，食欲不振，嘔気，胃潰瘍，紅皮症，妄想など
　　処方薬③：副腎不全，悪心，嘔吐，食欲不振など

服薬指導

- 副腎皮質ホルモン合成阻害薬の治療により，副腎不全をきたす可能性があ
るため，内服開始後に副腎不全を疑う症状（食欲不振，全身倦怠感，悪心
など）を認めた場合には，必ず受診する.

- コルチゾールの過剰状態により，患者は易感染性になっていることから，
うがいや手洗いなどの感染予防を行う.

- 副腎皮質ホルモン合成阻害薬では，服薬し忘れたことにすぐに気がついた
場合，その時点で服用する. しかし，しばらく時間が経過した後で気がつ
いた場合，飲み忘れた分はスキップして，次から指示された量を服用する.
その際には，2回分まとめて服用してはいけない.

Chapter 3

その他の内分泌疾患

3.6 アルドステロン症

内分泌疾患編

学習のポイント

主な臨床症状

低カリウム血症，脱力感，筋力低下，周期性四肢麻痺など

主な臨床検査値

血漿アルドステロン濃度高値，血中カリウム値低値など

主な治療薬

1 抗アルドステロン薬（カリウム保持性利尿薬）〈スピロノラクトン，カンレノ酸カリウムなど〉

2 カルシウム拮抗薬〈アムロジピンなど〉

3 アンジオテンシンⅡ受容体拮抗薬（ARB）〈オルメサルタンなど〉

4 α_1受容体遮断薬〈ドキサゾシンなど〉

概要

アルドステロン症（aldosteronism）は，原発性アルドステロン症（primary aldosteronism：PA）と続発性アルドステロン症（secondary aldosteronism），偽アルドステロン症（pseudoaldosteronism）に大別される．

Word ARB
angiotensin Ⅱ receptor blocker

1 原発性アルドステロン症

原発性アルドステロン症では，副腎皮質球状層由来の腺腫または過形成によりアルドステロンが過剰に分泌され，血中レニンは低下する．この過剰なアルドステロンが腎尿細管に作用して，ナトリウムの再吸収やカリウムの排泄が促進され，高血圧や低カリウム血症，筋力低下，周期性四肢麻痺，テタニーなどの症状を生じる．また，二次性高血圧の主な原因となっており，高血圧症患者全体の5～10％を占めるといわれている．

また，原発性アルドステロン症の主な病型として，副腎皮質腺腫からのアルドステロン過剰分泌を呈するアルドステロン産生腺腫（APA）や，原因不明で生じる副腎皮質両側過形成によりアルドステロン過剰分泌を呈する特発性アルドステロン症（IHA）がある．また，極めて稀ではあるが合成酵素の遺伝子異常によりアルドステロン過剰分泌を呈する糖質コルチコイド反応性アルドステロン症（GRA）もある．原発性アルドステロン症の80～90％をAPAが占め，10～20％をIHAが占めている．

Word APA
aldosterone-producing adenoma

Word IHA
idiopathic hyperaldosteronism

Word GRA
glucocorticoid-remediable aldosteronism

2 続発性アルドステロン症

続発性アルドステロン症は，種々の原因（ネフローゼ症候群やうっ血性心不全，バーター（Bartter）症候群，腎血管性高血圧など）により，レニン・アンジオテンシン・アルドステロン（RAA）系が活性化され，アルドステロンの分泌が増加することで，低カリウム血症などの症状が現れる．

Word RAA
renin-angiotensin-aldosterone

Chapter 3　その他の内分泌疾患

③ 偽アルドステロン症

　偽アルドステロン症は，血清アルドステロン値が低値であるにも関わらず，原発性アルドステロン症と同様の所見を呈する疾患である．

　甘草を含む漢方薬や健康食品，グリチルリチン製剤などの服用が原因である．これらの薬剤が，コルチゾールをコルチゾンへ不活性化する酵素である腎型 11β-水酸化ステロイド脱水素酵素を阻害することで，鉱質コルチコイド受容体に結合するコルチゾールが増加する．その結果，原発性アルドステロン症と同様の徴候を示す．

> ● 疫学 ●
> 　原発性アルドステロン症は，高血圧症患者の $5\sim10\%$ を占め，$30\sim50$ 歳に多く，女性にやや多い．

臨床症状

① 原発性アルドステロン症

　原発性アルドステロン症では，ナトリウムの蓄積により体液量が増加することで高血圧を呈し，頭痛が生じる．しかし著しい高ナトリウム血症や浮腫は生じない．それはアルドステロン過剰分泌により体液量の増加が一定レベルに達すると代償機構が働き，ナトリウムの再吸収が抑制されるためである．この現象をエスケープ現象と呼ぶ．

　低カリウム血症によりさまざまな症状を呈することがある．脱力・筋力低下や周期性四肢麻痺がある．また，代謝性アルカローシスにより血中 Ca^{2+} が減少することで，テタニー[注1] が起こることもある．さらに，低カリウム血症によりインスリン分泌が阻害され，耐糖能低下も生じることがある．

注1：血中 Ca^{2+} の減少により起こり，手足のしびれや筋肉が痙攣・硬直する症状である．「助産師の手（テタニー）」と呼ばれる手をすぼめたような形になる特徴がある．

② 続発性アルドステロン症

　続発性アルドステロン症では，血漿アルドステロン濃度は上昇し，低カリウム血症を認める．原因疾患によって症状はさまざまであり，浮腫や高血圧を生じるかは原因疾患により異なる．

③ 偽アルドステロン症

　偽アルドステロン症は，高血圧や低カリウム血症，代謝性アルカローシスなど原発性アルドステロン症に類似した症状が現れるが，血清アルドステロン値は上昇しない．

診断

　はじめに，スクリーニングとして，血漿レニン活性（PRA）や血漿アルドステロン濃度（PAC）を安静座位で測定する．その際に，利尿薬や抗アルドステロン薬，β受容体遮断薬は，RAA系へ影響を及ぼすため，事前に服用を中止し，

Word ▶ PRA
plasma renin activity

Word ▶ PAC
Plasma aldosterone concentration

カルシウム拮抗薬やα_1受容体遮断薬に切り替える必要がある．そのスクリーニングの結果，アルドステロン症と診断された場合，確定診断のための検査を行う．検査としては，①カプトプリル試験，②フロセミド立位試験，③生食負荷試験，④経口食塩負荷試験のうち2つ以上を実施し，アルドステロンの自律性分泌を確認する．

また，甘草を含有する漢方薬や健康食品，グリチルリチン製剤による偽アルドステロン症を除外する必要がある．

手術の必要性を考慮する場合には，局在診断として，副腎静脈サンプリング検査が必要となる．

治療

局在診断により，片側の副腎腺腫が認められた場合には，腹腔鏡下副腎摘出術を行う．しかし，両側に副腎腺腫が認められた場合や全身状態から手術不可能と診断された場合には，薬物療法を行う．

治療薬

❶ 抗アルドステロン薬

抗アルドステロン薬は，遠位尿細管後半部から集合管に存在するアルドステロン受容体へのアルドステロン結合を競合的に阻害して，Na^+-K^+交換系を抑制し，Na^+と水の再吸収およびK^+の排泄を抑制する作用を有し，症状の改善効果が期待できるが，高カリウム血症や腎機能障害が起こるおそれがある．そのため，血清カリウム値や血清クレアチニン値を定期的に測定する必要がある．

（1）スピロノラクトン

スピロノラクトンは構造的にプロゲステロンと類似しているため，性ホルモンとの交差性が生じ，女性型乳房や無月経などの副作用が生じる．通常，減量または中止によって，女性型乳房は減退ないし消失するが，投与期間が長くなるとまれに持続する場合もあるため，注意を要する．

（2）カンレノ酸カリウム

スピロノラクトンが服用困難な場合に限り用いられる注射薬である．投与期間は原則として2週間を超えないように注意する．副作用については，スピロノラクトンと同様である．

また，調製後に長時間放置すると沈澱が析出するので，速やかに使用する必要がある．また，pHなどの変化により配合変化が起こりやすいため，溶解液として使用できる薬剤は，ブドウ糖注射液，生理食塩液または注射用水のみである．

（3）エプレレノン

エプレレノンは，原発性アルドステロン症に対して，保険適用外だが，使用されることがある．スピロノラクトンと比べてアルドステロン受容体への選択

Chapter 3　その他の内分泌疾患

性が高く，性ホルモンとの交差性が生じにくいため，女性型乳房や無月経など
の副作用が現われにくい特徴がある．しかし，スピロノラクトンと同様に，高
カリウム血症や腎機能障害といった副作用に注意する．

　また，血清カリウム値が5.0 mEq/L を超えた場合，減量を考慮し，6.0 mEq/L
以上の場合には，直ちに中止する必要がある．中等度以上の腎機能障害の患者
には禁忌である．

　さらに，他の K 保持性利尿薬（スピロノラクトン，カンレノ酸カリウム，
トリアムテレン）とは，併用によりカリウム貯留作用が増強するおそれがある
ため，併用禁忌である．

❷ 降圧薬

　降圧薬については，**カルシウム拮抗薬**である**アムロジピン**などや，**アンジオ
テンシンⅡ受容体拮抗薬（ARB）**である**オルメサルタン**などを投与する．効
果不十分な場合には，2 剤を併用する．さらに，2 剤を併用しても，十分な降
圧効果を得られなかった場合は，α_1 受容体遮断薬（ドキサゾシンなど）を追
加する．

　また，心不全などを有する場合には，$\alpha_1\beta$ **受容体遮断薬（カルベジロール）**
や**サイアザイド（チアジド）系利尿薬（トリクロルメチアジドなど）**の使用を
考慮する．

　なお，抗アルドステロン薬と ARB を併用する場合には，高カリウム血症を
きたしやすいため，併用注意である．

薬物療法

　抗アルドステロン薬の投与は必須であるが，抗アルドステロン薬による血圧
の改善が不十分な場合には，ほかの降圧薬を併用する．

処方例

①または②を単剤処方する．経口投与が困難な場合には③へ切り替える．
①スピロノラクトン錠（25 mg）　1 回 1 錠（1 日 1〜2 錠）1 日 1〜2 回　食後
　以後，段階的に増量し，1 日 4 錠まで処方可能
②エプレレノン錠（25 mg）　1 回 1〜4 錠（1 日 1〜2 錠）1 日 1 回　食後【保
　険適用外】
　以後，段階的に増量し，1 日 4 錠まで処方可能
③注射用カンレノ酸カリウム　1 回 100〜200 mg　1 日 1〜2 回
　以後，段階的に増量し，1 日 600 mg まで処方可能

商品名
スピロノラクトン：アルダクトン A
エプレレノン：セララ
カンレノ酸カリウム：ソルダクト
　ン静注用

アルドステロン症の右上に見出し: 3.6 アルドステロン症

処方解説◆評価のポイント

■処方目的

処方薬①②③：高アルドステロン血症による症状改善

■主な禁忌症

処方薬①：急性腎不全，高カリウム血症，アジソン病，タクロリムスまたはエプレレノンまたはミトタンを投与中の患者など

処方薬②：高カリウム血症，中等度以上の腎機能障害，カリウム保持性利尿薬やカリウム製剤を投与中の患者など

処方薬③：腎不全，高カリウム血症，アジソン病，てんかん，エプレレノンまたはタクロリムスを投与中の患者など

■効果のモニタリングポイント

処方薬①②③：高血圧や浮腫，筋力低下の改善など

■副作用のモニタリングポイント

処方薬①：高カリウム血症，尿素窒素上昇，血中クレアチニン増加，めまい，全身倦怠感，脱力など

処方薬②：高カリウム血症，尿素窒素上昇，血中クレアチニン増加，めまい，嘔気，疲労など

処方薬③：高カリウム血症，尿素窒素上昇，血中クレアチニン増加，めまい，眠気，嘔気など

服薬指導

❶ 治療薬

- 抗アルドステロン薬の服用により，高カリウム血症や腎機能の低下などが生じる場合があるため，定期的に受診する．

❷ 偽アルドステロン症の患者に対して

- 偽アルドステロン症の原因物質である甘草は，多くの漢方薬や健康食品に含まれるだけでなく，香料や甘味料としても使用されているので，清涼飲料水やお菓子などを購入する場合には「食品表示」の欄をよく確認し，甘草が含まれていないか注意する．
- 他科受診時に漢方薬が処方される場合には，偽アルドステロン症であることを医師・薬剤師に必ず伝える．

その他の内分泌疾患

3.7 褐色細胞腫

> **学習の ポイント**
>
> **主な臨床症状**
> 高血圧，代謝亢進，高血糖，頭痛，発汗過多など
>
> **主な臨床検査値**
> 血中アドレナリン高値，血中ノルアドレナリン高値，尿中メタネフリン高値，尿中ノルメタフネリン高値など
>
> **主な治療薬**
> 1 α_1受容体遮断薬〈ドキサゾシン，ウラピジル〉　2 β受容体遮断薬〈プロプラノロール，メトプロロール〉

概要

褐色細胞腫（pheochromocytoma）は，副腎髄質や傍神経節などに存在するクロム親和性細胞からなるカテコールアミン産生腫瘍である．カテコラミンの過剰分泌により，高血圧や耐糖能異常などさまざまな症状が生じる．腫瘍には，副腎外発生，両側性発生，家族内発生，小児発生，悪性があり，それぞれ全体の約10％ずつみられるため，10％ diseaseと呼ばれている．

腫瘍の大きさは直径3 cm以上ものが多い，腫瘍摘出により多くの場合治癒可能であるが，悪性の場合，治療後に再発することも多く，予後不良であり，有効な治療法のない難治性疾患である．

● 疫学 ●
高血圧患者の約0.5％にみられ，男女差はなく，40〜70歳にかけて分布すると報告されている．

臨床症状

症状は，主にカテコールアミン産生過剰によるものであり，多彩な症状を示す．そのなかで5H's diseaseと呼ばれる**高血圧**（hypertension），**高血糖**（hyperglycemia），**代謝亢進**（hypermetabolism），**頭痛**（headache），**発汗過多**（hyperhidrosis）の5つの症状が特徴的である．その他にも動悸，顔面蒼白，四肢冷感，焦燥感などがある．

特に高血圧は，褐色細胞腫の患者のうち約85％に認められる．また，運動やストレス，飲酒，腹部触診などの各種刺激により，急激な血圧上昇が起こる場合（褐色細胞腫クリーゼ）もある．メトクロプラミドの注射でも急激な血圧上昇を起こすことがあるので，注意を要する．

起立性低血圧を呈する例も多い．カテコールアミンが長期に過剰分泌されると，交感神経系による血圧調整機能が低下するためである．

診断

　高血圧や耐糖能異常，動悸，頭痛，発汗などの症状から褐色細胞腫を疑う．必須項目である腫瘍の存在を確認後，検査所見としてカテコールアミンなどの過剰分泌を確認する．特にクロニジン試験によるノルアドレナリン分泌の自律性を評価する必要がある．局在診断としては，副腎 CT や MRI 検査で腫瘍の局在を確認する．副腎に病変がない場合には MIBG シンチグラフィーを行い，転移巣の有無を確認する．

　診断においては，症状が類似している甲状腺機能亢進症や本態性高血圧との鑑別が重要である．

Word CT
コンピュータ断層撮影
computed tomography

Word MRI
核磁気共鳴画像法
magnetic resonance imaging

治療

　局在診断により明らかとなった場合には，腹腔鏡下腫瘍摘出術などの外科的治療が原則である．術前に血圧管理や循環血漿量の補充などを行う必要がある．また，手術困難例では薬物療法・放射線療法が行われる．

治療薬

❶ α 受容体遮断薬

　血圧管理には通常，選択的 α_1 受容体遮断薬を用いる．ノルアドレナリン遊離を抑制する α_2 受容体を阻害しないため，頻脈を起こしにくい．また，選択的 α_1 受容体遮断薬を投与開始時から多量に用いると，著しい起立性低血圧をきたすので，少量から開始して徐々に増量する必要がある．

　選択的 α_1 受容体遮断薬を投与後に，頻脈や不整脈がみられる場合には，交感神経 β 受容体遮断薬を併用する．

（1）ドキサゾシン

　選択的 α_1 受容体遮断薬である．1 日 1 回経口投与される薬剤で，高血圧症治療にも多く用いられている．一般に 1 日最高投与量は 8 mg であるが，褐色細胞腫による高血圧症では，1 日最高投与量が 16 mg とより高用量に設定されている．増量する場合には 1〜2 週間間隔をおいて増量する．

（2）ウラピジル

　選択的 α_1 受容体遮断薬である．1 日 2 回朝夕食後に経口投与される薬剤で，高血圧症以外に排尿障害改善薬として用いられる．増量する場合には 1〜2 週間間隔をおいて増量し，1 日最高投与量は 120 mg である．

（3）フェントラミン

　非選択的 α 受容体遮断薬である．主に褐色細胞腫クリーゼの緊急治療に用いられる．また，フェントラミン注射液は速効性であるが，持続時間が短いため，持続点滴が必要となる．

Chapter 3　その他の内分泌疾患

❷ β受容体遮断薬

　β受容体遮断薬は，頻脈や不整脈がみられる場合に用いられるが，α受容体遮断薬が投与された後に投与する．β受容体遮断薬を先に投与した場合には，α受容体作用が相対的に優位となり，血圧上昇を招くので，避けなければならない．つまり，β受容体遮断薬使用時には，常にα受容体遮断薬を併用する必要がある．なお，未治療の褐色細胞腫の患者への使用は禁忌となっている．

(1) プロプラノロール

　保険適用は，褐色細胞腫手術時の使用に限られるが，手術困難例にも用いられている．

(2) メトプロロール

　プロプラノロールとは異なり，β_1受容体選択性の高い薬剤である．

　また臨床投与量のメトプロロールでは，気管支平滑筋，血管平滑筋に分布するβ_2受容体にはほとんど影響を与えないことが示されており，慎重投与ではあるが，気管支喘息を有する症例にも使用可能な薬剤である．

薬物療法

❶ 術前・手術困難例に対する治療（術中も含む）

　術前や手術困難例での血圧管理は，初めにα_1受容体遮断薬が用いられる．その後，頻脈や不整脈がみられる場合には，β受容体遮断薬を用いる．それでも血圧管理が困難な場合には，カルシウム拮抗薬，アンジオテンシン変換酵素（ACE）阻害薬，アンジオテンシンⅡ受容体拮抗薬（ARB）が併用される．

Word ACE
angiotensin converting enzyme

Word ARB
angiotensin Ⅱ receptor blocker

処方例

①または②を単剤処方する．その後頻脈や不整脈を呈する場合には，③または④を併用処方する．
①ドキサゾシン錠（0.5 mg）　1回1～2錠（1日2～4錠）1日2回　朝夕食後
②ウラピジルカプセル（15 mg）　1回1 Cap（1日2 Cap）1日2回　朝夕食後
③プロプラノロール錠（10 mg）　1回1錠（1日3錠）1日3回　毎食後
④メトプロロール錠（20 mg）　1回1～2錠（1日3～6錠）1日3回　毎食後

商品名
ドキサゾシン：カルデナリン
ウラピジル：エブランチル
プロプラノロール：インデラル
メトプロロール：セロケン

処方解説◆評価のポイント

■処方目的
　処方薬①②：降圧作用
　処方薬③④：頻脈，不整脈の改善
■主な禁忌症
　処方薬③：気管支喘息，高度または症状を呈する徐脈，うっ血性心不全，異型狭心症，リザトリプタンを投与中の患者など
　処方薬④：高度の徐脈，うっ血性心不全，低血圧症，妊婦など
■効果のモニタリングポイント
　処方薬①②：血圧の正常化，高血圧，高血糖，頭痛，発汗，動悸などの症状改善など
　処方薬③④：脈拍数の正常化，心電図データの改善，動悸の改善など

3.7 褐色細胞腫

■副作用のモニタリングポイント
　処方薬①②：起立性低血圧，不整脈，めまい，ふらふら感，頭痛，動悸，肝機能
　　　　　　障害など
　処方薬③④：徐脈，心筋梗塞，めまい，呼吸困難，頭痛，肝機能障害，喘息症状
　　　　　　の誘発・悪化など

内分泌疾患編

❷ 褐色細胞腫クリーゼに対する治療

褐色細胞腫クリーゼに対しては，α受容体遮断薬であるフェントラミン注射剤が用いられる．

処方例

①を処方した後，続いて②を処方する．
①フェントラミン注射液（10 mg）　1回5 mg　静注
②フェントラミン注射液（10 mg）　4 mg/hr　点滴静注
　※濃度が1 mg/mLになるように5%ブドウ糖液で希釈する

商品名
フェントラミン：レギチーン

処方解説◆評価のポイント

■処方目的
　処方薬①②：降圧作用
■主な禁忌症
　処方薬①②：冠動脈疾患，低血圧，亜硫酸塩に過敏症の患者など
■効果のモニタリングポイント
　処方薬①②：血圧の正常化，高血圧，高血糖，頭痛，発汗，動悸などの改善など
■副作用のモニタリングポイント
　処方薬①②：急激な血圧低下，めまいなど

服薬指導

・ドキサゾシンやウラピジルなどの選択的α_1受容体遮断薬を服用中の患者に対して，投与初期または用量の急増時などに起立性低血圧に基づく立ちくらみ，めまい，脱力感などが現れることがある．そのため，自動車の運転など危険をともなう作業に注意すること，さらに，症状が起きたら仰臥位になるなど，安静にする．

・褐色細胞腫の手術以外の手術前24時間は，プロプラノロールやメトプロロールなどの交感神経β受容体遮断薬の服用を避ける必要がある．そのため，手術を受けることになった場合は，必ず医師に相談する．

69

Chapter 3

その他の内分泌疾患

3.8 副腎不全

学習のポイント

主な臨床症状

意欲低下，食欲低下，悪心・嘔吐，下痢・便秘，体重減少など

※アジソン病：上記症状のほかに，特徴的な症状として，皮膚や歯肉などの色素沈着がある

主な臨床検査値

低ナトリウム血症や高カリウム血症，高尿素窒素血症，貧血，好酸球増多，低血糖など

主な治療薬

1 副腎皮質ステロイド薬〈ヒドロコルチゾン，フルドロコルチゾンなど〉

概要

副腎不全（adrenal insufficiency）は，副腎や下垂体，視床下部のいずれかが障害され，副腎皮質ホルモンであるコルチゾールが絶対的または相対的に欠乏することで発症する疾患である．

表1に示すとおり，**急性副腎不全**（acute adrenal insufficiency）と**慢性副腎不全**（chrinic adrenal insufficiency）に分類される．

代表的な疾患の原因としては，副腎そのものが原因である原発性（アジソン病など）と，視床下部や下垂体の異常によって起こる続発性（ACTH 単独欠損症など）や，医原性に分けられる．

発症後に無治療で放置した場合には，意識障害と血圧低下が生じて腎不全に陥り，死に至る疾患であるため，直ちに適切な治療が必要である．

Word ▶ ACTH
副腎皮質刺激ホルモン
adrenocorticotropic hormone

表1 副腎不全の病型分類と主な疾患

急性副腎不全			副腎クリーゼ
慢性副腎不全	原発性	先天性	先天性副腎皮質過形成症，先天性副腎低形成症，ACTH 不応症など
		後天性	**アジソン病**
	続発性	下垂体性	下垂体前葉機能低下症，ACTH 単独欠損症など
		視床下部性	腫瘍，肉芽腫，脳炎など
その他	医原性		長期の副腎皮質ステロイド薬の投与による副腎萎縮，ステロイド合成阻害薬の投与など

1 急性副腎不全

急性副腎不全は，副腎クリーゼ（adrenal srisis）とも呼ばれ，副腎皮質ホルモンの急激な低下によって発症する．特にコルチゾール欠乏による循環不全を中心として病態を呈する．低血圧などショック状態で救急搬送される場合が多い．

3.8 副腎不全

❷ 慢性副腎不全

　副腎や下垂体，視床下部の障害で発症する．また，慢性副腎不全は，感染症などのストレスが加わったときにはじめて症状が現れるようになり，患者が受診することで初めて診断されることも多い．

　原発性は，何らかの原因で副腎皮質細胞が壊死することでコルチゾールの絶対的・相対的欠乏が生じ副腎不全の病態を呈する疾患であり，後天性のものには，**アジソン病**（addison's disease）がある．先天性のものは，新生児の哺乳力低下や嘔吐などの症状を呈し，先天性副腎皮質過形成症や先天性副腎低形成症，ACTH 不応症などがある．

　続発性は，視床下部・下垂体機能が低下して ACTH 分泌不全が生じることにより，コルチゾールが低下し，副腎不全の病態を呈する疾患である．

● アジソン病

　アジソン病は，その原因によって，特発性アジソン病と感染性アジソン病に分類される．特発性アジソン病は，原因不明の自己免疫性副腎皮質炎による副腎皮質機能の低下により起こる．さらに，他の自己免疫性内分泌異常（特発性副甲状腺機能低下症や橋本病など）を合併することがある．感染性アジソン病は，結核菌や真菌が原因となり，また後天性免疫不全症候群（AIDS）を合併する場合もある．血中 ACTH 値が高値となるため，皮膚や歯肉の色素沈着を引き起こす特徴がある．

Word AIDS
acquired immunodeficiency syndrome

❸ 医原性副腎不全

　副腎皮質ステロイド薬の長期投与は，ACTH 分泌を抑制し，続発性副腎不全を生じるおそれがある．また，副腎皮質ステロイド薬の投与中止後に，ACTH やコルチゾールの分泌が早期に回復しないため，副腎不全を生じる例も多い．

> **● 疫学 ●**
> 　アジソン病については，2010 年度の厚生労働省の調査では 911 人/5 年と報告されている．また，特発性 49%，感染性 27%，その他 11% と報告されている．感染性の内訳としては，結核性 57%，真菌性 3%，その他 5% と報告されている．男女とも 50 歳以降の中高年患者が比較的多い．その他の疾患については，わが国では具体的な調査が行われていないため詳細は不明である．

臨床症状

❶ 急性副腎不全

　急性副腎不全は，原発性慢性副腎不全と同様に，脱水症状と低血圧が主な症状である．その他に，悪心・嘔吐，意識障害，ショック，高熱，呼吸困難，チアノーゼ，下痢，痙攣，腹痛，関節痛などの臨床症状を呈する．

❷ 慢性副腎不全

　慢性副腎不全に関して，原発性の特徴的な症状としては脱水や低血圧が認められるが，続発性では特徴的な症状ではない．

Chapter 3 その他の内分泌疾患

また，原発性では，ACTH 分泌が亢進するため，皮膚や歯肉に色素沈着がみられるが，続発性では色素沈着はみられず，皮膚が蒼白を示すこともある．

● アジソン病

コルチゾールやアルドステロンの低下によりさまざまな非特異的症状を示すが，主に，脱水や低血圧，消化器症状（食欲不振，悪心・嘔吐，下痢など）や，精神症状（無気力，不安，うつ）などが認められる．

また，アジソン病に特徴的な症状として，皮膚や歯肉などの色素沈着が挙げられる．これは，大部分の患者で認められ，歯肉や手掌の皮溝などに生じる．さらに女性では，性毛（腋毛，恥毛）の脱落も認められる．

検査所見としては，血中コルチゾールの低値，ACTH の高値を呈する．さらに，低血糖や低ナトリウム血症，高カリウム血症，好酸球増多なども認められる．

診断

副腎不全が疑われる臨床症状がみられた場合に，早朝の血中コルチゾール値の測定と迅速 ACTH 負荷試験により，診断する．また，病歴の聴取（特にステロイド使用歴）も参考になる．

早朝の血中コルチゾール値が 18 μg/dL 未満（4 μg/dL 未満で可能性が高い）であり，迅速 ACTH 負荷試験で，血中コルチゾール値の増加を認めない場合（18 μg/dL 未満）に，副腎不全を疑う．他に CRH 負荷試験やインスリン低血糖試験を用いて精査する．さらに，血中 ACTH 高値や，低ナトリウム血症や高カリウム血症，高尿素窒素血症，貧血，好酸球増多，低血糖などを呈することも多く，診断の参考になる．

また，急性副腎不全の診断は困難であるが，原因不明のショックや全身状態不良の状態で，救急搬送されてきた場合には，急性副腎不全を疑うことが重要である．

● アジソン病

アジソン病が疑われる臨床症状に加え，血中コルチゾールの低値，ACTH の高値などの検査所見を確認することにより診断する．また特発性か感染性かを特定するために，好酸球増加や血清ナトリウム値低下，血清カリウムの増加などの参考所見を確認することにより診断する．

治療

❶ 急性副腎不全の治療

脱水と電解質異常に対する補正（水分，塩分，糖分の補給）を行いながら，糖質コルチコイド（ヒドロコルチゾン）を静脈注射にて補充する（表2）．血管確保後に脱水治療のための輸液（ブドウ糖を付加した生理食塩液など）と共に，ヒドロコルチゾン注射剤 100～200 mg を静脈投与する．その後は，患者

の日常使用量の5〜10倍量を目安にヒドロコルチゾン注射剤を点滴静注する．改善が見られれば，翌日には半量以下に減量する．輸液も含めて注射による補充は食事摂取可能となるまで行う．経口投与が可能になれば，糖質コルチコイドを経口投与に切り替え，日常使用量[注1]を継続する．

注1：日常使用量とは，病状が安定している時の患者の維持量を示す．

表2　急性副腎不全（副腎クリーゼ）の治療

1. 緊急時の治療
1）静脈ラインの確保
2）血清電解質・血糖の至急測定，およびコルチゾール・ACTH 測定用採血を行う
次いで
3）生理食塩液 500 mL ＋ 5%ブドウ糖液 500 mL を 1〜2 時間の速度で点滴開始．その後数時間内に 2,000〜3,000 mL を投与
および
4）ヒドロコルチゾン 100 mg を直ちに静脈内投与，以後 6 時間ごとに 100 mg 静注，あるいは 15〜25 mg/h で維持する．
2. 亜急性期の治療
1）2 日目以降，症状が改善すれば上記治療の漸減を行う
2）副腎クリーゼをきたした原因検索．鑑別診断をはじめるとともに，必要な補助療法を行う．
3）3〜4 日目以降，症状が安定すれば経口維持療法（ヒドロコルチゾン 15〜20 mg/日，分 2，朝 10〜15 mg，夕 5 mg）へと移行する
4）低血圧や低ナトリウム血症が持続する場合，フルドロコルチゾン 0.1 mg/日，分 1，朝の併用投与を考慮する．

＜出典：大中佳三 ほか 著，急性副腎皮質機能低下症，別冊日本臨牀，内分泌症候群 I（第 2 版），日本臨牀社，2006：559-561 改変＞

❷ 慢性副腎不全の治療

臨床症状の改善を目的に，糖質コルチコイドを補充する．このような代償療法は，一生継続する必要がある．

治療目標としては，血中コルチゾール値 7 μg/dL 以上，血中 ACTH 濃度 100 pg/mL 以下を目安とする．経口剤としてヒドロコルチゾンが用いられる．コルチゾールの日内変動に合わせて，朝多めに投与（朝：夕 = 2：1 が目安）する．

さらに，過剰投与は患者の QOL を低下させるのみならず，長期的には脂質代謝異常や心血管イベントの増加につながる可能性があるので，必要最少量の補充が望ましい．また，急性ストレス時（感染症，外傷，抜歯などの手術や精神的ストレス）には，日常使用量の 2〜3 倍量を服用する必要がある．

低血圧や低ナトリウム血症が持続する場合には，鉱質コルチコイドであるフルドロコルチゾンを併用する．

❸ 医原性副腎不全の治療

副腎皮質ステロイド薬の投与中止後に，低下した ACTH やコルチゾールの分泌が回復するまでの期間は，糖質コルチコイドを補充する．

Chapter 3 その他の内分泌疾患

治療薬

❶ 副腎皮質ステロイド薬

（1）ヒドロコルチゾン

ヒドロコルチゾンは糖質コルチコイドであり，急性副腎不全時に速効性を期待して用いられる．緊急時の1回投与量は，100〜200 mgであるが，代償療法としての投与量については，1日200〜1,000 mgと，患者の状態により投与量に差がある．重症感染により発生した急性副腎不全に対しては，副腎皮質ステロイド薬による易感染性の影響は考慮せずに，積極的に投与する．

慢性副腎不全時の代償療法として経口投与されるが，医原性副腎不全の治療にも用いられる．コルチゾールの日内変動に合わせて，朝多めに投与する．生理的コルチゾールの分泌量が保たれている場合には，15 mg/日でも充分である．

さらに，過剰投与は患者のQOLを低下させるのみならず，長期的には脂質代謝異常や心血管イベントの増加につながる可能性があり，必要最少量の補充が望ましい．過剰投与による医原性クッシング症候群の発症に注意が必要である．

Word▶ QOL
生活の質
quality of life

（2）フルドロコルチゾン

フルドロコルチゾンは鉱質コルチコイドであり，糖質コルチコイドでは改善できない低血圧や低ナトリウム血症の改善目的に用いられる経口剤である．糖質コルチコイドと併用して用いる場合には，特に副作用が発現しやすくなるため，注意を要する．

（3）デキサメタゾン

デキサメタゾンの抗炎症作用はヒドロコルチゾンの25〜30倍強力であるが，ヒドロコルチゾンとの等力価用量ではほとんどナトリウム貯留作用はみられないため，低ナトリウム血症の改善効果は期待できない．

また，色素沈着が著しい場合には，ヒドロコルチゾンの代わりに用いられることが多い．

薬物療法

❶ 急性副腎不全に対する治療（緊急時）

速効性のあるヒドロコルチゾンの大量投与と，喪失した細胞外液の補充を行う必要があり，発症後12時間以内の治療が必要である．改善が見られれば，最終的には糖質コルチコイドを経口投与に切り替える．

処方例

①生理食塩液500 mL ＋②5％ブドウ糖液500 mL　1〜2時間で投与
　その後，数時間内に2,000〜3,000 mL を投与
③注射用ヒドロコルチゾン100 mg　直ちに静脈注射
　以後6時間ごとに100 mg 静注，あるいは15〜25 mg/hr で維持

商品名
ヒドロコルチゾン：ソル・コーテフ

74

内分泌疾患編

3.8 副腎不全

処方解説◆評価のポイント

■処方目的
　処方薬①②：脱水の補正，低ナトリウム血症の改善
　処方薬③：糖質コルチコイドの補充
■主な禁忌症
　処方薬②：低張性脱水症
　処方薬③：有効な抗菌剤の存在しない感染症，消化性潰瘍，精神病，結核性疾患，
　　　　　　血栓症，急性心筋梗塞など
■効果のモニタリングポイント
　処方薬①②：排尿の有無，血清ナトリウム値の改善など
　処方薬③：血中コルチゾール値の正常化，臨床症状の改善など
■副作用のモニタリングポイント
　処方薬①：うっ血性心不全，浮腫，アシドーシスなど
　処方薬②：電解質喪失など
　処方薬③：誘発感染症，続発性副腎皮質機能不全，消化性潰瘍，糖尿病，精神障害，
　　　　　　B 型肝炎ウイルスによる肝炎の発症など

---

2 慢性副腎不全に対する治療

　症状の改善を目的に，生理的コルチゾールの分泌量と日内変動に近い補充療法が望まれる．コルチゾールの 1 日基礎分泌量は 9 ～ 11 mg/m²/日（15 ～ 19 mg/日相当）が指標とされ，ヒドロコルチゾンを 15 ～ 20 mg/日を補充する．また，コルチゾールの日内変動に合わせ，朝を多めに投与する．

処方例

①または②を単剤処方する．①または②を用いても，低 Na 血症の改善が不十分な場合，③を追加処方する．さらに，色素沈着が著しい場合には，④を追加処方する．
①ヒドロコルチゾン錠（10 mg）　1.5 錠　1 日 2 回　朝夕食後（朝 1 錠，夕 0.5 錠）
②ヒドロコルチゾン錠（10 mg）　2 錠　1 日 2 回　朝夕食後（朝 1.5 錠，夕 0.5 錠）
③フルドロコルチゾン錠（0.1 mg）　1 錠　1 日 1 回（1 回 1 錠）　朝食後
④デキサメタゾン錠（0.5 mg）　0.5 ～ 1 錠　1 日 1 回　就寝前

商品名
ヒドロコルチゾン：コートリル
フルドロコルチゾン：フロリネフ
デキサメタゾン：デカドロン

処方解説◆評価のポイント

■処方目的
　処方薬①②：糖質コルチコイドの補充
　処方薬③：鉱質コルチコイド補充による低血圧や低ナトリウム血症の改善
　処方薬④：色素沈着の改善など
■主な禁忌症
　処方薬①②③：有効な抗菌剤の存在しない感染症，消化性潰瘍，精神病，結核性
　　　　　　　　疾患，血栓症，急性心筋梗塞など
　処方薬④：有効な抗菌剤の存在しない感染症，消化性潰瘍，精神病，結核性疾患，
　　　　　　血栓症，急性心筋梗塞，コントロール不良の糖尿病など
■効果のモニタリングポイント
　処方薬①②：血中コルチゾール値の正常化，血清ナトリウム値の正常化，血圧の
　　　　　　　改善，臨床症状の改善など
　処方薬③：血清ナトリウム値の正常化，血圧の改善など
　処方薬④：色素沈着の改善など

75

Chapter 3　その他の内分泌疾患

■副作用のモニタリングポイント
　処方薬①②④：誘発感染症，続発性副腎皮質機能不全，消化性潰瘍，糖尿病，精
　　　　　　　　神障害，Ｂ型肝炎ウイルスによる肝炎の発症などなど
　処方薬③：高血圧，高ナトリウム血症，低カリウム血症，浮腫，Ｂ型肝炎ウイル
　　　　　　スによる肝炎の発症など

服薬指導

- 副腎皮質ステロイド薬の服用は，一生継続する必要がある．
- 急性副腎不全を予防するために，熱中症や胃腸炎，発熱などの初期症状に注意する．また，著しい全身倦怠感や嘔気・嘔吐，発熱，腹痛，低血圧などの症状を認めた場合，発症 12 時間以内に緊急治療を受ける必要がある．そのため，医師から患者カード（病名や治療法などが記載されている）をもらい，常に携帯する（生命の危険性が高いため，職種には関係ない）．
- 急性ストレス時（感染症や抜歯などの手術，精神的ストレスなど）には，糖質コルチコイドであるヒドロコルチゾンの服用量を日常使用時の 2 〜 3 倍に増やす（医師の事前確認が必要）．
- 海外旅行の際に，時差による飲み忘れに注意する．原則は，日本時間（普段服用する時間帯）に合わせるとよいが，対応が困難である場合，事前に医師に具体的な服用スケジュールについて確認する．
- フルドロコルチゾンを服用している場合，高ナトリウム血症や浮腫などの副作用が生じる可能性があるので，食塩摂取量にも注意する．

代謝疾患編

Chapter 1

糖尿病

学習のポイント

主な臨床症状
- 初期の自覚症状はほとんどない.
- 進行することで高血糖などの代謝異常による口渇, 多飲, 多尿, 体重減少, 易疲労感などの症状を呈する.
- 慢性的に続く高血糖や代謝異常は, 網膜症, 腎症, 神経障害ならびに全身の動脈硬化症を起こし, 進展させる.

主な治療薬

1 経口血糖降下薬
1) ビグアナイド薬〈メトホルミン, ブホルミン〉
2) チアゾリジン薬〈ピオグリタゾン〉
3) スルホニル尿素 (SU) 薬
   - 第2世代〈グリベンクラミド, グリクラシド〉
   - 第3世代〈グリメピリド〉
4) 速効型インスリン分泌促進薬 (グリニド薬)〈ナテグリニド, ミチグリニド, レパグリニド〉
5) DPP-4 阻害薬〈シタグリプチン, ビルダグリプチン, アログリプチン, リナグリプチン, テネリグリプチン, アナグリプチン, サキサグリプチン, トレラグリプチン, オマリグリプチン〉
6) α-グルコシダーゼ阻害薬 (α-GI)〈アカルボース, ボグリボース, ミグリトール〉
7) SGLT2 阻害薬〈イプラグリフロジン, ダパグリフロジン, ルセオグリフロジン, トホグリフロジン, カナグリフロジン, エンパグリフロジン〉
8) 配合剤〈ピオグリタゾン/グリメピリド, シタグリプチン/イプラグリフロジン, ミチグリニド/ボグリボース, ビルダグリプチン/メトホルミン〉

2 GLP-1 受容体作動薬〈リラグルチド, エキセナチド, リキシセナチド, デュラグルチド〉

3 インスリン製剤
1) 超速効型〈インスリンアスパルト, インスリンリスプロ, インスリングルリジン〉
2) 速効型〈生合成中性ヒトインスリン, ヒトインスリン〉
3) 中間型〈生合成ヒトイソフェンインスリン, ヒトイソフェンインスリン〉
4) 持効型溶解〈インスリンデグルデク, インスリンデテミル, インスリングラルギン〉
5) 混合型〈インスリンリスプロ混合製剤, 二相性プロタミン結晶性インスリンアスパルト, 生合成ヒト二相性イソフェンインスリン, ヒト二相性イソフェンインスリン〉
6) 配合溶解型〈インスリンデグルデク/インスリンアスパルト〉

概要

　糖尿病 (diabetes mellitus：DM) とは, インスリンの作用不足による慢性の高血糖状態を主徴とする代謝疾患群である. インスリンの作用不足は, 膵 B (β) 細胞からのインスリン分泌の低下や, 筋肉・肝臓・脂肪といった末梢組織でのインスリン感受性の低下により生じ, 主として糖質代謝異常に加え, 同時に脂質やタンパク質代謝も障害される. こうした種々の代謝異常は網膜症, 腎症, 神経障害などの糖尿病特有の合併症だけでなく, 動脈硬化症を促進し, 生命予後に重大な影響を及ぼす.

Word SU
sulfonylurea

Word DPP
dipeptidyl peptidase

Word α-GI
α-glucosidase inhibitor

Word SGLT
Na$^+$/グルコース共輸送体
sodium glucose cotransporter
(sodium glucose transporter)

● 疫学 ●

　厚生労働省の国民健康・栄養調査結果によれば，糖尿病が強く疑われる人は，2016年に初めて大台の1,000万人を上回り，2012年から50万人増加した．さらに，糖尿病予備群とも呼ばれる耐糖能異常は約1,000万人で，これら予備群を含む推定糖尿病患者数は，2,000万人に達し，国民の5人に1人が該当することになる．

　年齢別でみると，50歳を超えると男女ともに糖尿病患者が増え始め，70歳以上では，糖尿病予備群を含む推定糖尿病患者数が男性42％，女性37％であることが示されている（表1）．

表1　「糖尿病が強く疑われる者」，「糖尿病の可能性を否定できない者」の割合（％）

性別		男性							女性						
年齢		総数	20～29	30～39	40～49	50～59	60～69	70～	総数	20～29	30～39	40～49	50～59	60～69	70～
糖尿病が強く疑われる者	平成9年	9.9	0.9	1.6	5.4	14.2	17.5	11.3	7.1	0.9	1.6	5.3	7.1	10.6	15.5
	14年	12.8	0.0	0.8	4.4	14.0	17.9	21.3	6.5	0.8	0.9	3.6	4.6	11.5	11.6
	19年	15.3	1.1	3.0	7.6	12.1	22.1	22.6	7.3	0.0	0.5	2.9	5.6	14.1	11.0
	24年	15.2	0.6	1.4	5.4	12.2	20.7	23.2	8.7	0.0	1.1	1.7	6.2	12.6	16.7
	28年	16.3	0.0	1.3	3.8	12.6	21.8	23.2	9.3	1.2	0.7	1.8	6.1	12.0	16.8
糖尿病の可能性を否定できない者	平成9年	8.0	0.4	4.1	6.8	10.1	10.3	11.5	7.9	1.4	4.2	7.7	10.4	8.8	12.4
	14年	10.0	2.1	2.7	3.4	10.7	13.4	16.1	11.0	0.4	4.4	8.3	10.7	16.0	16.7
	19年	14.0		3.0	11.0	16.7	17.3	18.4	15.9	0.9	5.4	10.4	20.8	18.2	23.8
	24年	12.1	0.5	1.8	7.2	10.2	15.5	17.7	13.1	0.8	3.1	7.5	12.1	17.4	20.8
	28年	12.2	0.7	1.5	4.7	11.1	12.5	18.8	12.1	0.0	0.7	5.1	9.7	15.2	20.2

＜出典：厚生労働省，平成28年国民健康・栄養調査結果の概要，p.7，2016＞

❶ 糖尿病の成因分類

　発症機構によって，糖尿病の治療方針が異なるため，病型の診断は重要である．特に，1型糖尿病では，生命維持のためにインスリン治療が不可欠となるため，その鑑別は必須である（表2）．なお，妊娠糖尿病とは，妊娠中に初めて発見，または発症した糖尿病に至っていない糖代謝異常のことである．

表2　糖尿病と糖代謝異常の成因分類

分類		原因
1型		・自己免疫性（膵β細胞の破壊） ・特発性
2型		・インスリン分泌の低下 ・インスリン抵抗性 ・インスリンの相対的な不足
二次性	遺伝的異常	・膵β細胞関連 ・インスリン関連
	疾患によるもの	・膵炎，腫瘍 ・クッシング症候群，甲状腺機能亢進症 ・慢性肝炎，肝硬変 ・サイトメガロウィルス，ムンプスウィルス
	薬剤・化学物質によるもの	・副腎皮質ステロイド薬，インターフェロン
	その他	・免疫異常によるもの ・遺伝的な疾患にともなうもの　など
妊娠糖尿病		妊娠によるインスリン抵抗性の増大
分類不能なもの*2		不明

＊1：糖代謝異常の一部には，糖尿病特有の合併症をきたすかどうかが確認されていないものも含まれる．

＊2：成因分類において，現時点ではいずれにも分類できない者は，分類不能とする．

Chapter 1 糖尿病

❷ 糖尿病における成因と病態

（1）1型糖尿病

1型糖尿病では，口渇，多飲，多尿，体重減少など，糖尿病特有の症状に加え，尿中および血中ケトン体が陽性になるケトーシスあるいはケトアシドーシスを生じる．

1型糖尿病は成因別に自己免疫性と特発性に分類され，さらに，発症様式により，**急性発症，緩徐進行，劇症**の3つに分類される．さらに病態として，インスリン依存状態，非依存状態に大別される．

自己免疫性の1型糖尿病では，膵島関連自己抗体が陽性になる．膵島関連自己抗体検査にはいくつかの種類があるが，グルタミン酸脱炭酸酵素抗体（GAD抗体）が汎用されている．

多くの劇症1型糖尿病では，自己免疫の関与は不明であり，通常特発性に分類される．また，インスリン依存状態とインスリン非依存状態を選別するには，C-ペプチドを測定する．発症初期には，食事療法と運動療法で良好な血糖値が得られる場合（インスリン非依存状態）がある．

Word ▶ GAD
glutamic acid decarboxylase

（2）2型糖尿病

2型糖尿病は成因別にインスリン分泌低下を主体とするものと，インスリン抵抗性が主体で，それにインスリンの相対的不足をともなうものなどがある．基本的にはインスリン非依存状態であるが，感染やケトアシドーシスにより一時的にインスリンが必要な状態（インスリン依存状態）になることがある．

インスリン抵抗性とは，血中のインスリン濃度に見合ったインスリン作用が得られない状態をいう．インスリン拮抗物質の存在，インスリン受容体数の減少，またはインスリン受容体を介する細胞内への情報伝達能力が低下した状態などが考えられる．

表3 糖尿病における成因

病態（病期）／成因（機序）	正常血糖		高血糖		
			糖尿病領域		
			インスリン非依存状態		インスリン依存状態
	正常領域	境界領域	インスリン不要	高血糖是正に必要	生存に必要
1型					
2型					
その他特定の型					

図右への移動 ━━▶ は糖代謝異常の悪化（糖尿病の発症を含む）．図左への移動 ◀━━ は代謝異常の改善を示す．━━，━━ の部分は「糖尿病」と呼ぶ状態を示し，頻度が少ない病態（病期）は破壊 ••••，•••• で示している．

＜出典：日本糖尿病学会 編・著，糖尿病治療ガイド2018-2019，p.16，文光堂，2018＞

80

表4 糖尿病の成因による分類と特徴

分類	1型	2型
家族歴	2型に比べて家系内の糖尿病は少ない	家系内の血縁者にしばしば糖尿病がある
発症年齢	・小児〜思春期に多い ・中高年でも発症が認められる	・40歳以上に多い ・若年での発症も増加している
肥満度	肥満とは関係がない	肥満または肥満の既往が多い
自己抗体	陽性率が高い（GAD抗体，IAA，ICA，IA-2抗体，ZnT8抗体など）	陰性

<出典：日本糖尿病学会 編・著，糖尿病治療ガイド2018-2019，p.16，文光堂，2018を改変>

Word IAA
insulin autoantibody

Word ICA
islet cell antibody

Word IA-2
insulinoma-associated antigen-2

Word ZnT8
zinc transporter 8

代謝疾患編

表5 糖尿病の病態による分類と特徴

糖尿病の病態	インスリン依存状態	インスリン非依存状態
特徴	インスリンが絶対的に欠乏し，生命維持のためインスリン治療が不可欠	インスリンの絶対的欠乏はないが，相対的に不足している状態．生命維持のためにインスリン治療が必要ではないが，血糖コントロールを目的としてインスリン治療が選択される場合がある
臨床指標	血糖値：高い，不安定 ケトン体：著増することが多い	血糖値：さまざまであるが，比較的安定している ケトン体：増加するがわずかである
治療	1. 強化インスリン療法 2. 食事療法 3. 運動療法（代謝が安定している場合）	1. 食事療法 2. 運動療法 3. 経口薬，GLP-1受容体作動薬またはインスリン療法
インスリン分泌能	空腹時血中Cペプチド0.6 ng/mL未満が目安となる	空腹時血中Cペプチド1.0 ng/mL以上

<出典：日本糖尿病学会 編・著，糖尿病治療ガイド2018-2019，p.17，文光堂，2018 >

臨床症状

　一般的に進行するまでは，自覚症状がない．進行すると高血糖などの代謝異常による症状（口渇，多飲，多尿，体重減少，易疲労感）や合併症が疑われる症状（視力低下，足のしびれ感，歩行時下肢痛，便秘，下痢，足壊疽）などがみられる．詳細は合併症の項で後述する．

合併症

　糖尿病合併症には，高度のインスリン作用不足や急激な血糖降下によって起こる急性合併症と長年の高血糖によって起こる**慢性合併症**（網膜症，腎症，神経障害）があり，いずれも患者のQOL，生命予後を悪化させる．

Word QOL
生活の質
quality of life

Chapter 1　糖尿病

❶ 急性合併症

　糖尿病の急性合併症として，低血糖のほか，糖尿病ケトアシドーシス，高血糖高浸透圧症候群があり，その鑑別が重要である．また，糖尿病ケトアシドーシスと高血糖高浸透圧症候群の違いは，**表6**の通りである．

　糖尿病ケトアシドーシス（diabetic ketoacidosis：DKA）は，1型糖尿病の合併症であるシックデイ[注1]時のインスリン注射マネジメントエラー，アルコール多飲や副腎皮質ステロイド薬，サイアザイド（チアジド）系利尿薬，ペンタミジン，抗精神病薬（オランザピン，クエチアピン，クロザピンなど），抗悪性腫瘍薬（ニボルマブ）などの薬剤によっても起こる．2型糖尿病患者でも大量の糖質摂取により起こる[注2]．

注1：シックデイについては，p.105を参照．

注2：特に清涼飲料水の多量摂取によるものを清涼飲料水ケトーシスと呼ぶ．

Word ▶ FFA
遊離脂肪酸
free fatty acid

Word ▶ BUN（UN）
尿素窒素
blood urea nitrogen

表6　糖尿病ケトアシドーシスと高浸透圧高血糖状態の鑑別

		糖尿病ケトアシドーシス*1	高浸透圧高血糖状態
糖尿病の病態		インスリン依存状態	インスリン非依存状態．発症以前には糖尿病と診断されていないこともある
発症前の既往，誘因		インスリン注射の中止または減量，インスリン抵抗性の増大，感染，心身ストレス，清涼飲料水の多飲，SGLT2阻害薬の投与	感染症，脱水，手術，脳血管障害，薬剤（副腎皮質ステロイド薬，利尿薬，高カロリー輸液，SGLT2阻害薬），内分泌疾患（クッシング症候群，バセドウ病），心疾患
発症年齢		若年者（30歳以下）が多い	高齢者が多い
前駆症状		激しい口渇，多飲，多尿，体重減少，はなはだしい全身倦怠感，消化器症状（悪心，嘔吐，腹痛）	明確かつ特異的なものに乏しい．倦怠感，頭痛，消化器症状
身体所見		脱水（＋＋＋），発汗（－），アセトン臭（＋），Kussmaul大呼吸，血圧低下，循環虚脱，脈拍頻かつ浅，神経学的所見に乏しい	脱水（＋＋＋），アセトン臭（－），血圧低下，循環虚脱，神経学的所見に富む（痙攣，振戦）
検査所見	血糖	300～1,000mg/dL*2	600～1,500mg/dL
	ケトン体	尿中（＋）～（＋＋＋），血清総ケトン体3mM以上	尿中（－）～（＋），血清総ケトン体0.5～2mM
	HCO_3^-	8mEq/L以下	16mEq/L以上
	pH	7.3以下	7.3～7.4
	有効浸透圧	正常～300mOsm/L	320mOsm/L以上
	Na	正常～軽度以下	＞150mEq/L
	K	軽度上昇，治療後低下	軽度上昇，治療後低下
	Cl	95mEq/L未満のことが多い	正常範囲が多い
	FFA	高値	時に低値
	BUN/Cr	増加	著明増加
	乳酸	約20％の症例で＞5mM	しばしば＞5mM，血液pH低下に注意
鑑別を要する疾患		脳血管障害，低血糖，他の代謝性アシドーシス，急性胃腸障害，肝膵疾患，急性呼吸障害	脳血管障害，低血糖，痙攣をともなう疾患
治療すべき合併症（治療経過中に起こり得るもの）		脳浮腫，腎不全，急性胃拡張，低カリウム血症，急性感染症	脳浮腫，脳梗塞，心筋梗塞，心不全，急性胃拡張，横紋筋融解症，腎不全，動静脈血栓，低血圧

＊1：症状発現後1週間前後でケトーシスあるいはケトアシドーシスに陥る劇症1型糖尿病があるので注意を要する．
＊2：SGLT2阻害薬投与によって正常血糖でもケトアシドーシスを発症することもある．
＜出典：日本糖尿病学会 編・著，糖尿病治療ガイド2018-2019，p.83，文光堂，2018＞

症状は，口渇，多飲，多尿，体重減少，全身倦怠感，悪心，嘔吐，腹痛，アセトン臭，クスマウル（Kussmaul）大呼吸，血圧低下，頻脈などである．治療は生理食塩水1 L/hrで点滴静注を開始する．加えてインスリンの少量持続静注法が原則である．速効型インスリンを0.1単位/kg/hrの速度でポンプを用いて静脈内持続注入する．なお，インスリン投与により，血清カリウム濃度が低下しやすいので注意する．

類似の合併症として，インスリン非依存状態でも起こりえる比較的ケトン体産生量が少ない高浸透圧高血糖状態がある．

② 慢性合併症

糖尿病に特有な合併症として細小血管が障害される細小血管症と，高頻度に合併する動脈硬化性疾患などがある．特に三大合併症といわれている神経障害，網膜症，腎症は前者の細小血管症である．

（1）糖尿病網膜症

網膜の血管壁細胞の変性，基底膜の肥厚による血管障害，血液成分の漏出が原因で，出血，白斑，網膜浮腫，などの初期病変が発症する．初期の段階では自覚症状は見られないが，中期になると視界がかすむようになり，末期になると，硝子体出血や網膜剥離により視力低下や飛蚊症が起こり，さらには失明に至る場合もある．増殖前網膜症や早期の増殖網膜症であれば，光凝固療法で網膜症の進行を阻止する．硝子体出血，網膜剥離などの晩期では，硝子体手術で対応する．

（2）糖尿病腎症

高血糖状態が続くと，腎臓のメサンギウム細胞にブドウ糖が大量に流れ込み，メサンギウム基質が肥大して周囲の毛細血管を圧迫し，血流が悪くなる．血液をろ過する糸球体機能低下により，体内代謝産物や水分の排泄障害をきたし，腎不全を引き起こす．

$15 \leq eGFR \leq 29$ mL/min/1.73 m^2 の腎不全期では，倦怠感，浮腫，貧血，高血圧，高カリウム血症が進行し，$eGFR < 15$ mL/min/1.73 m^2 の腎不全末期では，肺水腫，心不全，出血傾向，振戦などの尿毒症症状が出現する．高血圧の十分なコントロール（管理目標＜130/80 mmHg）は腎症の進行を遅らせる．アンジオテンシン変換酵素（ACE）阻害薬やアンジオテンシンⅡ受容体拮抗薬（ARB）が発症初期のeGFRの上昇を抑制し，尿中アルブミンおよび尿タンパクの増加や腎機能低下を抑制する．

（3）糖尿病神経障害

糖尿病神経障害は，神経伝導検査や心拍変動検査を行えばより客観的に診断できる．両足の感覚障害（しびれ，疼痛，知覚低下，異常知覚），または両足アキレス腱反射，振動覚，触覚注3により単神経障害，多発神経障害を診断する．

（a）単神経障害

突然，単一神経麻痺が起こる．外眼筋麻痺，顔面神経麻痺が多く，95％以上の症例で3か月以内に自然寛解する．発症は罹患年数，血糖コントロールに

Word ▶ eGFR
推算糸球体濾過量
estimate glomerular filtration rate

Word ▶ ACE
angiotensin-converting enzyme

Word ▶ ARB
angiotensinⅡ receptor blocker

注3：触覚は，モノフィラメント（感覚検査）で判定する．

Chapter 1　糖尿病

相関しない.

（b）多発神経障害

　高血糖の持続により発症・進展し，主として両足の感覚・運動障害と自律神経障害を呈する．高度障害で足潰瘍や足壊疽へと進展する．予防・治療法は，良好な血糖コントロールを維持することである．**アルドース還元酵素阻害薬（エパルレスタット）が，神経障害の自覚症状を改善し，神経機能の悪化を抑制する**ことが知られている．表7に感覚・運動神経障害，自律神経障害に対する治療薬を示す.

表7　糖尿病による神経障害と治療薬

障害	治療薬
① 有痛性神経障害（穿刺痛，電撃痛，灼熱痛など）	Ca^{2+}チャネル$\alpha_2\delta$リガンド（プレガバリン），セロトニン・ノルアドレナリン再取り込み阻害薬（デュロキセチン），抗不整脈薬（メキシレチン），抗痙攣薬（カルバマゼピン），三環系抗うつ薬
② 血管運動神経機能障害（起立性低血圧）	血管収縮薬
③ 消化管運動神経機能低下（嘔気，嘔吐，消化器症状）	消化管蠕動運動亢進薬（モサプリド），ドパミンD_2受容体遮断薬（ドンペリドン）
④ 勃起障害	PDE V阻害薬（シルデナフィル，バルデナフィル，タダラフィル）

Word▶PDE
ホスホジエステラーゼ
phosphodiesterase

【注意】
- 長期血糖コントロール不良例では，急速な血糖改善により治療後神経障害を呈することがある.
- 交感神経障害が高度の場合，反射性機能亢進欠如による無自覚性低血糖に留意する.

（4）動脈硬化性疾患

（a）冠動脈疾患[注4]

　急性心筋梗塞の場合，無症候性が多く，発症時に冠動脈の多枝病変を有するなど，すでに病変の進行した例が多く，心不全や不整脈を起こしやすい．食後高血糖，脂質異常症および高血圧の管理，肥満患者に対する**メトホルミン投与が冠動脈疾患防止に有効である．また，ピオグリタゾンが冠動脈疾患などの大血管症の二次予防に有効である.**

注4：冠動脈疾患では，CPK，AST，ALT，白血球数，心筋トロポニンTの値が上昇する.

（b）脳血管障害

　脳出血より脳梗塞が多く，高血圧を合併している場合，穿通枝領域のラクナ梗塞が多い．全体として，小さな梗塞が多発する傾向がある．**急性期脳梗塞の場合，原則として発症から2週間は降圧薬治療を行わない.** 予防には血圧目標＜130/80 mmHgを目指す.

（c）末梢動脈疾患[注5]

　糖尿病患者の10～15％と高頻度に合併する．糖尿病特有ではないが，膝下病変が多い．末梢動脈疾患を合併している場合，足潰瘍・壊疽は内科的治療に抵抗する．重症の場合，血管内治療や外科的バイパス術が選択される.

注5：末梢動脈疾患では，下肢皮膚温の低下，足背および後脛骨動脈の拍動減弱・消失・左右差，ABI（足関節上腕血圧比）≦0.9，間欠性跛行などが現れる.

（5）糖尿病足病変

糖尿病足病変[注6]には，白癬症などの感染，足趾の変形や胼胝（たこ），潰瘍や壊疽まで幅広い病態が含まれる．潰瘍，壊疽の直接誘因は，知覚鈍麻による熱傷や外傷の治療の遅れ，皮膚肥厚や胼胝の亀裂，足変形による圧迫，靴擦れなどである．足病変のリスクが高い患者に限らず，毎日素足をよく観察し，靴・保護具の選び方や爪の切り方を注意するなど**フットケアを行うことが予防や進展抑制に有効**である．

（6）歯周病

歯周病はグラム陰性嫌気性菌による歯周組織の慢性炎症である．歯周病が重症化するほど，血糖コントロールが不良となる．また，歯周病治療によって歯周組織の慢性炎症が改善すると，インスリン抵抗性が軽減し，血糖コントロール状態も改善することが報告されている．

（7）その他

上記の合併症以外にも骨病変，手病変，認知症などさまざまな病態と複雑に関連している．また，癌においても大腸癌，肝臓癌，膵臓癌に関してはリスク増加が報告されている．

診断

糖尿病の診断は，高血糖が慢性的に持続していることを証明することが必要である（図1）．

糖尿病を正確に診断するために，75 g 経口ブドウ糖負荷試験（75 g OGTT）を行う．この試験ではまず，朝まで10時間以上絶食の後，空腹のまま採血し，血糖値を測定する．これが早朝空腹時血糖値[注7]となる．次に，ブドウ糖75gを飲用し，飲用後30分，さらに1時間後，2時間後に採血し，血糖値[注8]を測定する．

早朝空腹時血糖値と 75 g OGTT による判定基準（図2）にしたがい，糖尿病型，正常型，境界型のいずれかに判定する．空腹時血糖値が126 mg/dL以上またはブドウ糖負荷後2時間値が200 mg/dL以上の場合は糖尿病型と判定する．そして，別の日に行った 75 g OGTT 検査で糖尿病型が再確認されれば，糖尿病と診断する．

ただし，血糖コントロールの指標であるヘモグロビン A1c（HbA1c）が 6.5%以上で糖尿病型を示せば，初回検査のみで糖尿病と診断できる．

また，血糖値が糖尿病型を示し，かつ，口渇，多飲，多尿，体重減少などの糖尿病の典型的な症状を示す場合，また，確実な糖尿病網膜症が認められる場合は，初回検査で糖尿病と診断する．

注6：糖尿病足病変は，足背動脈拍動の確認，血流障害や神経障害，感染部細菌検査などにより重症度を診断する．

Word OGTT
oral glucose tolerance test

注7：主に夜間の肝臓からのブドウ糖の放出を反映する．

注8：脂肪，骨格筋，肝臓でのブドウ糖の取り込みを反映する．

Chapter 1 糖尿病

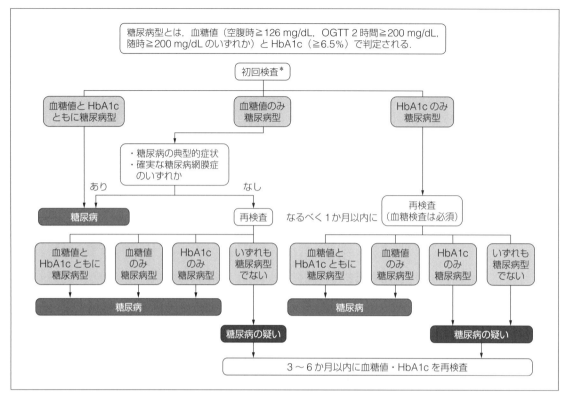

図1 糖尿病の診断フロー
＊：糖尿病が疑われる場合は，血糖値と同時にHbA1cを測定する．同日に血糖値とHbA1cが糖尿病型を示した場合には，初回検査だけで糖尿病と診断する．
<出典：日本糖尿病学会 編・著，糖尿病治療ガイド2018-2019，p.23，文光堂，2018>

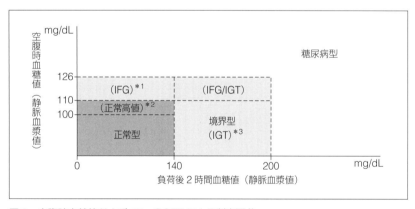

図2 空腹時血糖値および75 g OGTTによる判定区分
＊1：IGFは空腹時血糖値110〜125 mg/dLで，2時間値を測定した場合には140 mg/dL未満の群を示す（WHO）．ただしADAでは空腹時血糖値100〜125 mg/dLとして，空腹時血糖値のみで判定している．
＊2：空腹時血糖値が100〜109 mg/dLは正常域ではあるが，「正常高値」とする．この集団は糖尿病への移行やOGTT時の耐糖能障害の程度からみて多様な集団であるため，OGTTを行うことが勧められる．
＊3：IGTはWHOの糖尿病診断基準に取り入れられた分類で，空腹時血糖値126 mg/dL未満，75 g OGTT2時間140〜199 mg/dLの群を示す．
<出典：日本糖尿病学会 編・著，糖尿病治療ガイド2018-2019，p.25，文光堂，2018>

血糖コントロール指標と検査

　血糖コントロールの指標には，過去の血糖コントロールの平均値を示す HbA1c や 1,5-アンヒドログルシトール（1,5-AG）と，ある一定期間の血糖値のばらつきを見る空腹時血糖値や，食後血糖，1,5-AG に分けられる．それぞれの指標を総合的に判断し，患者の血糖コントロールの状態を把握していくことが大切である．

❶ ヘモグロビン A1c

　ヘモグロビン A1c（HbA1c）とは，ヘモグロビンと血液中のブドウ糖が，非酵素的に共有結合した糖化タンパク質のことであり，ヘモグロビンに対する割合（％）で表される．赤血球寿命が約 120 日であるため，**過去 1～2 か月の平均血糖値を表しており，正常値は 4.6%～ 6.2%である**．血糖コントロールの指標として広く用いられており，細小血管症の発症予防や進展の抑制を目標とする場合，HbA1c は 7%以下を目指す（**図 3**）．

　しかし，食後血糖や食事や運動による血糖変動などが反映されないことや，赤血球寿命と関連があるため，出血や溶血性疾患などで低値を示すなどの欠点がある．また，治療の判定に使用する場合には HbA1c の改善が遅れることにも注意が必要である．血糖値が正常化しても HbA1c の値が正常化するのは 2～3 か月後となるので，その間に血糖降下薬やインスリンを増量すると低血糖を引き起こす可能性がある．近年，高齢者糖尿病が増加の一途を辿っており，高齢者特有の問題や心身機能の個人差に加え，高齢者糖尿病では重症低血糖をきたしやすいという問題点も存在することから，高齢者糖尿病の血糖コントロール目標（**図 4**）が作成された．

	（65 歳以上の高齢者については「高齢者糖尿病の 血糖コントロール目標」を参照）		
	コントロール目標値[4]		
目　標	血糖正常化を[1] 目指す際の目標	合併症予防[2] のための目標	治療強化が[3] 困難な際の目標
HbA1c(%)	6.0 未満	7.0 未満	8.0 未満

● 治療目標は年齢，罹病期間，臓器障害，低血糖の危険性，サポート体制などを考慮して個別に設定する．

図 3　血糖コントロール目標（65 歳未満）

[1]：適切な食事療法や運動療法だけで達成可能な場合，または薬物療法中でも低血糖などの副作用なく達成可能な場合の目標とする．

[2]：合併症予防の観点から HbA1c の目標値を 7%未満とする．対応する血糖値としては，空腹時血糖値 130 mg/dL 未満，食後 2 時間血糖値 180 mg/dL 未満をおおよその目安とする．

[3]：低血糖などの副作用，その他の理由で治療の強化が難しい場合の目標とする．

[4]：いずれも成人に対しての目標値であり，また妊娠例は除くものとする．

<出典：日本糖尿病学会 編・著，糖尿病治療ガイド 2018-2019，p.29，文光堂，2018 >

Chapter 1 糖尿病

患者の特徴・健康状態*1		カテゴリーⅠ	カテゴリーⅡ	カテゴリーⅢ
		① 認知機能正常 **かつ** ② ADL自立	① 軽度認知障害～軽度認知症 または ② 手段的ADL低下, 基本的ADL自立	① 中等度以上の認知症 または ② 基本的ADL低下 または ③ 多くの並存疾患や機能障害
重症低血糖が危惧される薬剤（インスリン製剤, SU薬, グリニド薬など）の使用	なし*2	7.0%未満	7.0%未満	8.0%未満
	あり*3	65歳以上75歳未満 / 75歳以上 7.5%未満（下限6.5%）/ 8.0%未満（下限7.0%）	8.0%未満（下限7.0%）	8.5%未満（下限7.5%）

図4　高齢者糖尿病の血糖コントロール目標（HbA1c値）

治療目標は，年齢，罹病期間，低血糖の危険性，サポート体制などに加え，高齢者では認知機能や基本的ADL，手段的ADL，併存疾患なども考慮して個別に設定する．ただし，加齢にともなって重症低血糖の危険性が高くなることに十分注意する．

＊1：認知機能や基本的ADL（着衣，移動，入浴，トイレの使用など），手段的ADL（IADL：買い物，食事の準備，服薬管理，金銭管理など）の評価に関しては，日本老年医学会のホームページ（http://www.jpn-geriat-soc.or.jp/）を参照する．エンドオブライフの状態では，著しい高血糖を防止し，それにともなう脱水や急性合併症を予防する治療を優先する．

＊2：高齢者糖尿病においても，合併症予防のための目標は7.0%未満である．ただし，適切な食事療法や運動療法だけで達成可能な場合，または薬物療法の副作用なく達成可能な場合の目標を6.0%未満，治療の強化が難しい場合の目標を8.0%未満とする．下限を設けない．カテゴリーⅢに該当する状態で，多剤併用による有害作用が懸念される場合や，重篤な並存疾患を有し，社会的サポートが乏しい場合などには，8.5%未満を目標とすることも許容される．

＊3：糖尿病罹病年数も考慮し，合併症発症・進展阻止が優先される場合には，重症低血糖を予防する対策を講じつつ，個々の高齢者ごとに個別の目標や下限を設定してもよい．65歳未満からこれらの薬剤を用いて治療中であり，かつ血糖コントロール状態が図の目標や下限を下回る場合には，基本的に現状を維持するが，重症低血糖に十分注意する．グリニド薬は，種類・使用量・血糖値等を勘案し，重症低血糖が危惧されない薬剤に分類される場合もある．

【重要な注意事項】糖尿病治療薬の使用にあたっては，日本老年医学会編「高齢者の安全な薬物療法ガイドライン」を参照すること．薬剤使用時には多剤併用を避け，副作用の出現に十分に注意する．詳細は日本老年医学会のホームページ参照．

＜出典：日本老年医学会・日本糖尿病学会 編・著，高齢者糖尿病診療ガイドライン2017，p.46，南江堂，2017＞

Word ADL
日常生活動作
activities of daily living

② グリコアルブミン

　グリコアルブミン（GA）はアルブミンがブドウ糖で糖化された糖化タンパク質であり，アルブミンに対する割合（%）で表され，基準値は**11～16%**である．アルブミンの半減期が21日程度であるため，**過去約2週間の平均血糖値を反映する指標**とされている．血糖コントロールの変化をHbA1cよりも早く反映するので，治療開始時や治療を変更した際に効果を判定するのに適している．また，出血，溶血などにより赤血球寿命が短縮している場合などHbA1cによる血糖コントロールの評価が困難なときにはGAを測定する．また，HbA1cと正の相関関係があるとされ，グリコアルブミンの値は，HbA1c値の3倍とされている．

③ 1,5-アンヒドログルシトール

　1,5-アンヒドログルシトール（1,5-AG）は尿糖排泄にともなって鋭敏に減少し，**数日間の短期間の血糖コントロールの状況を示す指標**である．基準値は

88

≧ 14.0 µg/mL である．1,5-AG は腎糸球体で濾過された後，尿細管でほとんどが再吸収されるが，高血糖になると尿細管での再吸収がブドウ糖により競合阻害される．そのため尿中排泄量が増加し，血中 1,5-AG が低下する．血糖コントロールが不良の場合は極端に低値となるので，正常〜境界値付近の微妙な血糖コントロールを行うときに有効である．

なお，表8，表9に示す通り，異常値を呈したりする場合があるため，解釈に注意が必要である．

表8 糖尿病に関する検査値

検査値	概要
① HbA1c	・鉄欠乏状態，急速に改善した糖尿病では高値を示す． ・出血，鉄欠乏性貧血の回復期，溶血性疾患，肝硬変で低値を示す．
② GA	糖尿病性腎症によるネフローゼ症候群のような血漿タンパク質の半減期が短くなる病態下では，低値を示す．
③ 1,5-AG	アカルボース，SGLT2 阻害薬内服中は，異常低値を示す．

表9 HbA1c 値と平均血糖値の間に乖離があるとき

HbA1c 値が高め	HbA1c 値が低め	どちらにもなりえるもの
・急速に改善した糖尿病 ・鉄欠乏状態	・急激に発症・増悪した糖尿病 ・鉄欠乏性貧血の回復期 ・溶血（赤血球寿命↓） ・失血後（赤血球生成↑），輸血後 ・エリスロポエチンで治療中の腎性貧血 ・肝硬変 ・透析	・異常ヘモグロビン症

＊ HbA1c の分布は，正常型と境界型，糖尿病型との間でオーバーラップが大きく，HbA1c 6.2%
　付近には，正常型のほかに境界型や糖尿病型も存在している．
＜出典：日本糖尿病学会 編・著，糖尿病治療ガイド 2018-2019，p.11，文光堂，2018 ＞

インスリン分泌能と抵抗性

2型糖尿病で血糖値が上昇する要因には，インスリン分泌能の低下とインスリン抵抗性の増大が挙げられる．どちらの要因が大きいかにより治療方針が変わるため，患者ごとにインスリン分泌能とインスリン抵抗性を評価する必要がある．

❶ インスリン分泌能

インスリン分泌には，空腹時の基礎分泌と食事摂取による血糖値や消化管ホルモンの上昇により分泌量が増加する追加分泌とがある．インスリン依存状態では両者とも低下・消失しており，2型糖尿病では主に追加分泌が遅延・低下している．

(1) インスリン分泌指数

75 g OGTT の値からインスリン分泌指数（II）を求めることができる．II は，

Word II

insulinogenic index

糖摂取に対してのインスリン分泌を反映している．糖尿病患者では II≦0.4 となり，境界型でも II≦0.4 のものは糖尿病への進展率が高い．

$$II = \frac{\Delta \text{血中インスリン値（30分値 - 0分値）}(\mu U/mL)}{\Delta \text{血糖値（30分値 - 0分値）}(mg/dL)}$$

（2）C-ペプチド

C-ペプチドはインスリンの前駆物質であるプロインスリンが膵 B（β）細胞内で切断され，インスリンと等モルで分泌されるペプチドである．よって，C-ペプチドの値を測定すれば内因性インスリン分泌能を把握することができる．空腹時血中 C-ペプチド値が ≦0.5 ng/mL であり，24 時間尿中 C-ペプチド排泄量が ≦20 μg/日であれば，インスリン依存状態と考えられる．インスリン依存状態とはインスリンが絶対的に欠乏している状態で，生命維持にインスリンによる治療が不可欠となる．

（3）HOMA-β

空腹時の血糖値および血清インスリン値から求められる値である．健常白人で 100％になるように設定されており，80％以上は正常，40〜80％はインスリン分泌能低下の疑い，40％未満はインスリン分泌能低下とされている．しかし，日本人は白人に比べてインスリン分泌能が低い[注9]ことを考慮する必要がある．

> **Word** HOMA-β
> homeostatic model assessment beta cell function

> 注9：日本人での正常値は70%程度といわれている．

$$HOMA\text{-}\beta\,(\%) = \frac{360 \times \text{空腹時インスリン値}(\mu U/mL)}{\text{空腹時血糖値}(mg/dL) - 63}$$

（4）血中インスリン値（IRI）

IRI はインスリンの基礎分泌を反映するが，インスリン治療中では外因性のインスリンも反映してしまうため，インスリン治療中の患者には使用しない．肥満のない健常人の IRI は用いる測定キットにもよるが 2.0〜6.0 μU/mL 程度である．また，IRI はインスリン抵抗性の指標にもなり，早朝空腹時 IRI が 15 μU/mL 以上を示す場合にはインスリン抵抗性が存在すると考えられる．

> **Word** IRI
> immunoreactive insulin

❷ インスリン抵抗性

（1）HOMA-IR

インスリン抵抗性の指標の 1 つとして，早朝空腹時の血中インスリン値と血糖値から計算される．HOMA-IR は空腹時血糖値 140mg/dL 以下の場合は，他のより正確な方法で求めたインスリン抵抗性の値とよく相関しており，HOMA-IR 値が 1.6 以下の場合は正常，2.5 以上の場合にはインスリン抵抗性があると考えられている．

> **Word** HOMA-IR
> homeostatic model aseessment of insulin resitance

$$HOMA\text{-}IR = \frac{\text{空腹時インスリン値}(\mu U/mL) \times \text{空腹時血糖値}(mg/dL)}{405}$$

治療

糖尿病治療の目的は，合併症の発症・進展を阻止し，健康な人と変わらないQOLを維持するとともに寿命を確保することにある．血糖値の正常化はもちろんのこと，体重，血圧，脂質などを良好な状態に維持することが重要である．食事療法や運動療法による良好な血糖コントロールが合併症予防に最も近道であることはいうまでもない（図5）．

一方，疾患の成因等に基づく分類（糖代謝異常の程度，病態，病型）を踏まえたうえで，血糖値を正常化し，それを維持する治療方針を立案する必要がある．

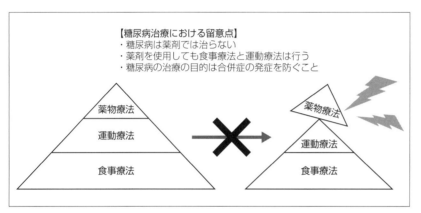

図5　糖尿病治療の原則

❶ 糖尿病教育

健常人と変わらぬ社会活動を可能にするために，生涯にわたる患者と医療者の密接な連携が必要である．患者が自己管理を行ううえで，病態生理とインスリンの働きを理解し，後述する食事療法，運動療法，薬物療法を始め，低血糖症状やシックデイ時の対応など治療に関する知識や技術を取得しなければならない（図6）．

糖尿病の治療は生活習慣を変えることが必須である．それにともなう負担を

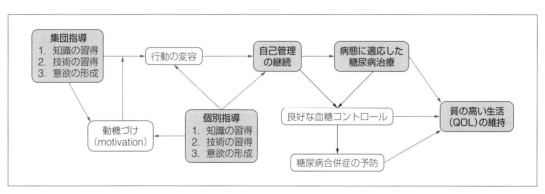

図6　糖尿病の経過に沿った個別指導と集団指導
＜出典：日本糖尿病療養指導士認定機構 編・著，糖尿病療養指導ガイドブック2018，p.122，メディカルレビュー社，2018＞

和らげ，患者自身が行動変容を自発的に得るためにも糖尿病教育は重要であり，治療戦略の中核をなす．

❷ 食事療法

食事療法は，インスリン依存状態，インスリン非依存状態にかかわらず糖尿病治療の基本である．エネルギー摂取量を適正な体重を保つのに必要な量にとどめることでインスリンの需要量を減らし，インスリン作用不足による代謝不全が改善される．また，肥満の予防，改善につながることで，高血圧，脂質代謝異常の是正にも寄与する．

適切なエネルギー摂取量は個人の身体活動量[注10]を考慮して，標準体重から算出する．

> エネルギー摂取量（kcal）＝標準体重（kg）×身体活動量（kcal/kg）
> 　　※標準体重＝|身長（m)|^2 × 22

注10：身体活動量の目安は，次の通り．
　軽労作：25〜30
　普通の労作：30〜35
　重労作：35〜

❸ 運動療法

運動療法は，食事療法とともに生活習慣の改善に重要であり，薬物療法と併せて糖尿病治療における3本柱となっている．運動の継続[注11]は，インスリン抵抗性の改善を通して，血糖値の是正と合併症の予防，および健康維持を目的とした治療手段である．また，副次的効果として，心肺機能の向上，気分爽快，ストレス解消などQOLを高める効果がある．

注11：特に，有酸素運動とレジスタンス運動の併用が有効である．

一方で，血糖管理が不良な状態[注12]ではケトーシスを誘発，増悪する可能性があるため，運動すべきではない．また，腎症第3期以上や知覚障害などがある場合は，その程度によって，運動を禁止ないし制限する必要があるため，注意が必要である．

注12：空腹時血糖≧250 mg/dLかつ尿ケトン体陽性，ないしは陰性でも空腹時血糖≧300 mg/dL.

薬物治療中の場合は，低血糖症状に注意する．後述する使用薬剤の特徴を知り，使用量の調整や運動前または途中で捕食などの処置を講じる必要がある．

治療薬

❶ 経口血糖降下薬

2型糖尿病の成因としてインスリン分泌能とインスリン抵抗性が関与しており，現在使用されている経口薬は，インスリン抵抗性改善系，インスリン分泌促進系，糖吸収・排泄調節系の3系統に分けられる（図7）．いずれの経口薬を使用するかは，インスリン分泌能とインスリン抵抗性の程度をHOMA-β，HOMA-IR などを用いて評価し，決定することが望ましい．一般的に肥満者（BMI≧25）でインスリン抵抗性が推定される場合は，ビグアナイド薬が第一選択薬となる．また，食後のみの高血糖であれば，α-グルコシダーゼ阻害薬（α-GI）や速効型インスリン分泌促進薬（グリニド薬）が第一選択薬となる．なお，妊娠中または妊娠する可能性の高い女性に対して，経口薬は有益性投与[注13]となっている．

注13：そのため，原則，インスリン製剤を選択する．

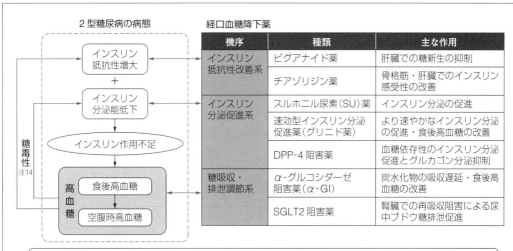

図7 病態に合わせた経口血糖降下薬の選択
＜出典：日本糖尿病学会 編・著，糖尿病治療ガイド2018-2019，p.33，文光堂，2018＞

注14：糖毒性とは，高血糖状態によって，インスリンの分泌不全と作用障害がさらに憎悪する悪循環のこと．

(1) ビグアナイド (BG) 薬

メトホルミン，ブホルミンは，主に肝臓でAMPキナーゼの活性化により，糖新生を抑制する．さらに，筋肉での糖の取り込み促進作用や，食後の腸管でのブドウ糖吸収抑制や末梢組織でのインスリン抵抗性改善などの膵外作用により血糖降下作用を発揮する（図8）．インスリン抵抗性という概念の普及に加え，イギリスの大規模臨床試験UKPDSの報告によって再評価され，肥満2型糖尿病患者例では第一選択薬となり，汎用されている．

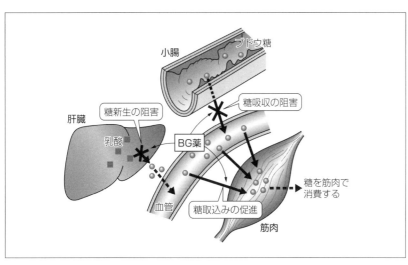

図8 ビグアナイド薬の作用機序

Chapter 1 糖尿病

【適応】

- 肥満やインスリン抵抗性を有する 2 型糖尿病に用いる．非肥満例にも有効である．
- 単独では，低血糖をきたす可能性はきわめて低い．
- eGFR ＜ 30 mL/min の場合には禁忌である．
- 血清クレアチニン値が男性≧1.3 mg/dL，女性≧1.2 mg/dL，75 歳以上の高齢者に対する新規処方は推奨されない．

【モニタリング】

　乳酸アシドーシスは，高齢者だけでなく，比較的若年者や少量投与でも不適切な使用により発症することがある．経口摂取が困難な患者や寝たきりなど全身状態が悪い患者には投与しないことを大前提とする．乳酸アシドーシスは，メトホルミンが投与禁忌や慎重投与となっている症例に投与された場合にも起こる．症状は胃腸障害，倦怠感，筋肉痛，過呼吸などである．致死率が高いので注意を要する．

- 乳酸アシドーシスの治療は，メトホルミンを中止し，血液透析による乳酸とメトホルミンの除去，輸液による強制利尿，炭酸水素ナトリウム静注などによるアシドーシスの補正（pH≧7.2，HCO_3^- 12 mEq/L まで）などの適切な処置を行う．乳酸値は運動や食事のほか，薬物治療による低血糖時も高値を示すため，区別に注意する．
- 利尿作用を有する薬剤（利尿薬，SGLT2 阻害薬など）との併用時には，特に脱水に対する注意が必要．
- ヨード造影剤，腎毒性の強い抗菌薬（ゲンタマイシン）などとの併用は腎機能を低下させ，乳酸アシドーシスを引き起こすことがあるので注意する．ヨード造影剤使用の際は検査後 48 時間はビグアナイド薬を中止することが望ましい[注15]．

注 15：緊急時を除いて投与前から休薬することが望ましい．

(2) チアゾリジン薬

　チアゾリジン薬であるピオグリタゾンは，脂肪細胞に存在する**ペルオキシソーム増殖因子活性化受容体γ（PPARγ）**を活性化して，肥大化した前駆脂肪細胞から，小型脂肪細胞への分化促進と肥大化した脂肪細胞のアポトーシスを起こす．また，TNF-α の産生抑制とアディポネクチン産生を促進する．その結果，インスリン抵抗性を改善することにより高インスリン血症を改善し，高血糖を是正する（図 9）．

Word▶PPARγ
peroxisome proliferator-activated receptor γ

Word▶TNF
腫瘍壊死因子
tumor necrosis factor

【適応】

- 肥満をともないインスリン抵抗性を有する 2 型糖尿病に用いる[注16]．

注 16：副作用として，体重増加がある．

【モニタリング】

- 浮腫は女性に多く報告されているので，女性は 1 日 1 回 15 mg から投与を開始し，増量する場合は浮腫の発現に注意する．
- 本剤投与中の急激な水分貯留による心不全について十分注意する．この副作用は，休薬，中止，減量または利尿薬投与で回復する．
- 類薬のトログリタゾン（現在販売中止）の使用により重篤な肝障害が出現

しことから，肝機能検査（投与開始前，投与後1年間は定期受診時に，以後定期的に）の実施が指示されている．
- 骨折の副作用報告がある．
- 膀胱癌の発症頻度が増加するという報告があり，膀胱癌やその疑いのある症例には投与しない（ただし，最近の前向き試験では，膀胱癌の発症リスクの増加は認められていない）．

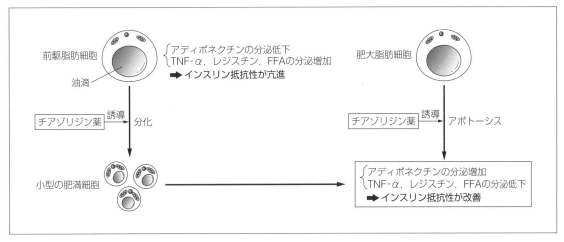

図9 チアゾリジン薬の作用機序

(3) スルホニル尿素（SU）薬（表10）

膵B（β）細胞膜上のSU受容体に結合しATP感受性K⁺チャネルを遮断し，細胞膜を脱分極させ，電位依存性Ca²⁺チャネルを開口し，Ca²⁺イオンを細胞内へ流入させることによりインスリン分泌を促進し血糖を降下させる（図10）．グリメピリドはインスリン抵抗性改善作用も有することが報告されている．

表10 SU薬の分類

分類	医薬品
第2世代	グリベンクラミド，グリクラシド
第3世代	グリメピリド

【適応】
- インスリン分泌能が比較的保たれている2型糖尿病患者に用いる．
- 血糖降下作用は強い．
- 高度の肥満などインスリン抵抗性の強い患者には，よい適応ではない．

【モニタリング】
- 症例によっては，少量でも低血糖を起こすことがある．遷延しやすいのでその対応について患者に十分指導する．
- 腎・肝障害のある患者および**高齢者**は，遷延性低血糖をきたしやすいので注意を要する．
- コントロール不良，二次無効，肥満例やインスリン抵抗性の強い症例に対して，漫然とした投与が行われていないかチェックする．
- 良好なコントロールが得られれば投与を継続するが維持量はできるだけ少量とする．良好なコントロール時には低血糖を起こしやすいので注意する．
- DPP-4阻害薬との併用で重篤な低血糖を起こすことが報告されている．

また，ACE阻害薬，ARBとの併用開始時，低血糖の発症に注意する．
- 薬理作用が同じため，2種類以上のSU薬の併用や後述する速効型インスリン分泌促進薬（グリニド薬）との併用は行わない．

(4) 速効型インスリン分泌促進薬[注17]（グリニド薬）

SU薬と同じく膵β細胞膜上のSU受容体に結合し，インスリン分泌を介して服用後短時間に血糖降下作用を発揮する（図10）．SU薬と比較して吸収および血中からの消失が速く，食後血糖上昇を抑制する[注18]．

【適応】
- 2型糖尿病における食後過血糖の改善に用いる．ただし，食事療法，運動療法で十分に血糖が下がらない場合に使用する．
- 一般に推定罹病期間が5年以内で空腹時血糖値が140 mg/dL以下の軽症患者で，食事療法，運動療法に加えてα-GIで食後過血糖が下がらない場合に併用する．
- 空腹時血糖がかなり上昇している例にはあまり効果が期待できない．

【モニタリング】
- 薬理作用が同じため，SU薬との併用は行わない．
- 肝・腎機能障害を有する患者および高齢者は遷延性低血糖を起こすことがあるので注意する．

(5) DPP-4阻害薬[注19]

インクレチン関連薬の1つである．インクレチンは，小腸粘膜に局在する細胞から食物の刺激により分泌され，膵β細胞からのインスリン分泌を促進するホルモンでGLP-1とGIPがある．インクレチンはジペプチジルペプチダーゼ-4（DPP-4）によって短時間で分解・不活化される．DPP-4阻害薬は，DPP-4

注17：グリニド薬には，ナテグリニド，ミチグリニド，レパグリニドがある．

注18：SU薬は遅効性かつ持続性であるのに対し，グリニド薬の作用の強さはマイルドで内服後速やかに効果を発揮し，作用時間が短いのが特徴である．

注19：DPP-4阻害薬には，シタグリプチン，ビルダグリプチン，アログリプチン，リナグリプチン，テネリグリプチン，アナグリプチン，サキサグリプチン，トレラグリプチン，オマリグリプチンがある．

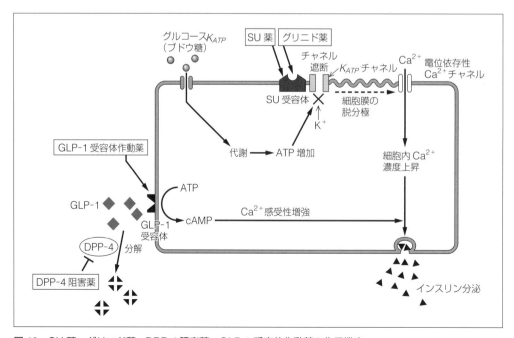

図10　SU薬，グリニド薬，DPP-4阻害薬，GLP-1受容体作動薬の作用機序

を阻害し，インクレチンの分解を抑制する（図10）．活性型インクレチン濃度を上昇させることにより，血糖依存的にインスリン分泌を促進し，グルカゴン分泌を抑制する．**血糖依存的であるため，単独投与では低血糖の可能性は少なく，血糖コントロール改善に際して体重が増加しにくい．**食事の影響を受けないので，食前，食後のいずれの投与でも可能である．

Word ▶ GLP
グルカゴン様ペプチド
glucagon-like peptide

Word ▶ TNF
消化管抑制ペプチド
gastric inhibitory polypeptide

【適応】
- 食事療法，運動療法で高血糖が是正できない2型糖尿病患者に用いる．

【モニタリング】
- SU薬との併用で低血糖が出現することがあるので，併用する場合は，SU薬の減量を考慮する．特に，高齢者（65歳以上），軽度腎機能低下（血清クレアチニン値≧1.0 mg/dL）は要注意である．
- シタグリプチン，アログリプチン，アナグリプチン，サキサグリプチン，トレラグリプチン，オマリグリプチンは，腎機能障害がある患者では排泄が遷延し，血中濃度が上昇するおそれがあるので注意する必要がある．
- リナグリプチンは主な排泄経路が腎臓ではなく，糞中に未変化体のまま排泄される胆汁型であるため，腎機能障害がある患者に対しても使用ができる．
- ビルダグリプチンは重度の肝機能障害がある患者では禁忌である．

(6) α-グルコシダーゼ阻害薬[注20]（α-GI）

二糖類を単糖類に加水分解する酵素であるα-グルコシダーゼを阻害し，糖の吸収を遅らせることにより食後の高血糖を抑制する．単独では低血糖をきたす可能性は極めて低い．アカルボースは，α-グルコシダーゼとα-アミラーゼを阻害する（図11）．

注20：α-GIには，アカルボース，ボグリボース，ミグリトールがある．

【適応】
- 空腹時血糖がさほど高くはないが，食後に著しい高血糖を呈する2型糖尿病患者に用いる．

【モニタリング】
- 高齢者や腸閉塞の既往のある患者，腹部手術歴のある患者に対しては慎重投与が必要である．

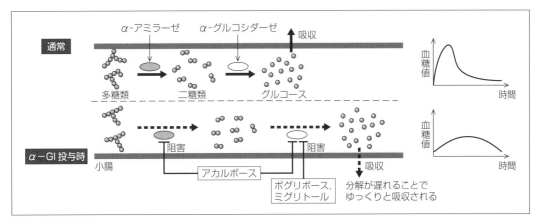

図11　α-GIの作用機序

- 肝機能障害も報告されており，定期的な血液検査が必要である．
- 服薬コンプライアンス（**食直前服用**）のチェック．食後服用薬との併用ある場合は併用薬を食直前服用に変更することを考慮する．
- 炭水化物摂取量が全摂取量の50％未満の場合，効果が発現しにくいので食事療法のコンプライアンスをチェックする．
- ジアスターゼなどの炭水化物消化酵素剤との併用により，本剤の薬効が減弱される可能性があるので注意する．

(7) SGLT2 阻害薬[注21]

注21：SGLT2阻害薬には，イプラグリフロジン，ダパグリフロジン，ルセオグリフロジン，トホグリフロジン，カナグリフロジン，エンパグリフロジンがある．

近位尿細管でSGLT2の働きを阻害することにより，ブドウ糖の再吸収を抑制することで尿糖排泄を促進し，血糖降下作用を発揮する（**図12**）．**インスリン作用には依存しないため単独では低血糖の可能性は少ない**．体重減少，血圧低下，脂質改善が期待できる．近年，心疾患による死亡を改善させるとの報告があり，循環器領域で汎用されつつある．

【適応】
- 食事療法，運動療法で高血糖が是正できない2型糖尿病患者に用いる．

【モニタリング】
- 尿路感染症・性器感染症（特に女性）に注意する．
- 頻尿・多尿がみられることがある．
- 薬疹など皮膚症状に注意する．
- 服用中は血糖コントロールが良好であっても**尿糖陽性**を示す[注22]．
- 血糖値がそれほど高くないケトアシドーシス症例が報告されており，注意が必要である．

注22：尿糖，1,5-AGの値は参考にならないため，検査時は必ずSGLT2阻害薬の服用について周知しておく．

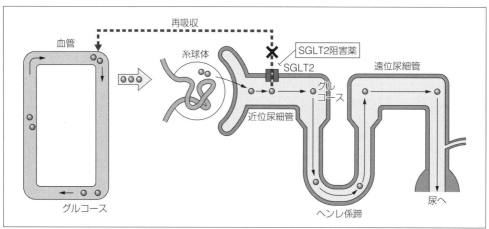

図12　SGLT2 阻害薬の作用機序

(8) 配合剤[注23]

配合剤により，服薬する製剤の種類および錠数が減少し，患者のコンプライアンスが向上することが期待できる．しかしながら，用量の調整や副作用の原因の同定が困難になるなどのデメリットもある．また，第一選択として用いることができない．

注23：配合剤には，ピオグリタゾン／メトホルミン，ピオグリタゾン／グリメピリド，ミチグリニド／ボグリボース，アログリプチン／ピオグリタゾン，ビルダグリプチン／メトホルミン，シタグリプチン／イプラグリフロジン，アログリプチン／メトホルミン，テネグリプチン／カナグリフロジンがある．

❷ GLP-1 受容体作動薬（注射薬）注24

膵β細胞膜上のGLP-1受容体に結合し，**血糖依存的に**インスリン分泌を促進し，かつグルカゴン分泌を抑制し，空腹時血糖値（週1回製剤＞連日製剤）と食後血糖値（週1回製剤＜連日製剤）の両方を低下させる．胃内容物排出抑制による食欲抑制作用があり，体重低下をもたらす．

【適応】
- 食事療法，運動療法で高血糖が是正できない2型糖尿病患者に用いる．

【モニタリング】
- インスリン非依存状態の患者に用い，インスリン依存状態（1型糖尿病患者など）への適応はない．
- SU薬との併用で低血糖の発現頻度が高くなるので，定期的に血糖測定を行う．
- 消化器症状を抑えるため，連日製剤は低用量から始めることが肝要である．

❸ インスリン製剤（注射薬）

インスリン製剤は**健常者にみられる血中インスリンの変動パターンを模倣する**ことにある（図13）．健常者のインスリン分泌は主に肝臓の糖新生を調節し，空腹時血糖値を制御する基礎インスリン分泌と食事によるブドウ糖やアミノ酸刺激により食後血糖を制御する追加インスリン分泌からなっており，利便性も考慮しながら，患者の病態に合わせたインスリン治療を行う必要がある．

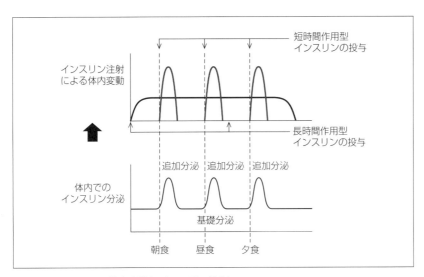

図13 インスリンの体内変動とインスリン注射

【適応】
- 病態に関わらず，すべての糖尿病患者に使用できるが，絶対的適応と相対的適応がある（表11）．

注24：GLP-1受容体作動薬としては，リラグルチド，エキセナチド，リキシセナチド，デュラグルチドがある．

表 11 絶対的適応と相対的適応

絶対的適応	相対的適応
① インスリン依存状態 ② 高血糖性昏睡（ケトアシドーシス，高血糖高浸透圧症候群） ③ 重度の肝障害，腎障害，感染症，外傷をともなうとき ④ 外科手術や静脈栄養時 ⑤ 糖尿病合併妊娠（血糖コントロールの悪い妊娠糖尿病も含む）	① インスリン非依存状態であるが，著明な高血糖を認めるとき（空腹時血糖 250 mg/dL 以上，随時血糖値 350 mg/dL 以上など） ② 経口薬物療法のみでは良好なコントロールが得られない場合 ③ 痩せ型で栄養状態が低下している場合 ④ ステロイド治療時に高血糖を認める場合 ⑤ 糖毒性を積極的に解除する場合

(1) 各製剤の特徴

ヒトインスリン製剤に加えてインスリンアナログ製剤が開発された．作用時間により，超速効型，速効型，中間型，持効型溶解，混合型，配合溶解型に分類される（図 14）．また，形状によりバイアル，カートリッジ，プレフィルド／キット製剤に分類される．個々の症例に対してこれらの多種多様なインスリン製剤（表 12）ならびにデバイスの中から，いかにして患者に合った適切な製剤とデバイスを選択し，適切な投与量と投与時間を推移させるかがポイントである．

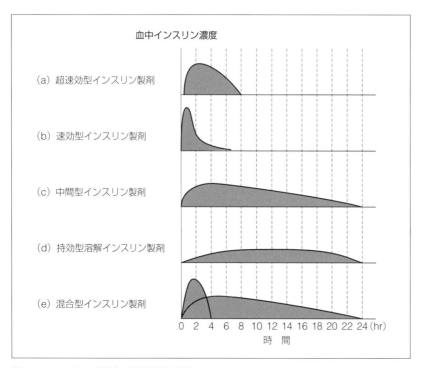

図 14 インスリン製剤の効果時間の目安

(a) 超速効型インスリン製剤

皮下注射後の作用発現が早く，最大作用時間が短いのが特徴である．食直前の投与で食事による血糖値の上昇を抑える効果がある．食直前 1 日 3 回の注射では昼夕食前にインスリン効果が消失することがあるので，適宜，持効型，中

間型の併用を考慮する.

(b) 速効型インスリン製剤

レギュラーインスリンとも呼ばれ,皮下注射のほかに筋肉注射,**静脈注射が可能**である.特に,皮下注射の場合,作用発現まで30分程度の時間を要し,最大効果は約2時間後,作用持続時間は約5〜8時間である.食前の投与で食事による血糖値の上昇を抑える効果がある.点滴を行う場合,ルートやフィルターに吸着する可能性があるため,注意をする.

(c) 中間型インスリン製剤

持続化剤として,硫酸プロタミンを添加したもので,作用発現時間は約1〜3時間,作用持続時間は18〜24時間である.懸濁製剤のため,投与時は十分な混和が必要である.

(d) 持効型溶解インスリン製剤

皮下注射後,緩徐に吸収され,作用発現が遅く,ほぼ1日にわたり,持続的な作用を示すのが特徴である.不足している基礎インスリン分泌を補充し,空腹時血糖値の上昇を抑える.食後の血糖上昇を抑制する効果は強くないため,食後高血糖が顕著な場合には,経口血糖降下薬,GLP-1受容体作動薬,超速効型インスリン製剤を併用する.

(e) 混合型インスリン製剤

超速効型または速効型インスリンとそれぞれの中間型インスリンを,さまざまな比率で混合したもので,それぞれ混合した製剤の作用発現時間に効果が発現し,持続時間は中間型インスリンとほぼ同等である.懸濁製剤のため,投与時は十分な混和が必要である.

(f) 配合溶解型インスリン製剤

超速効型インスリンと持効型溶解インスリンを混合したもので,それぞれ混合した製剤の作用発現時間に効果が発現し,持続時間は持効型溶解インスリンとほぼ同等である.完全に溶解しているため,投与前の混和は不要である.

(2) インスリン療法

インスリン依存状態にはただちにインスリン導入が必要となる[注25].一般に経口血糖降下薬を最大量使用しても空腹時血糖値≧200mg/dL,HbA1c≧9%の場合はインスリン導入が検討される.しかしながら,肥満傾向が強く,インスリン抵抗性のある症例に対するインスリン療法の適応は,逆にインスリン需要の増大をきたし,糖毒性を増悪させる結果を招くことがあるので注意する[注26].

(a) 従来インスリン療法

従来インスリン療法(CIT)は,基礎補充療法とも呼ばれ,中間型(または混合型)あるいは持効型溶解インスリンを1日1回または2回投与する.前者は2型糖尿病患者に対するインスリン導入時に用いられる.1日2回注射法をインスリン治療の開始から勧める報告もあるが,夕食前のインスリン注射により,夜中に低血糖を起こす危険があるので十分な教育と夜中の血糖測定が必要である.

注25:相対的適応例.特に経口血糖降下薬で治療していても血糖コントロールが不十分な症例にどの段階でどのようにしてインスリンを用いるかは,コンセンサスが得られていない.

注26:一方で,インスリン療法により血糖値が低下してくると,急速にインスリンの効果が増強され,低血糖をきたすことがある.

Word ▶ CIT
conventional insulin therapy

Chapter 1　糖尿病

表12　インスリン製剤

分類	一般名	商品名	1回注入量	発現時間	最大作用時間	持続時間
超速効型	インスリンリスプロ	ヒューマログ®注ミリオペン	1～60 U	＜15 min	0.5～1.5 hr	3～5 hr
	インスリンアスパルト	ノボラピッド®注フレックスペン	1～60 U	10～20 min	1～3 hr	3～5 hr
	インスリンアスパルト	ノボラピッド®注フレックスタッチ	1～80 U	10～20 min	1～3 hr	3～5 hr
	インスリンアスパルト	ノボラピッド®注イノレット	1～50 U	10～20 min	1～3 hr	3～5 hr
	インスリングルリジン	アピドラ®注ソロスター	1～80 U	＜15 min	0.5～1.5 hr	3～5 hr
速効型	生合成ヒト中性インスリン	ヒューマリン®R注ミリオペン	1～60 U	30～60 min	1～3 hr	5～7 hr
	ヒトインスリン	ノボリン®R注フレックスペン	1～60 U	30 min	1～3 hr	8 hr
中間型	ヒトイソフェンインスリン	ヒューマリン®N注ミリオペン	1～60 U	60～180 min	8～10 hr	18～24 hr
	生合成ヒトイソフェンインスリン	ノボリン®N注フレックスペン	1～60 U	90 min	4～12 hr	24 hr
混合型	インスリンリスプロ混合製剤	ヒューマログ®ミックス25注ミリオペン	1～60 U	＜15 min	0.5～6 hr	18～24 hr
	インスリンリスプロ混合製剤	ヒューマログ®ミックス50注ミリオペン			0.5～4 hr	
	ヒト二相性イソフェンインスリン	ヒューマリン®3/7注ミリオペン	1～60 U	30～60 min	2～12 hr	18～24 hr
	二相性プロタミン結晶性インスリンアスパルト	ノボラピッド®30ミックス注フレックスペン	1～60 U	10～20 min	1～4 hr	24 hr
	二相性プロタミン結晶性インスリンアスパルト	ノボラピッド®50ミックス注フレックスペン				
	二相性プロタミン結晶性インスリンアスパルト	ノボラピッド®70ミックス注フレックスペン				
	生合成ヒト二相性イソフェンインスリン	ノボリン®30R注フレックスペン	1～60 U	30 min	2～8 hr	24 hr
	生合成ヒト二相性イソフェンインスリン	イノレット®30R注	1～50 U	30 min	2～8 hr	24 hr
持効型溶解	インスリンデテミル	レベミル®注フレックスペン	1～60 U	60 min	3～14 hr	24 hr
	インスリンデテミル	レベミル®注イノレット	1～50 U	60 min	3～14 hr	24 hr
	インスリンデグルデク	トレシーバ®注フレックスタッチ	1～80 U	――	ピークなし	＞42 hr
	インスリングラルギン	ランタス®注ソロスター	1～80 U	60～120 min	ピークなし	24 hr
	インスリングラルギン	インスリングラルギン®BS注ミリオペン	1～60 U			
	インスリングラルギン	ランタス®XR注ソロスター	1～80 U	60～120 min	ピークなし	＞24 hr
配合溶解型	インスリンデグルデク／インスリンアスパルト	ライゾデグ®配合注フレックスタッチ	1～80 U	10～20 min	1～3 hr	＞42 hr

102

(b) 強化インスリン療法

強化インスリン療法（ICT）の目的は，インスリンの基礎分泌と追加分泌を補い，頻回にわたる血糖測定とそれに基づくインスリン投与量の頻回の修正を行い，生理的なインスリン分泌状態に近づけることである．強化インスリン療法に必要な条件として，患者教育が十分であり，患者本人も意欲を持っており，「動機づけ」，「受け入れ態度」が良好で，血糖自己測定を行えること，加えて，トラブル発生時に適宜対処しうる能力を持っていることなどの条件を満たす必要がある．

強化インスリン療法は，インスリン製剤を3～4回と頻回に注射する方法で，**基礎-追加インスリン療法**（**basal-bolus療法**）とも呼ばれる．インスリンの種類は，毎食前に投与するインスリンとして速効型または超速効型を使用し，夕方から就寝前には中間型または持効型溶解インスリンを使用する．

Word ICT
intensive conventional therapy

(c) 経口血糖降下薬治療中の患者のインスリン療法への移行

経口血糖降下薬治療中にインスリン療法へ移行するのは下記の場合である．
- 経口血糖降下薬では，十分な血糖コントロールが得られないとき
- 肝・腎障害，SU薬の副作用などにより，インスリンに変更するとき
- 妊娠を前提とするとき
- 手術や感染症合併のとき

インスリン移行時に注意すべきことは，低血糖の対処法を家族も含めて十分指導することである．経口血糖降下薬投与中止の翌朝からインスリン注射を開始する場合と，SU薬の用量を維持または減量してインスリンを併用する場合がある．経口血糖降下薬は投与中止後，最大5日間程度は薬効が残存する場合があるので注意を要する．

(d) 持続皮下インスリン注入療法（CSII）

インスリンポンプ療法とも呼ばれており，腹部や臀部の皮下組織に入れたカニューレから基礎インスリンおよび，食事ごとに追加インスリンを補うものである．時間帯によって基礎インスリンの増減をコンピューター管理できることが最大の利点であり，これにより早朝高血糖などの自己血糖測定（SMBG）による強化インスリン療法では対処できないような暁現象などへの対応も容易である．

Word CSII
continuous subcutaneous insulin infusion

Word SMBG
self-measurement of blood glucose

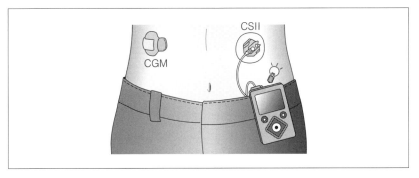

図15　CGMとCSIIの装着

Chapter 1 糖尿病

現在は，持続血糖測定（CGM）[注27] により，リアルタイムに血糖（推定値）やトレンドを随時把握しながらインスリンの調節が行える SAP 療法が主流になってきている（図 15）.

一方で，カニューレの折れ曲がりや自然抜去による注入不全により起こる高血糖やケトアシドーシスが散見されるため，注入器の手技をしっかりと身につけさせる必要がある.

注 27：CGM（continuous glucose monitoring）は皮下の間質液のブドウ糖濃度を測定しているため，厳密には血糖値ではないが，おおむね近似値として用いることができる. ただし，実際の血糖変動より 5〜10 分程度のタイムラグあるため，それを考慮して調節が必要なことがある.

Word SAP
sensor augmented pump

低血糖とシックデイ

❶ 低血糖

低血糖とは，糖尿病治療中にみられる頻度の高い緊急事態である. 一般に，血糖値が 70 mg/dL 以下になると，人の体は血糖値を上げようとする. そのときに出現する特有の症状を，**低血糖**という. 人によっては，血糖値が 70 mg/dL 以下でなくても，治療などによって血糖値が急激に大きく下がることで，低血糖症状がでることがある. 逆に，血糖値が 70 mg/dL より低くなっても，症状が出ない場合もあるので，注意が必要である.

（1）症状

糖尿病治療薬による過度の血糖降下作用により低血糖を発症する. 症状は，まず，交感神経系症状（**脱力感，冷汗，手指振戦，顔面蒼白，動悸**など）が現れ，引き続いて，中枢神経系抑制症状（**頭痛，眼のかすみ，動作緩慢，集中力低下，意識障害，痙攣**など）が現れる. 自律神経障害があると，低血糖の前兆（冷汗など）がないまま昏睡に陥る無自覚低血糖が起こることがあるため，注意が必要である.

（2）誘因

低血糖の誘因因子として，薬剤の種類や量の誤り，食事の遅延，過度な運動，飲酒，入浴などさまざまなものが挙げられる.

（3）対策

低血糖対策として，**ブドウ糖または砂糖を 10〜20 g，またはそれに相当する糖質を含むもの（ジュースなど）を摂る**. 経口摂取が不可能な場合，家族や周りの人がグルカゴンを 1 mg 注射する. 重症で意識障害があり，医師が対応する場合は，50％ブドウ糖 20〜40 mL を静脈内投与する.

（4）その他

低血糖の誘因因子は個人差があるため，原因の把握とそれに対する対策を立案することが重要である. 家族，友人，職場などには，あらかじめ低血糖時の処置を説明し，協力を求める. 自動車など精密機械を扱う際は，必ずブドウ糖を多く含む食品を携帯させる. 低血糖の気配を感じたら決して先延ばしをせず，速やかに捕食するよう心がける.

❷ シックデイ

(1) シックデイとは

糖尿病患者が治療中に**発熱，下痢，嘔吐**をきたし，または食欲不振のため，**食事ができないとき**をシックデイという．

(2) シックデイルール

普段からシックデイになったときの対応（シックデイルール）について，主治医と相談をしておく．インスリン治療中の患者は，食事がとれなくても自己判断でインスリン注射を中断してはならない．シックデイの場合は，十分な水分摂取により脱水を防ぐようにする（生理食塩水 1～1.5 L を点滴静注）．食欲のないときでも，**極力絶食せず**，炭水化物，水分を優先的に摂取する．

薬物療法

糖尿病の薬物療法には，経口薬，注射薬（インスリン製剤，GLP-1 受容体作動薬）がある．

1 型糖尿病患者では，食事療法，運動療法に加え，インスリン注射が必須となる．ただし，緩徐進行型の場合，初期はインスリン非依存状態であり，インスリン注射が必要ない場合もある．

2 型糖尿病患者では，食事療法と運動療法が基本で，薬物療法は補助療法となる．2 型糖尿病患者への薬物療法は患者の病態，合併症に応じて経口血糖降下薬やインスリン製剤，GLP-1 作動薬が選択される（図 16）．

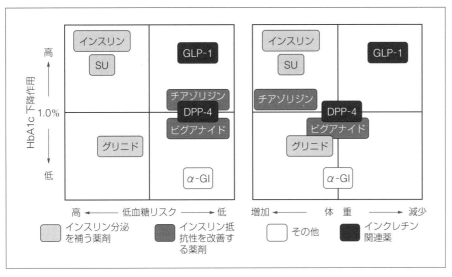

図 16 糖尿病治療薬の位置づけ
＜出典：矢部 大介ほか 共著．インクレチン関連薬の選択と使い方．Medical Practice，28（1），p.133，文光堂，2011＞

Chapter 1 糖尿病

インスリン非依存状態であれば，通常はまず経口血糖降下薬を用いる．症例によっては，インスリン療法やGLP-1受容体作動薬を使用する場合もある．日本糖尿病学会の糖尿病治療ガイドラインでは，投与薬剤の優先順位を決めておらず，代謝異常・肥満・慢性合併症の程度，年齢，腎・肝臓機能，インスリン分泌能やインスリン抵抗性の程度を評価して，薬物治療を決定していく．

経口血糖降下薬は単独投与で少量からはじめ，血糖コントロール状態を観察しながら徐々に増量する．1種類の薬剤で投与量を増やしても効果が得られない場合には，2種類以上の薬剤を併用する．この場合，作用機序の異なる薬剤の組合せが有効であるが，一部の薬剤では有効性および安全性が確立していない組合せもあるので，注意が必要である．

体重減少や生活習慣の改善による血糖コントロールの改善にともなって，糖毒性が解除され，経口血糖降下薬やインスリン製剤の減量・中止が可能となることがある．また，用法をなるべく統一することで，コンプライアンスの維持にもつながるため，患者に応じて適宜，食直前などの用法への変更を勘案する．

❶ 1型糖尿病

インスリン依存状態のため，インスリン治療が必要である．SAP療法（p.104（2）インスリン療法d）の項を参照）では，基本的に超速効型インスリン製剤を用いて，基礎インスリン，追加インスリンをCGMにより調節していく．

処方例

インスリンアスパルト　基礎インスリン 0.4 U/hr　追加インスリン 1.2 U/回

処方解説◆評価のポイント

■処方目的
　基礎および追加インスリン補充による高血糖の是正
■主な禁忌症
　過敏症，低血糖
■効果のモニタリングポイント
　良好な血糖推移[1]
■副作用のモニタリングポイント
　低血糖[2]

商品名
インスリンアスパルト：ノボラピッド

▶▶▶ 留意事項
[1] CGMで1日の血糖変動の推移を確認し，時間帯によって，基礎インスリンなどを調節設定することで，対応困難な暁現象や運動時の低血糖を是正する．
[2] 運動，食事量の低下，ポンプの操作間違いなど低血糖の要因を把握し，対処することが肝要である．

❷ 2型糖尿病

（1）BOTの場合

BOT（basal supported oral therapy）は，経口血糖降下薬だけでは血糖コントロールが不十分な場合に，経口血糖降下薬の内服を継続したまま，持効型インスリン製剤を追加するため，初回インスリン導入の受け入れがよい[注28]．

注28：注射回数が1回のため，人前で注射をする心配がない．また，入院せず導入が可能なため，インスリン導入の敷居が下がった．

106

処方例

厳密には併用処方となるが，臨床上は，まず①を用いて食後血糖や空腹時血糖の上昇に応じて②，③を追加処方する場合が多い．

①グリメピリド　　　　　1回1mg　1日1回　朝食後
②ボグリボース　　　　　1回0.2mg　1日3回　食直前
③インスリングラルギン　6U　1日1回　就寝前

商品名

グリメピリド：アマリール
ボグリボース：ベイスン
インスリングラルギン：ランタス

処方解説◆評価のポイント

■ **処方目的**

処方薬①：インスリン分泌の促進による血糖値の是正
処方薬②：食事による血糖の変動を緩やかにすることによる食後高血糖の抑制
処方薬③：基礎インスリンの補充

■ **主な禁忌症**

処方薬①：過敏症，ケトーシス，妊婦，スルホンアミドアレルギーなど
処方薬②：過敏症，ケトーシスなど
処方薬③：過敏症，低血糖

■ **効果のモニタリングポイント**

処方薬①②③：良好な血糖コントロール[※1]

■ **副作用のモニタリングポイント**

処方薬①[※2]：低血糖，二次無効[※3]
処方薬②[※2]：腹部膨満感，放屁，下痢，腸閉塞[※4]
処方薬③：低血糖

▶▶▶留意事項

[※1] たとえば，合併症予防の観点でいえば，HbA1c＜7.0%，空腹時血糖値＜130mg/dL，食後2時間血糖値＜180mg/dLを目指す．コンプライアンス不良による血糖コントロール不良であれば，用法をそろえる．
[※2] SU薬とα-GIの併用で低血糖の発症リスクが上がっているため，注意する．低血糖時には，ブドウ糖を使用する．
[※3] 膵β細胞の疲弊
[※4] 高齢者や開腹手術歴がある場合は注意する．

（2）肥満や合併症がある場合

　肥満や合併症がある場合，血糖降下のみを狙うだけでなく，副次的な効果（減量効果など）のある薬剤を併用する．また，エンパグリフロジンにより，グルカゴン濃度が上昇するため[注29]，シタグリプチン，メトホルミンのグルカゴン抑制作用を考えると，併用は有効であると考える．

注29：尿中に糖が排泄されるため，糖の補充として肝臓の糖新生が促進される．

処方例

まずは①のみ単独処方し，インスリン抵抗性の是正を図るが，改善ない場合は，②を追加処方し，インスリン分泌を促したり，体重コントロールが芳しくない場合は，③を追加処方する．

①メトホルミン　　　　　1回500mg　1日2回　朝夕食後
②シタグリプチン　　　　1回50mg　1日1回　朝食後
③エンパグリフロジン　　1回10mg　1日1回　朝食後

商品名

シタグリプチン：ジャヌビア
メトホルミン：メトグルコ
エンパグリフロジン：ジャディアンス

処方解説◆評価のポイント

■ **処方目的**

処方薬①：肝臓における糖新生の抑制などによる，インスリン抵抗性の是正[※1]
処方薬②：血糖依存的にインスリン分泌を促すことによる血糖値の是正
処方薬③：尿糖排泄促進による血糖値の是正[※1][※2]

■ **主な禁忌症**

処方薬①：過敏症，乳酸アシドーシスの既往，eGFR＜30mL/minなど
処方薬②：過敏症，ケトーシスなど

▶▶▶留意事項

[※1] 副次的な体重減少効果がある．
[※2] EMPA-REG OUTCOME試験より腎保護や心血管イベント抑制の報告あり．

代謝疾患編

107

Chapter 1 糖尿病

処方薬③：過敏症，ケトーシスなど
■**効果のモニタリングポイント**
処方薬①②③：血糖コントロール（たとえば，合併症予防の観点でいえば，HbA1c＜7.0％，空腹時血糖値＜130 mg/dL，食後2時間血糖値＜180 mg/dLを目指す）
■**副作用のモニタリングポイント**
処方薬①：乳酸アシドーシス※3，腹痛，下痢
処方薬②：低血糖，急性膵炎
処方薬③：脱水，性器感染症

▶▶▶**留意事項**
※3 脱水による乳酸アシドーシスの初期症状には，嘔吐，筋肉痛などがある．

（3）妊娠糖尿病

　妊婦においては，血糖コントロール不良により先天奇形および流産の頻度が増加するため，厳格な血糖コントロールが求められる．現時点での経口血糖降下薬の使用は，エビデンス不足から推奨されない．基本的にはインスリン強化療法で治療を行うことを前提とする．

　インスリンは，胎盤通過性が低く，胎盤のインスリン分解酵素により不活性化されるため，胎児に移行しないといわれている．また，ヒトインスリンには催奇形性が認められていない．ただし，インスリングルリジン，インスリングラルギン，中間型インスリンリスプロ，インスリンデグルデグに関しては，情報が不十分もしくはないため，使用を避けることが望ましい．

処方例

①②を併用処方する．
①インスリンアスパルト　　朝2U昼2U夕2U　1日3回　毎食直前
②インスリンデテミル　　　4U　1日1回　就寝前

商品名
インスリンアスパルト：ノボラピッド
インスリンデテミル：レベミル

処方解説◆評価のポイント

■**処方目的**
処方薬①：食事によって血糖値が上がるのを抑制（追加インスリンの補充）
処方薬②：基礎インスリンの補充
■**主な禁忌症**
処方薬①②：低血糖
■**効果のモニタリングポイント**
処方薬①②：良好な血糖コントロール※1
■**副作用のモニタリングポイント**
処方薬①②：低血糖※2

▶▶▶**留意事項**
※1 血糖コントロールは，朝食前血糖値70〜100 mg/dL，食後2時間血糖値＜120 mg/dL，HbA1c＜6.2％を目標とする．妊婦の場合，高血糖が持続することにより，先天奇形，流産の頻度が上昇するため，特に血糖コントロールが重要である．
※2 低血糖の要因を把握し，適切に対処（運動療法の追加，食事量の低下など）する．

服薬指導

❶ 糖尿病治療における留意事項

・薬を飲んでいれば，食事制限は必要ないといった考えは大きな間違いであり，インスリン依存状態を除いて，**薬物療法は食事療法および運動療法の補助的なものであること**を常に念頭におく．

❷ 治療薬

（1）ビグアナイド薬

- インスリン分泌作用はないので，単独使用では低血糖を起こすことはきわめて低い．しかし，SU薬，インスリン製剤との併用では低血糖を起こすことがあるので，その症状と対応を理解する．
- 副作用は食欲不振，悪心，嘔吐，下痢などの消化器症状である．
- 重篤な副作用として乳酸アシドーシスがある．
- 乳酸アシドーシスを発症しやすい状態（腎機能障害，脱水，シックデイ，過度のアルコール摂取者，心血管・肺機能障害，手術前後，肝機能障害，高齢者など）の場合は，服用してはいけない．
- シックデイの際にも脱水が懸念されるので，いったん服薬を中止し，主治医に連絡する．
- 脱水を予防するために日常生活において適度に水分摂取するよう心掛ける．

（2）チアゾリジン薬

- 副作用として，循環血漿量の増加にともなう心不全の増悪または発症，浮腫，心不全症状がある．
- 長期投与により体重が増加しやすいので，食事療法を遵守する．

（3）スルホニル尿素薬

- 低血糖を起こしやすく，遷延しやすい．低血糖の症状および対応について十分に理解する．
- 服用により体重増加を起こしやすい（第3世代は比較的起こしにくい）ので，食事療法および運動療法を遵守する．

（4）速効型インスリン分泌促進薬

- 必ず食直前（ナテグリニド，レパグリニドは食直前10分以内，ミチグリニドは食直前5分以内）に服用する．
- SU薬と作用機序が同じことから，副作用として，重篤な低血糖が起こる可能性があるため，注意する．

（5）DPP-4阻害薬

- 血糖依存的な効果発現のため，単独では低血糖をきたす可能性は低い．
- 食事の影響を受けないので，食前投与，食後投与いずれも可能である．
- SU薬との併用で重篤な低血糖が起こる危険性があるため，注意する．

（6）α-グルコシダーゼ阻害薬

- 薬剤の作用機序から食直前に服用する．
- 消化器症状として放屁，腹部膨満，鼓腸などの副作用がある．
- 他の糖尿病治療薬と併用により，低血糖が発症した際には，ブドウ糖を服用する．ブドウ糖以外（二糖類や多糖類）では分解遅延が起こるため，低血糖の是正に時間がかかる．
- 本剤は糖類の吸収速度を遅延させるだけで**吸収される糖質の総量が変化するわけではない**．
- 例えば，α-GIは食後服用してしまうと，効果が50%未満になってしまう

代謝疾患編

などの知識や，治療薬を飲み忘れた場合の対応をあらかじめ医師・薬剤師へ相談する．

(7) SGLT2 阻害薬

- 脱水に注意して適度の水分補給を行う．特に高齢者，腎機能障害のある患者，利尿薬服用患者においては注意する．
- SU薬，グリニド薬，インスリン，GLP-1 受容体作動薬と併用する場合は低血糖に注意する．
- シックデイのときには，服用を中止する．

(8) GLP-1 受容体作動薬

- 血糖依存的な効果発現のため，単独では低血糖をきたす可能性は低い．
- 副作用として，下痢，便秘，嘔気などの胃腸障害が投与初期に認められる．
- 急性膵炎の報告がある．急性膵炎の初期症状は嘔吐をともなう持続的な激しい腹痛である．
- 後述するインスリン製剤同様，皮膚の硬結が見られるため，注射部位を毎回変える．

❸ インスリン注射剤の保管・打ち方

(1) インスリンの保管

- 使用中のインスリンは室温，または暗所に保管する．
- 未使用のインスリンは凍結を避け，冷蔵庫で保管する．

(2) インスリンの注射部位

- よく使用される注射部位は図 17 の ▪▪ の箇所である．
- 注射部位は必ず定期的にローテーションを行う．繰り返し同じ部位に注射を繰り返すことで皮下脂肪の肥大化（リポハイパートロフィー）が起こり，皮膚が硬結する．硬結した部位にインスリンを打つと，効果が減弱してしまうため，注射部位を毎回変える必要がある．
- 腹部＞上腕＞臀部＞大腿の順で吸収が早く，速やかに効果発現を得られる．注射部位によって，効果発現時間などが若干変わるため，注射部位を変更した場合は，血糖の変動に注意する．

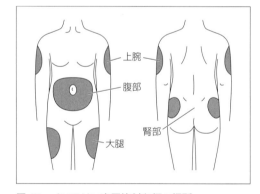

図 17　インスリン自己注射を打つ場所
＜出典：日本糖尿病協会 編，インスリン自己注射ガイド，p.4＞

(3) インスリンの投与（図 18）

① 混合型のような懸濁型のインスリン製剤は，液全体が乳白色になるまで 10 回以上，転倒混和させる．
② 注射針は注射器のゴム部に垂直に装着する[注30]．
③ 注射前に針先から液が出ることを確認する空打ちを必ず行う[注31]．
④ 投与すべき単位に，ダイアルの数字を合わせる．
⑤ 投与部位を消毒し，皮膚へ垂直に刺した後，ゆっくり注入ボタンを最後

注 30：注射針は毎回代える．

注 31：注射器の破損の確認，注射針内の空気を除去する目的もある．

まで完全に押す[注32].
⑥ 注入ボタンを押したまま，5〜10秒数える．
⑦ 注入ボタンを押したまま，垂直に針を抜く．

注32：若年者で6mm針使用の場合は，斜めに投与することもあり．

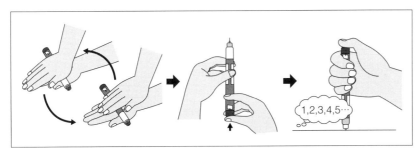

図18　インスリンの打ち方
＜出典：日本糖尿病協会 編，インスリン自己注射ガイド，p.3, p.5, p.6＞

(4) その他の注意点
- 低血糖をきたす可能性があるため，対処法を家族も含め，しっかりと把握する．

Chapter 2

脂質異常症

学習のポイント

主な臨床症状

自覚症状はないことが多い．アキレス腱肥厚など黄色腫がみられることがある．

主な診断指標

1. 高 LDL- コレステロール血症：LDL-C 140 mg/dL 以上
2. 低 HDL-コレステロール血症：HDL-C 40 mg/dL 未満
3. 高トリグリセリド（TG）血症：TG 150 mg/dL 以上
4. 高 non-HDL コレステロール血症：non-HDL-C 170 mg/dL 以上

主な治療薬

1. HMG-CoA 還元酵素阻害薬（スタチン系薬）〈プラバスタチン，シンバスタチン，フルバスタチン，アトルバスタチン，ピタバスタチン，ロスバスタチン〉
2. 陰イオン交換樹脂〈コレスチミド，コレスチラミン〉
3. 小腸コレステロールトランスポーター阻害薬〈エゼチミブ〉
4. フィブラート系薬〈ベザフィブラート，フェノフィブラート，クリノフィブラート，クロフィブラート，ペマフィブラート〉
5. ニコチン酸誘導体〈ニセリトロール，ニコモール，トコフェロールニコチン酸エステル〉
6. プロブコール〈プロブコール〉
7. n-3 系多価不飽和脂肪酸〈イコサペント酸エチル（EPA），ドコサヘキサエン酸エチル（DHA）〉
8. ヒト抗 PCSK9 モノクローナル抗体製剤〈アリロクマブ，エボロクマブ〉
9. ミクロソームトリグリセリド転送タンパク質（MTP）阻害薬〈ロミタピド ※保険適応：ホモ接合体家族性高コレステロール血症〉

脂質とその代謝

　TG やコレステロールは，そのままの状態では血液に溶けることができず，これらは，アポタンパクやリン脂質と結合し，リポタンパク（図1）として血液中を運搬される．

❶ リポタンパクの種類と構造

　血清中のリポタンパクは，比重が軽いものから順に CM（カイロミクロン），VLDL（超低比重リポタンパク），IDL（中間比重リポタンパク），LDL（低比重リポタンパク），HDL（高比重リポタンパク）に大別される．リポタンパクは，比重が重くなるにしたがい，粒子サイズは小さくなる．つまり，粒子サイズは，CM，VLDL，IDL，LDL，HDL の順に小さくなる．

　リポタンパクの構成については，表1に示す．

Word LDL-C
LDL - コレステロール（いわゆる悪玉コレステロール）

Word HDL-C
HDL - コレステロール（いわゆる善玉コレステロール）

Word TG
triglyceride

Word HMG-CoA
ヒドロキシルメチルグルタリルCoA
hydroxymethylglutaryl-CoA

Word PCSK9
proprotein convertase subtilisin/kexin type9（プロタンパク質転換酵素サブチリシン/ケキシン9型）

Word MTP
microsomal triglyceride transfer protein

Word CM
chylomicron

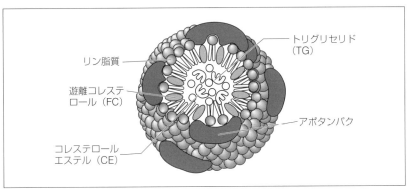

図1 リポタンパクの構造

表1 リポタンパクの構成

リポタンパク	CM	VLDL	IDL	LDL	HDL
比重	軽い ←				→ 重い
粒子サイズ	80～1,000 nm	30～75 nm	22～30 nm	19～22 nm	7～20 nm
構成成分比	トリグリセリド / コレステロール / タンパク質 / リン脂質				
アポリポタンパク	A-Ⅰ, A-Ⅱ, A-Ⅳ / B-48 / C-Ⅰ, C-Ⅱ, C-Ⅲ / E	B-100 / C-Ⅰ, C-Ⅱ, C-Ⅲ / E	B-100 / C-Ⅰ, C-Ⅱ, C-Ⅲ / E	B-100	A-Ⅰ, A-Ⅱ, A-Ⅳ / C-Ⅰ, C-Ⅱ, C-Ⅲ / E / D

❷ リポタンパクの代謝

リポタンパクの代謝（脂質代謝経路）には，外因性経路，内因性経路，コレステロール逆転送系がある（図2，図3）．

(1) 外因性経路（食事由来）

食事中のTGやコレステロールは，胆汁酸などにより小腸に取り込まれ，カイロミクロンになる．カイロミクロンは，アポリポタンパクC-Ⅱ（apo C-Ⅱ）により活性化されたリポタンパクリパーゼ（LPL）により，カイロミクロンレムナントになる．カイロミクロンレムナントは，その表面にあるアポリポタン

パクE（apo E）をリガンドとして，レムナント受容体を介して肝臓に取り込まれる．肝臓に取り込まれたカイロミクロンレムナントは，胆汁酸の生成に利用される．

● LPLによるTG分解 ●

カイロミクロン内のTGが，apo C-IIにより活性化されたLPLにより分解され，遊離脂肪酸とグリセロールを放出する．TGの分解により放出された遊離脂肪酸の大部分は，末梢組織に取り込まれ，一部は，肝臓でVLDLの合成に利用される．

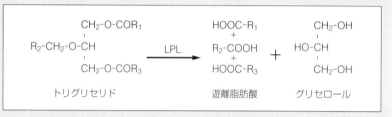

図2　LPLによる脂質代謝

（2）内因性経路（組織由来）

肝臓で合成されたVLDLは，apo C-IIにより活性化されたLPLにより，IDLになる．IDLの一部は，その表面にあるapo EをリガンドとしLDL受容体を介して肝臓に取り込まれる．残りのIDLは，肝性リパーゼ（HL）により，LDLになる．LDLは，その表面にあるapo B-100をリガンドとしLDL受容体を介して肝臓や末梢組織に取り込まれる．

Word ▶ HL
hepatic lipase

（3）コレステロール逆転送系

小腸や肝臓で合成されたapo A-Iは，末梢組織から余分な遊離コレステロー

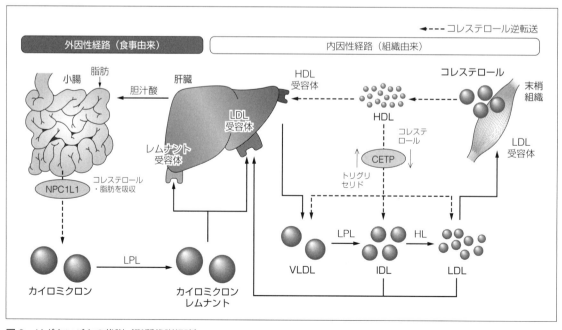

図3　リポタンパクの代謝（脂質代謝経路）

ルを回収し，HDLになる．HDL内の遊離コレステロールが，レシチンコレステロールアシルトランスフェラーゼ（LCAT）により，コレステロールエステルになる．コレステロールエステルに富んだHDLの一部は，HDL受容体を介して肝臓に取り込まれる．残りのHDLは，コレステロールエステル転送タンパク質（CETP）により，VLDLやIDLにコレステロールエステルを転送する．コレステロールエステルが増加したVLDLやIDLは，LDL受容体を介して肝臓に取り込まれる．

Word CETP
コレステリルエステル転送タンパク質
cholesteryl ester transfer protein

概要

　脂質異常症（dyslipidemia）とは，血中のLDL-Cまたは／およびTGが高値，あるいはHDL-Cが低値を示す病態をいう．脂質異常症は，自覚症状がないことが多いが，動脈硬化性疾患の重要な危険因子である．

　脂質異常症（高LDL-C血症，高TG血症，低HDL-C血症）は，リポタンパクの代謝障害により発症する．

　LDL-Cに影響を与える食事の主要な因子は，摂取した脂肪の量と質（飽和脂肪酸，多価不飽和脂肪酸，トランス脂肪酸など），コレステロール，食物繊維の摂取量である．また，TGに影響を与える食事の主要な因子は，摂取エネルギー量，アルコール，炭水化物，脂肪の量と質であり，HDL-Cを低下させる主要な因子は，肥満，運動不足，喫煙である．

❶ 脂質異常症の分類

　脂質異常症の分類には，①WHO表現型分類と②原因による分類がある．

（1）WHO表現型分類

　リポタンパクの増加状態により，Ⅰ～Ⅴ型に分類される（**表2**）．

表2　脂質異常症の表現型分類

分類	Ⅰ	Ⅱa	Ⅱb	Ⅲ	Ⅳ	Ⅴ
増加するリポタンパク	カイロミクロン	LDL	LDL VLDL	レムナント	VLDL	カイロミクロン VLDL
コレステロール	→	↑～↑↑↑	↑～↑↑	↑↑	→または↑	↑
TG	↑↑↑	→	↑↑	↑↑	↑↑	↑↑↑

＜出典：日本動脈硬化学会 編，動脈硬化性疾患予防のための脂質異常症診療ガイド2018年版，p.29，2018＞

（2）原因による分類

　他の基礎疾患の関与を否定できる原発性（一次性）脂質異常症と，他の基礎疾患等に基づいて生じる続発性（二次性）脂質異常症に分類される．原発性脂質異常症は，病態や遺伝子異常に基づき分類される（**表3**）．続発性脂質異常症でよくみられる基礎疾患としては，糖尿病・甲状腺機能低下症などの内分泌疾患，ネフローゼ症候群などの腎疾患，閉塞性黄疸などの肝疾患がある．薬剤の使用，アルコール過飲によっても発症することがある（**表3**）．

Chapter 2　脂質異常症

　なお，続発性脂質異常症は，原因を治療もしくは取り除くことにより改善することが多い．

表 3　脂質異常症の分類

原発性脂質異常症	原発性高脂血症	原発性高カイロミクロン血症	・家族性 LPL 欠損症 ・GPIHBP1 欠損症 ・LMF1 欠損症 ・アポタンパク A-V 欠損症 ・アポタンパク C-Ⅱ 欠損症 ・原発性 V 型脂質異常症　など
		原発性高コレステロール血症	・家族性高コレステロール血症 ・多遺伝子性高コレステロール血症 ・家族性複合型脂質異常症
		家族性Ⅲ型高脂血症	・アポタンパク E 異常症 ・アポタンパク E 欠損症
		原発性高トリグリセリド血症	・家族性Ⅳ型脂質異常症
		原発性高 HDL コレステロール血症	・CETP 欠損症 ・HL 欠損症　など
	原発性低脂血症	無βリポタンパク血症（MTP 異常症）	
		家族性低βリポタンパク血症	
		家族性低 HDL 血症	・Tangier 病 ・家族性 LCAT 欠損症・魚眼病 ・アポタンパク A-1 異常症 ・アポタンパク A-1 欠損症　など
	その他		・シトステロール血症 ・脳腱黄色腫症
続発性脂質異常症	高コレステロール血症		・甲状腺機能低下症 ・ネフローゼ症候群 ・原発性胆汁性肝硬変 ・閉塞性黄疸 ・糖尿病 ・クッシング症候群 ・薬剤（利尿薬，β受容体遮断薬，経口避妊薬，コルチコステロイド製剤，シクロスポリンなど）
	高 TG 血症		・肥満 ・飲酒 ・糖尿病 ・尿毒症 ・クッシング症候群 ・SLE（全身性エリテマトーデス） ・血清タンパク異常症 ・薬剤（非選択性β受容体遮断薬，利尿薬，レチノイド製剤，コルチコステロイド製剤，エストロゲン製剤など）

Word SLE
systemic lupus erythematosus

❷ 動脈硬化性疾患の危険因子

厚生労働省の平成28年人口動態調査によると，動脈硬化性疾患，特に心筋梗塞を中心とした虚血性心疾患と，脳梗塞・脳出血を中心とした脳血管障害による死亡は，日本人の死因の約24％を占めている．

動脈硬化性疾患の主要な危険因子として，高LDL-C血症，低HDL-C血症，加齢（男性45歳以上，女性55歳以上），高血圧，糖尿病，喫煙，冠動脈疾患の家族歴などが，疫学研究で明らかにされている．冠動脈疾患予防では，禁煙と脂質異常症治療が最も重要であり，脳卒中予防では禁煙や高血圧の管理に次いで脂質異常症治療が重要であるとされている．このように，脂質異常症の治療は動脈硬化性疾患を予防する上で重要である．

臨床症状

脂質異常症は基本的には無症状であり，身体所見に乏しい疾患である．

そのなかでも，脂質異常症に特有な身体所見の1つに，黄色腫がある．黄色腫は，コレステロールエステルを多量に含む泡沫細胞の集簇により生じ，主に皮膚ならびに腱に好発する．特に，黄色腫による**アキレス腱肥厚**は，比較的発症頻度が高く，家族性高コレステロール血症の診断に有用である．また，眼に生じる**角膜輪**[注1]も脂質異常症に特有な症状である．

高カイロミクロン血症では，肝腫大がみられることがあるので，注意する．

注1：角膜（黒目）周辺部にコレステロールが沈着して生じる輪状，白色の混濁のこと．

診断

脂質異常症は，空腹時の静脈血より，血清脂質測定，リポタンパク電気泳動などの検査が行われる（**表4**）．それら検査結果から，脂質異常症の診断基準（**表5**）に基づき，診断する．

ただし，脂質異常症の診断基準は，動脈硬化発症リスクを判断するためのスクリーニング値であり，治療開始のための基準値ではない．

表4　脂質異常症診断における主な検査

血清脂質測定	・TG ・HDL-C ・LDL-C*1
リポタンパク電気泳動	・アガロースゲル電気泳動法*2 ・ポリアクリルアミドゲル電気泳動法*3

*1　Friedewald の式で算出．Friedewald の式：LDL-C ＝ TC － HDL-C － TG/5（空腹時採血であり，TG が 400 mg/dL 未満の場合）

*2　主として荷電でリポタンパクを分離・分析する電気泳動法である．リポタンパクは，表面に存在するアポタンパクのアミノ酸残基を反映して陰性に荷電しているが，その陰性荷電が LDL，VLDL，HDL の順に増加し，カイロミクロンにはほとんど認められないといった特性が活かされている．

*3　主として粒子サイズでリポタンパクを分離・分析する電気泳動法である．リポタンパクの粒子サイズが，大きいものから順にカイロミクロン，VLDL，IDL，LDL，HDL と大別される特性が活かされている．

Chapter 2 脂質異常症

表5 脂質異常症の診断基準（空腹時採血）*1

LDL-C	140 mg/dL 以上	高 LDL-C 血症
	120〜139 mg/dL	境界域高 LDL-C 血症*2
HDL-C	40 mg/dL 未満	低 HDL-C 血症
TG	150 mg/dL 以上	高 TG 血症
non-HDL-C 注2	170 mg/dL 以上	高 non-HDL-C 血症
	150〜160 mg/dL	境界域高 non-HDL-C 血症*2

注2：LDL-C にトリグリセリド（TG）-rich リポタンパク（TRL）のコレステロールが加わった動脈硬化惹起リポタンパクすべてのコレステロール値を表す．

*1：10時間以上の絶食を「空腹時」とする．ただし，水やお茶などカロリーのない水分の摂取は可とする．

*2：スクリーニングで境界域高 LDL-C 血症，境界域高 non-HDL-C 血症を示した場合は，高リスク病態がないか検討し，治療の必要性を考慮する．

- LDL-C は Friedewald 式（TC − HDL-C − TG/5）または直接法で求める．
- TG が 400 mg/dL 以上や食後採血の場合には non HDL-C（TC − HDL-C）か LDL-C 直接法を使用する．ただし，スクリーニング時に高 TG 血症をともなわない場合は LDL-C と non-HDL-C の差が＋30 mg/dL より小さくなる可能性を念頭においてリスクを評価する．

<出典：日本動脈硬化学会 編，動脈硬化性疾患予防のための脂質異常症診療ガイド 2018 年版，p.25，2018＞

治療

脂質異常症は，LDL-C 管理目標設定のためのフローチャート（図4）に則って管理目標を設定する．

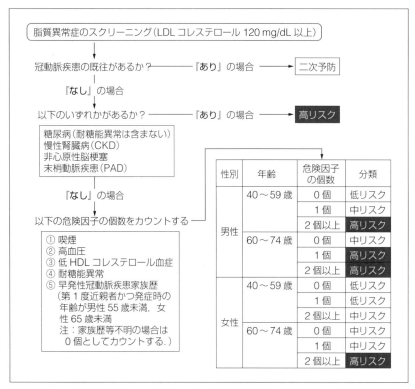

図4 冠動脈疾患予防からみた LDL コレステロール管理目標設定のためのフローチャート（危険因子を用いた簡易版）

<出典：日本動脈硬化学会 編，動脈硬化性疾患予防ガイドライン 2017 年版，p.54，日本動脈硬化学会，2017＞

まず，冠動脈疾患の既往があるかどうかを確認する．既往があれば二次予防になる．既往がなければ一次予防になり，さらに糖尿病・慢性腎臓病（CKD）・非心原性脳梗塞・末梢動脈疾患（PAD）のいずれかがあるかどうかを確認する．いずれかがあれば高リスク分類となる．

Word CKD
chronic kidney disease

Word PAD
peripheral artery disease

いずれもなければ，危険因子（喫煙，高血圧，低 HDL-C 血症，耐糖能異常，早発性冠動脈疾患家族歴）の個数をカウントし，カテゴリー分類する．

リスク区分別の脂質の管理目標値を**表6**に示す．

表6　リスク区分別脂質管理目標値

治療方針の原則	管理区分	脂質管理目標値（mg/dL）			
		LDL-C	non HDL-C	TG	HDL-C
一次予防 　まず生活習慣の改善を行った後，薬物療法の適用を考慮する	低リスク	＜160	＜190	＜150	≧40
	中リスク	＜140	＜170		
	高リスク	＜120	＜150		
二次予防 　生活習慣の改善とともに薬物療法を考慮する	冠動脈疾患の既往	＜100 （＜70）＊	＜130 （＜100）＊		

＊家族性高コレステロール血症，急性冠症候群のときに考慮する．糖尿病でも他の高リスク病態（非心原性脳梗塞，末梢動脈疾患（PAD），慢性腎臓病（CKD），メタボリックシンドローム，主要危険因子の重複，喫煙）を合併するときはこれに準ずる．
・一次予防における管理目標達成の手段は非薬物療法が基本であるが，低リスクにおいても LDL-C 値が 180 mg/dL 以上の場合は薬物治療を考慮するとともに，家族性高コレステロール血症の可能性を念頭においておくこと（出典元第 5 章参照）．
・まず LDL-C の管理目標値の達成を目指し，その後 non-HDL-C の管理目標値の達成を目指す．
・これらの値はあくまで到達努力目標値であり，一次予防においては LDL-C 低下率 20 〜 30％，二次予防においては LDL-C 低下率 50％以上も目標値となりうる．
・高齢者（75 歳以上）については出典元第 7 章を参照．
＜出典：日本動脈硬化学会 編，動脈硬化性疾患予防ガイドライン 2017 年版，p.54，日本動脈硬化学会，2017 ＞

管理目標達成の基本は生活習慣の改善（食事療法，運動療法，禁煙など）である（**表7**，**表8**）．一次予防においては，生活習慣の改善を行ったにも関わらず管理目標を達成できない場合に薬物療法を考慮する．二次予防においては，生活習慣の改善とともに薬物療法を考慮する．

表7　動脈硬化性疾患予防のための生活習慣の改善

・禁煙し，受動喫煙を回避する
・過食と身体活動不足に注意し，適正な体重を維持する
・肉の脂身，動物脂，鶏卵，果糖を含む加工食品の大量摂取を控える
・魚，緑黄色野菜を含めた野菜，海藻，大豆製品，未精製穀類の摂取量を増やす
・糖質含有量の少ない果物を適度に摂取する
・アルコールの過剰摂取を控える
・中等度以上の有酸素運動を，毎日合計 30 分以上を目標に実施する

＜出典：日本動脈硬化学会 編，動脈硬化性疾患予防ガイドライン 2017 年版，p.58，日本動脈硬化学会，2017 ＞

Chapter 2　脂質異常症

表 8　動脈硬化性疾患予防のための食事指導

・総エネルギー摂取量（kcal/日）は， 　一般に標準体重（kg：（身長 m）^{2}×22）×身体活動量（軽い労作で 25〜30，普通の労作で 　30〜35，重い労作で 35〜）とする
・脂肪エネルギー比率を 20〜25%，飽和脂肪酸エネルギー比率を 4.5%以上 7%未満，コレ 　ステロール摂取量を 200 mg/日未満に抑える
・n-3 系多価不飽和脂肪酸の摂取を増やす
・工業由来のトランス脂肪酸の摂取を控える
・炭水化物エネルギー比を 50〜60%とし，食物繊維の摂取を増やす
・食塩の摂取は 6 g/日未満を目標にする
・アルコール摂取を 25 g/日以下に抑える

＜出典：日本動脈硬化学会 編，動脈硬化性疾患予防ガイドライン 2017 年版，p.58，日本動脈硬化学会，2017 ＞

治療薬

　脂質異常症の治療薬は，主に LDL-C を低下させる薬剤と，主に TG を低下させる薬剤に大別される．主に LDL-C を低下させる薬剤は，HMG-CoA 還元酵素阻害薬（スタチン系薬），小腸コレステロールトランスポーター阻害薬，陰イオン交換樹脂，プロブコール，ヒト抗 PCSK9 抗体製剤，MTP 阻害薬であり，主に TG を低下させる薬剤は，フィブラート系薬，ニコチン酸誘導体，n-3 系多価不飽和脂肪酸[注3]である．

　さらに，そのなかで，フィブラート系薬，ニコチン酸誘導体は，HDL-C 上昇作用を示す．また，HMG-CoA 還元酵素阻害薬，陰イオン交換樹脂，小腸コレステロールトランスポーター阻害薬にも，弱いながら HDL-C 上昇作用がある．

注 3：n-3 系多価不飽和脂肪酸には，イコサペント酸エチル（ethyl icosapentate：EPA），ドコサヘキサエン酸エチル（ethyl docosahexaenoate：DHA）があり，多価不飽和脂肪酸の一種である．

❶ HMG-CoA 還元酵素阻害薬（スタチン系薬）

　肝細胞において，コレステロール合成の律速酵素である HMG-CoA 還元酵素を拮抗的に阻害し，コレステロール合成を抑制する．このことにより，肝細胞内のコレステロールレベルが低下するため，肝細胞表面の LDL 受容体が増加し，活性化する．その結果，肝臓へ取り込まれるコレステロールが増加し，血中の LDL-C レベルが低下する．

　HMG-CoA 還元酵素阻害薬は，LDL-C 低下率から，レギュラースタチンとストロングスタチンに分類される．HMG-CoA 還元酵素阻害薬を表 9 に示す．

表9 HMG-CoA還元酵素阻害薬（スタチン系薬）

分類	医薬品	性状	代謝酵素	尿中排泄率 (%)	$T_{1/2}$ (hr)	LDL-C低下（%）（投与量）
レギュラースタチン	プラバスタチン	水溶性	—	約14	2.5～2.7	23.9 (10 mg/日)
	シンバスタチン	脂溶性	CYP3A4	約13	2.2～3.1	29.0 (5 mg/日)
	フルバスタチン	脂溶性	CYP2C9	約5	1.32	23.6 (10 mg/日)
ストロングスタチン	アトルバスタチン	脂溶性	CYP3A4	1.2	9.44～10.69	39.6 (10 mg/日)
	ピタバスタチン	脂溶性	わずかにCYP2C9	2	10.5	39.7 (2 mg/日)
	ロスバスタチン	水溶性	わずかにCYP2C9, CYP2C19	10.4	15.1～19.1	45.0 (2.5 mg/日)

② 陰イオン交換樹脂

コレスチラミン，コレスチミドは，腸管内において，胆汁酸を吸着することで，胆汁酸の再吸収による腸肝循環を阻害し，コレステロールから胆汁酸への異化を促進する．このことにより，体内のコレステロールレベルが低下するため，肝細胞表面のLDL受容体が増加する．その結果，肝臓へ取り込まれるLDL-C増加し，血中のLDL-Cレベルが低下する．

③ 小腸コレステロールトランスポーター阻害薬

エゼチミブは，小腸粘膜に存在するNPC1L1（小腸コレステロールトランスポーター）を選択的に阻害し，小腸における食事および胆汁由来のコレステロール吸収を抑制する．このことにより，肝細胞内のコレステロールレベルが低下するため，肝細胞表面のLDL受容体発現が増加する．その結果，肝臓へ取り込まれるLDL-Cが増加し，血中のLDL-Cレベルが低下する．

Word NPC1L1
Niemann-Pick C1 like 1

④ フィブラート系薬

核内受容体であるペルオキシソーム増殖因子活性化受容体（PPAR）中の脂肪の酸化に関与するPPARαを活性化し，脂質代謝関連酵素・タンパク質の遺伝子発現を調節する．その結果，脂肪酸のβ酸化が亢進することで，肝臓におけるTGの合成が低下し，VLDLの産生が減少する．また，LPLの産生が増加すること，およびapo C-Ⅲ産生減少によるLPLの活性が上昇することで，カイロミクロン・VLDLの異化が亢進する．さらに，apo A-Ⅰ・apo A-Ⅱの産生が増加することで，HDLの産生が増加する．

Word PPAR
peroxisome proliferator activated receptor

⑤ ニコチン酸誘導体

ニコモール，ニセリトールは，脂肪細胞のニコチン酸受容体に結合し，ホル

モン感受性リパーゼの活性化を抑制することで，末梢の脂肪細胞における脂肪分解を抑制し，肝臓への遊離脂肪酸の流入を減少させる．その結果，肝臓におけるリポタンパクの合成が抑制され，TG の合成が低下し，VLDL の産生が減少する．また，apo A-1 の異化を抑制することで，HDL の産生が増加する．

⑥ プロブコール

コレステロールの胆汁酸への異化・排泄を促進することで，血中の LDL-C レベルが低下する．また，プロブコールは，抗酸化物質である BHT（butylated hydroxytoluene）が 2 つ結合した構造を有し脂溶性であるため，リポタンパク中に取り込まれ，強力な抗酸化作用を示す．

⑦ n-3 系多価不飽和脂肪酸

イコサペント酸エチル（EPA），ドコサヘキサエン酸エチル（DHA）は，肝臓において，VLDL の合成を抑制することで，TG を低下させる．また，核内受容体である PPAR α を活性化することで，TG を低下させ，HDL-C を上昇させる．

⑧ ヒト抗 PCSK9 モノクローナル抗体製剤

エボロクマブ，アリロクマブは，LDL 受容体分解促進タンパク質（PCSK9）に高い親和性・高い特異性を示し，PCSK9 の LDL 受容体への結合を阻害する．その結果，LDL 受容体の分解が抑制され，血中 LDL-C の肝細胞内への取り込みが促進され，血中の LDL-C レベルが低下する．適正使用のフローチャート（図 5）に準じて使用する．

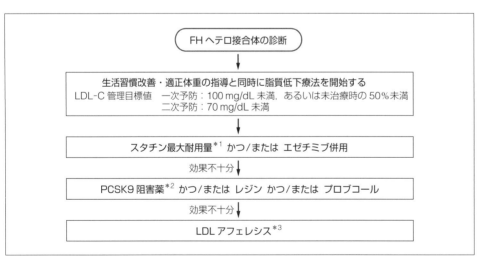

図 5　成人（15 歳以上）FH ヘテロ接合体治療のフローチャート
＊1：スタチン不耐性患者の場合，別のスタチンの処方や投与間隔を考慮し，できる限り最大耐用量まで増量する．
＊2：PCSK9 阻害薬を開始するときには専門医に相談することが望ましい．
＊3：PCSK9 阻害薬はアフェレシス時に除去されるため，アフェレシス後に皮下注射する．
＜出典：日本動脈硬化学会 編，動脈硬化性疾患予防ガイドライン 2017 年版，p.122，日本動脈硬化学会，2017＞

⑨ MTP 阻害薬

ロミタピドは，小胞体内腔のミクロソームトリグリセリド転送タンパク質（MTP）に直接結合して脂質転送を阻害することにより，肝臓細胞および小腸細胞内でのトリグリセリドと apo B を含むリポタンパクの会合を阻害する．その結果，肝臓細胞内での VLDL，小腸細胞内でのカイロミクロンの形成を阻害する．VLDL の形成が阻害されることにより，肝臓からの VLDL の分泌が低下し，結果的に血中 LDL-C 濃度が低下する．

ここで，脂質異常症治療薬の適応，特徴，注意すべき副作用および禁忌について，表10，表11，表12 および表13 に示す．

表 10　脂質異常症治療薬の適応

分類	適応
HMG-CoA 還元酵素阻害薬（スタチン系薬）	LDL-C が高い脂質異常症
陰イオン交換樹脂	LDL-C が高い脂質異常症（Ⅱa 型） HMG-CoA 還元酵素阻害薬との併用療法に最大の意義がある
小腸コレステロールトランスポーター阻害薬	LDL-C が高い脂質異常症 HMG-CoA 還元酵素阻害薬との併用が理想的
フィブラート系薬	TG が高い脂質異常症（Ⅱb 型，Ⅲ型，Ⅳ型，Ⅴ型）
ニコチン酸誘導体	高 LDL-C 血症，高 TG 血症，レムナントリポタンパクが増加する脂質異常症
プロブコール	LDL-C が高い脂質異常症（Ⅱa 型）
n-3 系多価不飽和脂肪酸	TG が高い脂質異常症（特にⅡb 型，Ⅳ型）
ヒト抗 PCSK9 モノクローナル抗体製剤	LDL-C が高い脂質異常症で，心血管イベントの発現リスクが高く，HMG-CoA 還元酵素阻害薬で効果不十分な家族性高コレステロール血症，高コレステロール血症
MTP 阻害薬	LDL-C が高い脂質異常症 適応はホモ接合体家族性高コレステロール血症のみ

表 11　脂質異常症治療薬の作用

分類	LDL-C	TG	HDL-C	non HDL-C
HMG-CoA 還元酵素阻害薬（スタチン系薬）	↓↓～↓↓↓	↓	－～↑	↓↓～↓↓↓
小腸コレステロールトランスポーター阻害薬	↓↓	↓	↑	↓↓
陰イオン交換樹脂	↓↓	↑	↑	↓↓
プロブコール	↓	－	↓↓	↓
フィブラート系薬	↓	↓↓↓	↑↑	↓
n-3 系多価不飽和脂肪酸	－	↓	－	－
ニコチン酸誘導体	↓	↓↓	↑	↓
ヒト抗 PCSK9 モノクローナル抗体製剤	↓↓↓↓	↓～↓↓	－～↑	↓↓↓↓
MTP 阻害薬*	↓↓↓	↓↓↓	↓	↓↓↓

↓↓↓↓：－50％以上　　↓↓↓：－50～－30％　　↓↓：－20～－30％
↓：－10～－20％　　↑：10～20％　　↑↑：20～30％　　－：－10～10％

＊：ホモ FH 患者が適応．

＜出典：日本動脈硬化学会 編，動脈硬化性疾患予防ガイドライン 2017 年版，p.87，日本動脈硬化学会，2017 を改変＞

123

Chapter 2　脂質異常症

表 12　脂質異常症治療薬で注意すべき副作用

分類	副作用
HMG-CoA 還元酵素阻害薬（スタチン系薬）	横紋筋融解症，筋肉痛や脱力感などミオパチー様症状，肝障害，など
陰イオン交換樹脂＊	便秘，腹部膨満感などの消化器症状
小腸コレステロールトランスポーター阻害薬	消化器症状，肝障害，CK 上昇などミオパチー様症状
フィブラート系薬	腎障害時の使用で横紋筋融解症など
ニコチン酸誘導体	掻痒感，顔面潮紅や頭痛など
プロブコール	可逆性の QT 延長や消化器症状，肝障害，発疹など
n-3 系多価不飽和脂肪酸	下痢などの消化器症状，出血傾向など
ヒト抗 PCSK9 モノクローナル抗体製剤	注射部位反応，鼻咽頭炎，胃腸炎など
MTP 阻害薬	胃腸障害，肝機能障害

Word▶CK
クレアチンキナーゼ
creatine kinase

＊　イオン交換樹脂は，HMG-CoA 還元酵素阻害薬，ジギタリス，ワルファリン，サイアザイド（チアジド）系利尿薬などの薬剤の吸着が知られており，併用時には，服用時間をずらすなど注意が必要である．

表 13　脂質異常症治療薬の禁忌

分類		医薬品	禁　忌
HMG-CoA 還元酵素阻害薬（スタチン系薬）＊1	レギュラースタチン	プラバスタチン	・妊婦または妊娠している可能性のある婦人・授乳婦
		シンバスタチン	・妊婦または妊娠している可能性のある婦人・授乳婦 ・重篤な肝障害のある患者 ・イトラコナゾール・ミコナゾール・アタザナビル・サキナビル・テラプレビル・コビシスタットを含有する製剤，オムビタスビル・パリタプレビル・リトナビルを投与中の患者
		フルバスタチン	・妊婦または妊娠している可能性のある婦人・授乳婦 ・重篤な肝障害のある患者
	ストロングスタチン	アトルバスタチン	・妊婦または妊娠している可能性のある婦人・授乳婦 ・肝代謝能が低下していると考えられる急性肝炎，慢性肝炎の急性増悪，肝硬変，肝癌，黄疸の患者 ・テラプレビル・オムビタスビル・パリタプレビル・リトナビル・グレカプレビル・ピブレンタスビルを投与中の患者
		ピタバスタチン	・妊婦または妊娠している可能性のある婦人・授乳婦 ・重篤な肝障害または胆道閉塞のある患者 ・シクロスポリンを投与中の患者
		ロスバスタチン	・妊婦または妊娠している可能性のある婦人・授乳婦 ・肝機能が低下していると考えられる急性肝炎，慢性肝炎の急性増悪，肝硬変，肝癌，黄疸の患者 ・シクロスポリンを投与中の患者
陰イオン交換樹脂		コレスチミド	・胆道の完全閉塞した患者・腸閉塞の患者
小腸コレステロールトランスポーター阻害薬		エゼチミブ	・重篤な肝機能障害のある患者（HMG-CoA 還元酵素阻害薬を併用する場合）

124

表13　脂質異常症治療薬の禁忌（つづき）

分類	医薬品	禁　忌
フィブラート系薬[*2]	ベザフィブラート	・妊婦または妊娠している可能性のある婦人 ・人工透析患者（腹膜透析を含む），腎不全などの重篤な腎疾患のある患者，血清クレアチニン値が 2.0 mg/dL 以上の患者
	フェノフィブラート	・妊婦または妊娠している可能性のある婦人・授乳婦 ・肝障害のある患者，胆のう疾患のある患者 ・中等度以上の腎機能障害のある患者（目安として血清クレアチニン値が 2.5 mg/dL 以上）
	クロフィブラート	・妊婦または妊娠している可能性のある婦人・授乳婦 ・胆石またはその既往歴のある患者
	クリノフィブラート	・妊婦または妊娠している可能性のある婦人・授乳婦
ニコチン酸誘導体	ニコモール	・重症低血圧症，出血が持続している患者
	ニセリトロール	・重症低血圧または動脈出血のある患者
	トコフェロールニコチン酸エステル	―
プロブコール	プロブコール	・妊婦または妊娠している可能性のある婦人 ・重篤な心室性不整脈（多源性心室性期外収縮の多発）のある患者
n-3 系多価不飽和脂肪酸	イコサペント酸エチル ドコサヘキサエン酸エチル	・出血している患者（血友病，毛細血管脆弱症，消化管潰瘍，尿路出血，喀血，硝子体出血など）
MTP 阻害薬	ロミタピド	・妊婦または妊娠している可能性のある婦人 ・中等度以上の肝機能障害のある患者 ・血清中トランスアミナーゼ高値が持続している患者 ・中程度または強い CYP3A 阻害作用を有する薬剤を投与中の患者

＊1　HMG-CoA 還元酵素阻害薬：腎機能に関する臨床検査値に異常が認められる患者に，本剤とフィブラート系薬を併用する場合には，治療上やむを得ないと判断される場合にのみ併用すること.
＊2　フィブラート系薬：腎機能に関する臨床検査値に異常が認められる患者に，本剤と HMG-CoA 還元酵素阻害薬を併用する場合には，治療上やむを得ないと判断される場合にのみ併用すること.

薬物療法

　薬物療法は，原則として，生活習慣の改善を十分に行っても，リスクに応じた脂質管理目標値が達成できない場合に初めて考慮する．しかし，冠動脈疾患の既往のある場合や家族性高コレステロール血症の場合には，基本的に薬物療法が必要で，生活習慣の改善とともに薬物療法を考慮する．

　薬物療法は，個々の薬剤の LDL-C 低下作用，TG 低下作用，HDL-C 上昇作用の強弱，有無など，それぞれの特徴を理解した上での薬剤選択が必要である．

❶ LDL-C が高い場合

　HMG-CoA 還元酵素阻害薬（スタチン系薬），小腸コレステロールトランスポーター阻害薬，陰イオン交換樹脂，プロブコール，ヒト抗 PCSK9 モノクローナル製剤，MTP 阻害薬などを使用する．

　高 LDL-C 血症に対する第一選択薬は HMG-CoA 還元酵素阻害薬である．ただし，HMG-CoA 還元酵素阻害薬には催奇形性の可能性が報告されているた

Chapter 2　脂質異常症

め，妊娠中あるいは妊娠の可能性がある女性および授乳婦では，陰イオン交換樹脂が第一選択薬である．いずれかの単剤で開始し，効果が十分でなければ各薬剤の増量もしくは併用を考慮する．そのなかで特にHMG-CoA還元酵素阻害薬と陰イオン交換樹脂，または小腸コレステロールトランスポーター阻害薬であるエゼチミブの併用は有効である．場合によっては，3種類以上の薬剤併用を試みることもできる．その場合は，肝障害や横紋筋融解症などの副作用に十分な注意が必要である．

家族性高コレステロール血症ヘテロ接合体患者に対してもHMG-CoA還元酵素阻害薬が有効であるが，多剤併用によるより厳格な治療が望ましい．ヒト抗PCSK9モノクローナル製剤を使用する際は，適正使用フローチャートに準じて使用する．

❷ TGが高い場合

フィブラート系薬，ニコチン酸誘導体，n-3系多価不飽和脂肪酸を使用する．

そのうち，カイロミクロンレムナントやVLDLレムナントの上昇する家族性Ⅲ型高脂血症では，厳格な脂肪制限を実施した上で効果が不十分な場合には，フィブラート系薬を第一選択として薬物療法を実施する．

LDL-CやTGが高い場合，HMG-CoA還元酵素阻害薬，小腸コレステロールトランスポーター阻害薬であるエゼチミブあるいはフィブラート系薬の単独で効果不十分な場合には併用療法も考慮される．

処方例

69歳男性　LDL-C 184 mg/dL，TG 180 mg/dL
冠動脈疾患の既往なし，糖尿病あり
①，②を併用処方する※1．
①アトルバスタチン錠 10 mg　1回1錠（1日1錠）　1日1回　夕食後
②ベザフィブラート徐放錠 200 mg　1回1錠（1日2錠）　1日2回　朝夕食後

商品名
アトルバスタチン：リピトール
ベザフィブラート徐放錠：ベザトール SR 錠

処方解説◆評価のポイント

■処方目的
処方薬①：LDL-Cを低下させることによる高LDL-C血症の改善
処方薬②：TGを低下させることによる高TG血症の改善

■主な禁忌症
処方薬①：妊婦または妊娠している可能性のある婦人，肝代謝能が低下していると考えられる急性肝炎，慢性肝炎の急性増悪，肝硬変，肝癌，黄疸の患者，テラプレビル・オムビタスビル・パリタプレビル・リトナビル・グレカプレビル・ピブレンタスビルを投与中の患者
処方薬②：透析患者，重篤な腎機能障害のある患者，血清クレアチニン値が2.0mg/dL以上の患者，妊婦または妊娠している可能性のある婦人

■効果のモニタリングポイント
処方薬①：高LDL-C血症の改善
処方薬②：高TG血症の改善

▶▶▶留意事項
※1 冠動脈疾患の既往がなく糖尿病があることから，一次予防の高リスクとなる．一次予防高リスクの管理目標値（mg/dL）はLDL-C < 120，HDL-C ≧ 40，TG < 150，non HDL-C < 150である．

■副作用のモニタリングポイント
　処方薬①：横紋筋融解症，肝障害，TEN，SJS，多形紅斑，間質性肺炎
　処方薬②：横紋筋融解症，肝機能障害，SJS，多形紅斑

❸ LDL-C と TG が高い場合

　a) HMG-CoA 還元酵素阻害薬，小腸コレステロールトランスポーター阻害薬であるエゼチミブあるいはフィブラート系薬，b) HMG-CoA 還元酵素阻害薬とフィブラート系薬の併用，c) HMG-CoA 還元酵素阻害薬とニコチン酸誘導体の併用のいずれかで薬物治療を行う．

　上記 a) に示す HMG-CoA 還元酵素阻害薬，小腸コレステロールトランスポーター阻害薬であるエゼチミブあるいはフィブラート系薬の単剤で効果不十分な場合には，上記 b) あるいは c) の併用療法も考慮する．

　HMG-CoA 還元酵素阻害薬とフィブラート系薬の併用の場合は，横紋筋融解症に注意が必要である．特に腎機能障害者では併用禁忌である．HMG-CoA 還元酵素阻害薬とニコチン酸誘導体を併用する場合は，肝障害に注意が必要である．

❹ HDL-C が低い場合

　TG が高い場合に準ずる．低 HDL-C 血症の多くは TG 高値をともなう．この場合，高 TG 血症の治療により HDL-C 上昇がみられる．

❺ 糖尿病に基づいて生じる高 LDL-C 血症・高 TG 血症（続発性脂質異常症）

　LDL-C 管理目標設定のためのフローチャート（図 4）にしたがって，まず冠動脈疾患の既往があるかどうかを確認し，既往があれば二次予防になる．既往がなければ一次予防になり，さらに糖尿病・慢性腎臓病などがあるかどうか，ない場合には危険因子の個数をカウントしてリスク分類する．リスク分類に基づいて管理目標値を設定する（表 7）．

❻ 家族性高コレステロール血症ヘテロ接合体

　家族性高コレステロール血症ヘテロ接合体は，LDL-C 管理目標設定のためのフローチャート（図 4）を適用せず，LDL-C の管理目標値を 100mg/dL 未満もしくは治療前値の 50％未満にする．

　第一選択として HMG-CoA 還元酵素阻害薬を使用し，小腸コレステロールトランスポーター阻害薬であるエゼチミブの併用を行い，それでも効果不十分な場合には，ヒト抗 PCSK9 モノクローナル抗体製剤，陰イオン交換樹脂，プロブコールなどとの併用による厳格な治療が望ましい．

Word ▶ TEN
中毒性表皮壊死症（ライエル症候群）
toxic epidermal necrolysis
（Lyell's syndrome）

Word ▶ SJS
スティーブンス・ジョンソン症候群（皮膚粘膜眼症候群）
Stevens-Johnson syndrome

代謝疾患編

Chapter 2　脂質異常症

処方例

53歳男性　LDL-C 252 mg/dL，TG 148 mg/dL
①アトルバスタチン錠 10 mg　1回1錠（1日1錠）　1日1回　夕食後
②エゼチミブ錠 10 mg　1回1錠（1日1錠）　1日1回　夕食後
③プロブコール錠 250 mg　1回1錠（1日2錠）　1日2回　朝夕食後

商品名
アトルバスタチン：リピトール
エゼチミブ：ゼチーア
プロブコール：シンレスタール，
　ロレルコ

処方解説◆評価のポイント

■処方目的
　処方薬①②：LDL-C を低下させることによる高 LDL-C 血症の改善
　処方薬③：LDL-C を低下させることによる高 LDL-C 血症の改善，家族性高コレ
　　　　　ステロール血症にみられる眼瞼黄色腫・アキレス腱黄色腫の退縮
■主な禁忌症
　処方薬①：妊婦または妊娠している可能性のある婦人，肝代謝能が低下している
　　　　　と考えられる急性肝炎，慢性肝炎の急性増悪，肝硬変，肝癌，黄疸の
　　　　　患者，テラプレビル・オムビタスビル・パリタプレビル・リトナビル・
　　　　　グレカプレビル・ピブレンタスビルを投与中の患者
　処方薬②：重篤な肝機能障害のある患者（ただし，本剤と HMG-CoA 還元酵素
　　　　　阻害剤を併用する場合）
　処方薬③：重篤な心室性不整脈のある患者，妊婦または妊娠している可能性のあ
　　　　　る婦人
■効果のモニタリングポイント
　処方薬①②：高 LDL-C 血症の改善
　処方薬③：高 LDL-C 血症の改善，眼瞼黄色腫・アキレス腱黄色腫の軽減
■副作用のモニタリングポイント
　処方薬①：横紋筋融解症，肝障害，TEN，SJS，多形紅斑，間質性肺炎
　処方薬②：横紋筋融解症，肝機能障害，CK 上昇
　処方薬③：心室性不整脈，消化管出血，末梢神経炎，横紋筋融解症

服薬指導

① 患者に理解してもらうべきこと

・肝機能（AST など），腎機能なども検査する必要があり，副作用のチェッ
　クのために定期的に検査を行う必要がある.
・脂質異常症は自覚症状がないことが多いため，治療の必要性を認識しづら
　い疾患である. また，服薬は長年にわたる場合が多く，服薬アドヒアラン
　スを良好に保つ必要がある.

Word▶AST（GOT）
アスパラギン酸アミノトランス
フェラーゼ
asparate aminotransferase
(glutamic oxaloacetic
transaminase)

② 副作用など

・HMG-CoA 還元酵素阻害薬やフィブラート系薬などで注意すべき横紋筋
　融解症は，自覚症状として筋肉痛，筋脱力，茶褐色尿などがあり，検査所
　見として CK 上昇などがある. 自覚症状を認めたら服薬をいったん中止
　し，直ちに受診する.
・小腸コレステロールトランスポーター阻害薬，陰イオン交換樹脂などでは
　便秘，腹部膨満感などの消化器症状が起こりうる. 重篤なものはこれまで

認められていないが，症状が続く場合は，医師・薬剤師に相談する．
・薬物相互作用のある薬剤を併用する場合は，服用間隔を空けたり，工夫する必要があるので，他に服用している薬があれば，医師・薬剤師に相談する．

Chapter 3

高尿酸血症，痛風

**学習の
ポイント**

主な臨床症状

痛風関節炎（関節の発赤，疼痛，腫脹），痛風結節，尿路結石，痛風腎（腎障害）

主な診断指標

高尿酸血症：血清尿酸値 7.0 mg/dL を超えるもの

主な治療薬

1 高尿酸血症

1）尿酸排泄促進薬〈プロベネシド，ブコロール，
　　ベンズブロマロン〉

2）尿アルカリ化薬〈クエン酸カリウム／クエン酸
　　ナトリウム配合製剤〉

3）尿酸産生抑制薬〈アロプリノール，フェブキソ
　　スタット，トピロキソスタット〉

2 痛風関節炎

1）痛風発作予防薬〈コルヒチン〉

2）NSAIDs〈インドメタシン，ナプロキセン，オ
　　キサプロシン，プラノプロフェン〉

3）副腎皮質ステロイド薬〈プレドニゾロン〉

概要

　高尿酸血症（hyperuricemia）は，尿酸塩沈着症（痛風関節炎，腎障害など）の病因であり，**血清尿酸値が 7.0 mg/dL を超える**ものである．性別，年齢を問わない．尿酸は核酸の一つであるプリン体の代謝最終産物であるが，水溶液中の溶解度が低いため，高尿酸血症が持続した状態になると針状の尿酸塩結晶として，体組織，関節腔に沈着する．結晶により補体が活性化されやすいため，時には強い炎症を引き起こす．

　痛風（gout）は臨床的には**痛風関節炎**を発症した時点で診断される．尿酸塩結晶が腎尿細管と間質を中心とした腎組織へ沈着すると，**腎障害や尿路結石**の原因となる．一方で，高尿酸血症は，メタボリックシンドロームや心血管系疾患の発症の危険因子であることも示されている．特に女性においては，血清尿酸値が 7.0 mg/dL 以下であっても，血清尿酸値の上昇とともに生活習慣病の発症リスクが高くなるため，潜在する疾患の検査と生活指導が勧められる．

　高尿酸血症は，**尿酸産生過剰型，尿酸排泄低下型，混合型**の 3 病型に分類され，それぞれの要因から原発性と二次性に分類される（**表 1**）．

　高尿酸血症の発症には，遺伝的因子に加えて環境因子も影響する．アルコール摂取量は，痛風発症リスクを用量依存的に上昇させる．肉類，砂糖入りソフトドリンクや果糖の摂取量が多かったり，BMI が高いと，痛風になりやすい．

Word▶ NSAIDs
非ステロイド性抗炎症薬
non-steroidal anti-inflammatory
drugs

Word▶ BMI
ボディマス指数
body mass index

表1　高尿酸血症の成因

分類			原因とそれを引き起こす疾患や薬，生活習慣
尿酸産生過剰型高尿酸血症	原発性	プリン体生合成の亢進	・突発性（原因不明） ・プリン体代謝酵素異常（HPRT 欠損症*1，PRPP 合成酵素亢進症*2）
	二次性	核酸の分解亢進	・造血器疾患（多血症，白血病，悪性リンパ腫など） ・化学療法（シスプラチン，メトトレキサート，シクロホスファミド） ・乾癬
		プリンヌクレオチドの分解亢進	・ミオパチー（糖原病Ⅲ型・Ⅴ型・Ⅶ型，ミトコンドリア異常症，甲状腺機能低下症など）
		薬剤性	・テオフィリン，イノシン，フルクトース，キシリトール
		外因性	・高プリン食，アルコール過剰摂種
尿酸排泄低下型高尿酸血症	原発性	腎臓での尿酸の特異的排泄低下	・突発性（原因不明） ・尿酸排出トランスポーター（ABCG2）機能低下 ・家族性若年性高尿酸血症性腎症（FJHN）
	二次性	糸球体濾過量の低下	・腎不全
		循環血漿量の低下	・脱水，尿崩症
		有機酸の蓄積	・ケトーシス（飢餓，糖尿病ケトアシドーシス） ・高乳酸血症（妊娠高血圧症候群）
		薬剤	・利尿薬（フロセミド，サイアザイド（チアジド）系利尿薬，D-マンニトール） ・抗結核薬（ピラジナミド，エタンブトール） ・少量のサリチル酸
混合型高尿酸血症	原発性	プリン体生合成の亢進，尿酸の特異的排泄低下	・突発性（原因不明）
	二次性	プリンヌクレオチドの分解亢進，有機酸の蓄積	・1 型糖尿病，アルコール過剰摂取，過激な運動（無酸素運動），組織低酸素症（ショック，心不全，呼吸不全）
		肥満	・メタボリックシンドローム

＊1：レッシュ・ナイハン（Lesch-Nyhan）症候群ともいう．
＊2：プリンヌクレオチドは，5-ホスホリボシル-1α-二リン酸（5-phosphoribosyl 1-pyrophosphate：PRPP）を土台に合成される．

● 疫学 ●

　高尿酸血症は現在も増加傾向にある．わが国の成人男性における高尿酸血症の頻度は 30 歳以降では 30％に達していると推定される．痛風の有病率は，男性において 30 歳以降では 1％を超えていると推定され，現在も増加傾向であると考えられる．
　痛風は圧倒的に男性に多い病気である．一般に女性は，痛風の原因である尿酸の血液中の濃度（血清尿酸値）が男性より低い．これは女性ホルモンに腎臓からの尿酸の排泄を促す作用があるためである．日本人女性の閉経年齢は 45 ～ 55 歳とされているが，職域における調査で，女性の高尿酸血症の発症頻度は，50 歳未満で 1.3％，50 歳以降で 3.7％であった．したがって，女性の高尿酸血症の頻度は，閉経を考慮に入れる必要がある．

Word HPRT
ヒポキサンチングアニンホスホリボシルトランスフェラーゼ
hypoxanthine-guanine phospho-ribosyltransferase

Word PRPP
ホスホリボシルピロリン酸
phosphoribosyl pyrophosphate

Word ABCG2
ATP-binding cassette transporter G2

Word FJHN
familial juvenile hyperuricaemic nephropathy

臨床症状

❶ 痛風関節炎

　痛風関節炎は多くの場合，急性単関節炎である．尿酸は低温・酸性下で結晶化しやすくなるため，血流が乏しく運動量が多い（冷えやすく低酸素で乳酸が

貯まりやすい）足指の関節が好発部位である．主に，第一中足趾節関節（**第一MTP 関節**もしくは**拇趾 MTP 関節**[注1]）に好発し，発赤，腫脹，熱感が関節の範囲を超えて広がる．予兆と呼ばれる局所の違和感に続いて関節炎が生じ，通常 24 時間以内にピークに達する．この関節炎は激烈な痛みをともなうため歩行困難になることもあるが，数日で軽快することから痛風発作と呼ばれる．痛風発作は発症当初は年 1～2 回程度の頻度であるが，高尿酸血症が適切に治療されないと次第に頻発し，発熱をともなうようになる．最終的には慢性多発性関節炎となり，持続的関節痛や関節変形をきたす．

注1：足の親指の付け根の関節のこと．

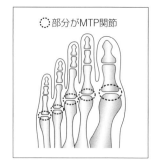

図 1　足と関節

❷ 痛風結節

痛風結節は，皮下組織などに沈着した尿酸塩結晶が互いに融合して大きくなり，その周囲を肉芽組織が取り囲み，コブのような盛り上がる無痛性の結節である．血流が乏しく，温度が低く，力学的刺激を受けやすい部位にできやすい．足趾，足背，手指，肘関節，耳介などに好発する．大きさは 1 mm 程度から 7 cm 大までさまざまで，内部は白色のペースト状あるいはチョーク状である．皮下結節の場合，大きくなると皮膚が薄くなり，崩壊して尿酸塩に富む内容物が排出されることがある．痛風結節は，血清尿酸値をコントロールすれば縮小あるいは消失するが，痛風の罹病期間が長く重篤であるほど生じやすく，骨組織に生じると関節破壊を招くことがある．

❸ 尿路結石

尿路結石は，尿酸塩結晶が尿路（腎臓，尿管，膀胱，尿道）で析出したものである．痛風患者の 20％程度に認められ，なかには痛風発作よりも先に尿路結石を経験する場合もある．**痛風患者の尿は酸性側（pH5～6）に傾いていることが多く，結石ができやすい．**

症状は結石のできる部位によって異なり，尿管結石の場合，側腹部から下腹部にかけて激しい痛みが生じる．一方，腎臓や膀胱内に結石ができた場合，症状はほとんどない．また，腎盂－尿管移行部や尿管などに結石ができると，尿に血が混じることが多い．尿酸結石を誘発する主な危険因子として，①尿量低下あるいは水分摂取不足，②尿中尿酸排泄量の増加，③酸性尿の存在が挙げられる．

高尿酸血症・痛風に合併する尿路結石は，1/3 が純粋な尿酸結石であるが，残りの 2/3 はシュウ酸カルシウム結石，リン酸カルシウム結石，あるいは尿酸結石との混合結石である．

❹ 腎障害（痛風腎）

痛風腎は，痛風の原因である尿酸結晶が腎臓に沈着することにより尿細管間質性腎炎を発症した状態である．痛風結節患者もしくは腎機能に見合わない高尿酸血症をもつ経過の長い痛風患者で，腎機能低下や蛋白尿などを認めたときに痛風腎を疑う．糸球体に向かって上行性に障害が広がっていくが，腎障害の

初期は髄質（尿細管）障害が主体であるため，糸球体機能障害よりも髄質機能障害が先行し，蛋白尿の出現やクレアチニンクリアランス（C_{cr}）の低下よりも尿浸透圧値の低下（尿濃縮力の低下）が多くみられる．

以前は尿毒症へ進展して痛風患者の死因の大半を占めたが，高尿酸血症の治療が普及した現在では尿毒症は激減した．ただし，痛風腎は痛風に高率に合併する高血圧と相まって腎機能を徐々に低下させ，末期腎不全に陥ることが多い．

診断

❶ 血清尿酸値の測定方法

ほとんどの施設で，自動分析装置によるウリカーゼ・ペルオキシダーゼ法が用いられている．高尿酸血症は，血清尿酸値が 7.0 mg/dL を超えるものと定義する．ただし，痛風発作中の血清尿酸値は低値を示すことがある．

❷ 高尿酸血症の病型分類

高尿酸血症・痛風の病態を把握し，その合理的治療を行うため，病型に基づき分類する（表2）．病型分類の診断においては，3日間の高プリン食制限，アルコール制限の後，尿中尿酸排泄量，尿酸クリアランスおよびクレアチニンクリアランス（C_{cr}）[注2]の測定を行う．

$$尿酸クリアランス = \frac{\{尿中尿酸濃度（mg/dL）\} \times \{60分間尿量（mL）\}}{\{尿中尿酸濃度（mg/dL）\} \times 60}$$
$$\times \frac{1.73}{体表面積（m^3）}$$

正常値：11.0（7.3～14.7）mL/min

$$尿中尿酸排泄量 = \frac{\{尿中尿酸濃度（mg/dL）\} \times \{60分間尿量（mL）\}}{100 \times 体重（kg）}$$

正常値：0.496（0.483～0.509）mg/kg/hr

注2：腎機能障害の1所見として尿酸クリアランスが低下する場合もあるので，その鑑別の意味で C_{cr} の測定をあわせて行い，尿酸クリアランス/C_{cr} 比（R）を求める．Rは，原発性尿酸排泄低下型では低値を示す．

表2　高尿酸血症の病型分類

病　型	尿中尿酸排泄量 (mg/kg/hr)		尿酸クリアランス (mL/min)
尿酸産生過剰型	＞0.51	および	≧7.3
尿酸排泄低下型	＜0.48	あるいは	＜7.3
混合型	＞0.51	および	＜7.3

＜出典：日本痛風・核酸代謝学会ガイドライン改訂委員会 編集，高尿酸血症・痛風の治療ガイドライン（第2版），p.64，メディカルレビュー社，2010＞

❸ 痛風関節炎

確定診断は，表3の①関節液中の尿酸塩結晶の有無，②痛風結節が証明される，または③の11項目のうち6項目以上を満たせば痛風であるとする．

表3 痛風関節炎の診断基準

①尿酸塩結晶が関節液中に存在すること
②痛風結節の証明
③以下の項目のうち6項目以上を満たすこと
　a) 2回以上の急性関節炎の既往がある　　b) 24時間以内に炎症がピークに達する
　c) 単関節炎である　　　　　　　　　　d) 関節の発赤がある
　e) 第一MTP関節の疼痛または腫脹がある　f) 片側の第一MTP関節の病変である
　g) 片側の足関節の病変である　　　　　 h) 痛風結節（確診または疑診）がある
　i) 血清尿酸値の上昇がある　　　　　　 j) X線上の非対称性腫脹がある
　k) 発作の完全な寛解がある

<出典：Wallace SL, Robinson H, Masi AT, et al：Preliminary criteria for the classification of the acute arthritis of primary gout. Arthritis Rheum 20：895-900, 1977>

治療

　高尿酸血症・痛風は代表的な生活習慣病であり，生活習慣の是正を目的とした非薬物療法としての生活指導は，薬物療法の有無にかかわらず重要な役割を有する．生活指導は，**食事療法，飲酒制限，運動の推奨**が中心となり，肥満の解消は血清尿酸値を低下させる効果が期待される．

　痛風関節炎を繰り返す症例や痛風結節を認める症例は，生活指導だけでは体内の尿酸蓄積を解消することは難しく，薬物治療によって血清尿酸値を6.0 mg/dL以下とするのが望ましい．この際，尿路結石の既往や尿路結石を保有している患者には尿酸産生抑制薬を使用して尿中の尿酸排泄も抑制する必要がある．

　痛風関節炎をきたしていない無症候性高尿酸血症については，尿路結石を含む腎障害や心血管リスクと考えられる高血圧，虚血性心疾患，糖尿病，メタボ

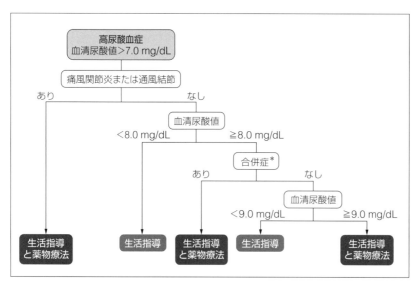

図2　高尿酸血症の治療指針
＊腎結石，尿路結石，高血圧，虚血性心疾患，糖尿病，メタボリックシンドロームなど
<出典：日本痛風・核酸代謝学会ガイドライン改訂委員会 編，高尿酸血症・痛風の診療ガイドライン第2版，p.80，メディカルレビュー社，一部改変>

リックシンドロームなどの合併症を有する場合は血清尿酸値 8.0 mg/dL 以上が薬物治療を考慮する基準と考えられる（図2）.

① 食事療法

高プリン食を極力控えるという指導が望ましく，プリン体として1日の摂取量が 400 mg を超えないようにする．ただし，最近では，高尿酸血症・痛風患者の食事療法の主眼は，プリン体の制限からむしろ総エネルギー量の制限に移行している．そのため，肥満傾向にある高尿酸血症・痛風患者に対しては，糖尿病治療に準じた摂取エネルギーの適正化が食事療法の第一に挙げられる．

高炭水化物食はインスリン抵抗性を増大させるため好ましくない．乳製品はむしろ血清尿酸値を低下させ，痛風のリスクを増加させないため，積極的に摂ることが望ましい．ショ糖や果糖の過剰摂取は避けたほうがよい．

表4　プリン体の多い食品と少ない食品（100 g 当たりのプリン体量）

	肉類	魚類	卵・乳製品	野菜・果物	穀類・その他
極めて多い（300 mg～）	・鶏レバー	・マイワシ干物 ・あんこう肝酒蒸し	・イサキ白子		
多い（200～300 mg）	・豚レバー ・牛レバー	・カツオ ・マイワシ ・マアジ干物 ・サンマ干物			・大正エビ
少ない（50～100 mg）	・豚ロース ・豚バラ ・牛肩ロース ・牛タン ・マトン ・ボンレスハム ・プレスハム ・ベーコン	・ウナギ ・ワカサギ ・ツミレ		・ほうれん草 ・カリフラワー	
極めて少ない（～50 mg）	・コンビーフ ・ウインナーソーセージ	・魚肉ソーセージ ・かまぼこ ・焼ちくわ ・さつま揚げ	・カズノコ ・スジコ ・イクラ ・牛乳 ・チーズ ・バター ・鶏卵	・果物 ・キャベツ ・トマト ・にんじん ・大根 ・白菜	・豆腐 ・とうもろこし ・じゃがいも ・さつまいも ・米飯 ・パン ・うどん ・そば ・海藻類

② 飲酒制限

アルコール飲料は，プリン体の有無にかかわらずそれ自体の代謝に関連して血清尿酸値を上昇させるため，種類を問わず過剰摂取は避ける．特にビールはプリン体を多く含むばかりでなく，エタノール等量で比較すると他の酒類よりも高エネルギー飲料であるため，肥満を助長する可能性がある．血清尿酸値への影響を最低限に保つ1日摂取量の目安は，日本酒1合，ビール 500 mL，またはウィスキー 60 mL 程度である．

Chapter 3　高尿酸血症，痛風

❸ 運動の奨励

重い負荷をかけたウエイトトレーニングや短距離走のような，瞬間的に息を止める無酸素運動は，血清尿酸値の上昇を招くため避ける．適正な体重（BMI＜25）を目標にして，週3日程度の軽い有酸素運動[注3]を継続して行うことが好ましい．

注3：酸素を取り入れながらゆっくり行う運動で，ウォーキング，ジョギング，水泳，水中ウォーキング，エアロビクス，サイクリングなどがある．

❹ 痛風結節の治療

血清尿酸値を 6.0 mg/dL 未満に維持することで痛風結節の縮小，消失が認められ，再発を防止できる．自壊して感染をともなったり，機械的刺激となったり，腫瘍との鑑別や，神経圧迫による疼痛制御を必要とした場合に摘出術が考慮されるが，手術をしても薬物療法は必要である．

❺ 痛風腎の治療

一般的な慢性腎臓病（CKD）の食事療法（減塩，低タンパク質）に加えて，低プリン食，アルコール摂取制限を行う．飲水指導や尿アルカリ化薬による尿路管理や薬物治療による尿酸生成抑制も重要である．

Word ▶ CKD
chronic kidney disease

治療薬

❶ 高尿酸血症の治療薬

尿酸降下薬は，作用機序の違いによって尿酸排泄促進薬と尿酸生成抑制薬に分類される．

（1）尿酸排泄促進薬（表5）

プロベネシドとベンズブロマロンは，近位尿細管の管腔側で発現して尿酸の

Word ▶ URAT
urate transporter

Word ▶ SJS
Stevens-Johnson 症候群
スティーブンス・ジョンソン症候群（皮膚粘膜眼症候群）

Word ▶ TEN
toxic epidermal necrolysis
中毒性表皮壊死症（Lyell 症候群）

表5　尿酸排泄促進薬一覧

医薬品	推奨投与量	併用注意である医薬品	重大な副作用
プロベネシド	1日 500～2,000 mg 1日2～4回 【維持量】 1日 1,000～2,000 mg 1日2～4回	・サリチル酸系製剤（アスピリンなど） ・インドメタシン ・経口血糖降下薬 ・経口抗凝固薬 ・抗菌薬（ペニシリン系，セファロスポリン系，ガチフロキサシン） ・抗ウイルス薬（アシクロビル，バラシクロビル，ガンシクロビル） ・抗HIV薬（ザルシタビン，ジドブジン） ・ジアフェニルスルフォン ・メトトレキサート ・抗悪性腫瘍薬（サルファ剤，ノギテカン） ・パントテン酸	アナフィラキシー，貧血（溶血性，再生不良性），肝臓の壊死，ネフローゼ症候群など
ベンズブロマロン	1日 25～150 mg 1日1～3回	・サリチル酸系製剤 ・クマリン系抗凝固薬（ワルファリン） ・抗結核薬	重篤な肝障害など
ブコローム	1日 300～900 mg 1日1～3回	クマリン系抗凝固薬	SJS，TEN など

再吸収を担っている**尿酸トランスポーター1（URAT1）の作用を抑制する**ことで尿酸排泄促進作用を発揮する．ベンズブロマロンの尿酸排泄促進作用は強力である．ブコロームは，NSAIDs の1つとしてわが国で開発された薬剤であり，尿酸排泄促進作用も有する．

（2）尿アルカリ化薬

尿酸排泄促進薬使用時には，尿アルカリ化薬を併用して尿路結石の防止に努める．クエン酸カリウム／クエン酸ナトリウムは，主として**代謝産物の重炭酸イオンが生体において塩基として作用する**ことにより，高尿酸血症における酸性尿を改善する．また，体液のアルカリ化によりアシドーシスを改善する．

（3）尿酸産生抑制薬（表6）

（a）アロプノール

アロプリノールは，プリン代謝経路の最終ステップに働く**キサンチンオキシダーゼ（XOD）を阻害する**．血清尿酸値の低下とともに，尿中の尿酸排泄量

Word▶ XOD
xanthine oxidase

表6　尿酸生成抑制薬

医薬品	アロプリノール	フェブキソスタット	トピロキソスタット
構造式	プリン骨格	非プリン骨格	非プリン骨格
効能・効果	高尿酸血症をともなう高血圧症，痛風	高尿酸血症，痛風	
XOD 阻害様式	非選択的	選択的	
排泄経路	尿中のみ	尿中，糞中	
腎機能低下による減量	必要	中程度までは不要 （通常用量で使用可能）	
推奨される1日投与量と投与方法	100〜300 mg/日 1〜3回	1日 10 mg から開始 40〜60 mg/日 1日1回	1日 40 mg から開始 120〜160 mg/日 1日2回
併用禁忌薬剤	なし	メルカプトプリン，アザチオプリン	
併用に注意を要する薬剤	メルカプトプリン，アザチオプリン，ビダラビン，クマリン系抗凝固薬，クロルプロパミド，シクロホスファミド，シクロスポリン，フェニトイン，キサンチン系薬，ジダノシン，ペントスタチン，カプトプリル，ヒドロクロロチアジド，アンピシリン	ビダラビン，ジダノシン	ビダラビン，ジダノシン，ワルファリン，キサンチン系薬
重大な副作用	TEN，SJS，剥脱性皮膚炎などの重篤な皮膚障害，過敏性血管炎，薬剤性過敏症症候群，ショック，アナフィラキシー，再生不良性貧血，汎血球減少，無顆粒球症，血小板減少，劇症肝炎などの重篤な肝機能障害，黄疸，腎不全や，その増悪，間質性腎炎を含む腎障害，間質性肺炎，横紋筋融解症	肝機能障害，過敏症	肝機能障害，多形紅斑

代謝疾患編

も減少させるため尿路結石の治療にも有用である．

アロプリノールの代謝物（酸化体）であるオキシプリノール[注4]にも強力なXOD阻害作用があり，血中半減期が18〜30時間と長いため，アロプリノールより尿酸産生抑制効果が持続する．

ただし，オキシプリノールは腎排泄型であるため，腎機能低下例では蓄積性があり，重篤な副作用も報告されている．そのため，**腎機能低下例に対してはアロプリノールの用量を減ずることが推奨されている**．また，テオフィリンなどのキサンチン系薬と併用する場合は，その血中濃度が上昇するとの報告があり，キサンチン系薬の投与量に注意が必要である．

（b）フェブキソスタット，トピロキソスタット

一方，近年開発されたフェブキソスタットおよびトピロキソスタットは，プリン骨格[注5]を有さず，XOD以外の核酸代謝酵素を阻害しない選択的XOD阻害薬である．両薬剤は，腎臓からの尿中排泄以外にも糞中に排泄する経路ももっているため，**軽度〜中程度の腎機能低下例では減量の必要がなく，安全かつ十分に血清尿酸値を低下させることができる**．また，アロプリノールの適応が「痛風，高尿酸血症をともなう高血圧症」であるのに対し，フェブキソスタット，トピロキソスタットはともに「痛風，高尿酸血症」とより幅広い適応があり，痛風関節炎を発症していない無症候性高尿酸血症にも使用しやすい．ただし，XODで代謝される薬剤との併用は注意が必要であり，**両薬剤ともメルカプトプリンまたはアザチオプリンを投与中の患者には禁忌である**[注6]．

② 痛風関節炎時の治療薬

（1）コルヒチン

痛風発作時は，局所に浸潤した好中球の尿酸塩結晶貪食作用，および貪食好中球の脱顆粒が亢進している．コルヒチンは，チュブリンと結合し，微小管の形成を阻害して，関節炎部位への好中球の遊走を抑制する．また，好中球の走化性因子（LTB4，IL-8）に対する反応性を著明に低下させる．これらの作用により，痛風の発作を抑制すると考えられる．

痛風発作におけるコルヒチンの効果は，発作が起きた場合，その投与が早いほど有効性が高い．痛風発作の前兆を感じる場合はコルヒチン1錠（0.5 mg）を用い，発作を頓挫させる．**痛風発作が頻発する場合には，コルヒチンを連日服用させる「コルヒチン・カバー」が有効である**．

（2）非ステロイド性抗炎症薬（NSAIDs）（表7）

NSAIDsは急性炎症である痛風関節炎治療の中心的薬剤である．NSAIDs[注7]はシクロオキシゲナーゼ（COX）を阻害し，アラキドン酸からのプロスタグランジン産生を減少させ，抗炎症・鎮痛・解熱作用を発揮する．

痛風発作に対するNSAIDsは，短期間のみ比較的大量に投与することが原則である（NSAIDsパルス療法）．激痛が軽減した後も関節痛が持続して，日常生活に支障をきたす場合には，NSAIDsを常用量投与する．痛風関節炎が軽快すればNSAIDsは中止する．

注4：オキシプリノールの構造式

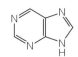

注5：プリン骨格の構造式

注6：アザチオプリンの代謝物メルカプトプリンの代謝酵素であるXODの阻害により，メルカプトプリンの血中濃度が上昇し，骨髄抑制などの副作用を増強する可能性がある．

Word LTB4
ロイコトリエンB4
leukotriene B4

Word IL-8
インターロイキン-8
interleukin-8

注7：アスピリンは少量投与では血清尿酸値を軽度に上昇させるが，大量投与で血清尿酸値を低下させる．痛風発作中に血清尿酸値を低下させると痛風発作の増悪や遷延化をきたす．鎮痛作用を発揮する量のアスピリンは血清尿酸値を低下させるので，痛風発作にアスピリンは避けるべきである．

Word COX
cyclooxygenase

表7 痛風発作に保険適応があるNSAIDs一覧

医薬品	剤形	推奨投与量
インドメタシン	徐放性カプセル	1回25 mg　1日2回 ※症状によっては，1回37.5 mg　1日2回
オキサプロシン	錠剤	1日400 mg（最大で1日600 mgまで）
ナプロキセン	錠剤	【初回投与】1日400〜600 mg 【翌日以降】1回200 mg　1日3回, 　　　　　もしくは，1回300 mg（3時間ごと）1日3回まで
プラノプロフェン	錠剤	【初回投与】1回150〜225 mg　1日3回 【翌日以降】1回75 mg　1日3回

(3) 副腎皮質ステロイド薬

痛風関節炎において，NSAIDsが使用できない場合，NSAIDs投与が無効であった場合，多発性に関節炎を生じている場合は，経口副腎皮質ステロイド薬が使用される．

薬物療法

❶ 痛風関節炎

痛風発作は，尿酸塩結晶が誘発する急性関節炎である．適切な治療を行うことにより患者の苦痛を除去し，QOLを改善することが痛風発作治療の目的で

Word ▶ QOL
生活の質
quality of life

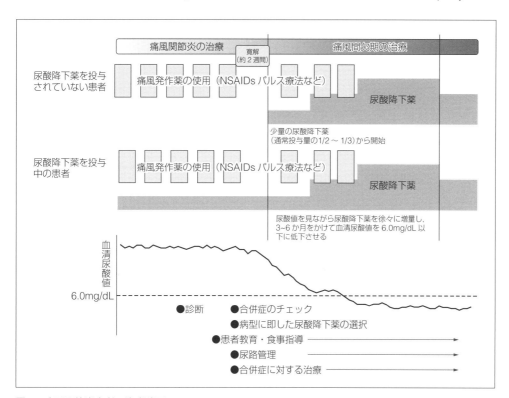

図3　痛風関節炎患者の治療計画

Chapter 3 高尿酸血症，痛風

ある．加えて，痛風発作を経験した患者に対しては，痛風の原因となる高尿酸血症の長期治療への導入が重要であり，関節炎の鎮静化をもって治療が終了したと考えてはならない．

(1) 痛風関節炎時

痛風関節炎時においては血清尿酸値を変動させることにより発作が悪化するといわれているため，痛風関節炎時は尿酸降下薬を投与せず，治療手段としてはコルヒチン，NSAIDs，副腎皮質ステロイド薬の3つの手段を選択する．ただし，適量の尿酸降下薬投与時に痛風関節炎が起こった場合は，尿酸降下薬を中止することなく，痛風関節炎の治療を行う（図3）．

処方例

60歳男性，拇趾MTP関節の痛風発作が持続して日常に支障をきたしている（尿酸値 12mg/dL）
ナプロキセン錠（100 mg）　1回100〜200 mg　1日3回　連日服用

商品名
ナプロキセン：ナイキサン

処方解説◆評価のポイント

■処方目的
　COXを阻害することによる炎症の消失[※1]

■主な禁忌症
　消化性潰瘍，重篤な血液の異常，重篤な肝障害・腎障害，重篤な心機能不全，重篤な高血圧症，アスピリン喘息，妊娠後期

■効果のモニタリングポイント
　痛風発作の寛解

■副作用のモニタリングポイント
　胃腸障害，腹痛・胃痛・胃部不快感，悪心・嘔吐，食欲不振，発疹，浮腫，PIE症候群，SJS，血液障害，腎障害

▶▶▶留意事項
[※1] 激痛が軽減したものの，関節痛が持続して日常に支障をきたす場合．NSAIDs が使用可能であれば，NSAIDs を常用投与する．

Word▶ PIE
pulmonary infiltration with eosinophilia

(2) 痛風発作前兆期・極期

痛風発作の前兆期にはコルヒチン1錠を経口投与し，極期にはNSAIDsを短期間のみ大量に投与（パルス療法）して炎症を鎮静化させる方法が一般的である．しかし，副腎皮質ステロイド薬も十分に有効な薬剤であり，患者の状態に合わせて経口，筋注，関節内注入などの投与ルートが選択できる利点がある．

処方例

60歳男性，拇趾MTP関節の痛風発作の前兆期（尿酸値 12 mg/dL）
コルヒチン錠（0.5 mg）　1回1錠　頓用　関節の違和感，熱感などを感じたとき

商品名
コルヒチン：コルヒチン

処方解説◆評価のポイント

■処方目的
　痛風発作の予防・寛解（痛風発作の前兆期[※1]）

■主な禁忌症
　肝機能または腎機能に障害があり，肝代謝酵素CYP3A4を強く阻害する薬剤またはP糖タンパク質を阻害する薬剤を服用中の患者，妊婦

▶▶▶留意事項
[※1] 短期間に頻回に痛風発作を繰り返す場合，発作や発作の予兆の有無に関係なく，1日1錠のコルヒチンを1〜2か月間の目安に継続的に投与する（コルヒチン・カバー）

140

■効果のモニタリングポイント
痛風発作の寛解※2

■副作用のモニタリングポイント
腹痛・下痢などの胃腸障害※3, 嘔吐, 筋痙攣

処方例

60 歳男性, 拇趾 MTP 関節の痛風発作（極期）を発症（尿酸値 12 mg/dL）
NSAIDs の短期間大量療法（NSAIDs パルス療法）
ナプロキセン錠（100 mg）1 回 300 mg　3 時間ごとに 1 日 3 回まで　1 日分のみ
本処方を 1 日に限って行い, 軽快すれば中止する. その後も疼痛が軽減しない場
合は, 24 時間の間隔をおいて, 本処方をもう一度繰り返す.

処方解説◆評価のポイント

■処方目的
COX を阻害することによる痛風発作時（極期）の疼痛寛解

■主な禁忌症
消化性潰瘍, 重篤な血液の異常, 重篤な肝・腎障害, 重篤な心機能不全, 重篤な
高血圧症, アスピリン喘息, 妊娠後期

■効果のモニタリングポイント
痛風発作の寛解

■副作用のモニタリングポイント
胃腸障害, 腹痛・胃痛・胃部不快感, 悪心・嘔吐, 食欲不振, 発疹, 浮腫, PIE
症候群, SJS, 血液障害, 腎障害

処方例

60 歳男性, 拇趾 MTP 関節の痛風発作を発症（尿酸値 12 mg/dL）
NSAIDs が使用できない場合
①プレドニゾロン錠（5 mg）　1 回 5〜10 mg　1 日 3 回　朝昼夕食後
　　　　　　　　　　　　　　　　　　　　　　　　　　7 日分（1 週目）
②プレドニゾロン錠（5 mg）　1 回 5〜10 mg　1 日 2 回　朝夕食後
　　　　　　　　　　　　　　　　　　　　　　　　　　7 日分（2 週目）
③プレドニゾロン錠（5 mg）　1 回 5〜10 mg　1 日 1 回　朝食後
　　　　　　　　　　　　　　　　　　　　　　　　　　7 日分（3 週目）

処方解説◆評価のポイント

■処方目的
痛風発作時（極期）の疼痛寛解. NSAIDs が使用できない, NSAIDs が無効, も
しくは多発性に関節炎を生じている場合などの炎症の鎮静化（副腎皮質ステロイ
ド薬の漸減療法※1）

■効果のモニタリングポイント
痛風発作の寛解

■副作用のモニタリングポイント
満月様顔貌, 副腎系抑制, 胃潰瘍, 十二指腸潰瘍, 消化管出血, 高血糖, 感染症,
膵炎, 心筋梗塞, 脳梗塞, 動脈瘤, 血栓症, 精神変調, 骨粗鬆症, 緑内障, 後嚢
白内障, 肥満, 脂質異常症

※2 痛風発作で起こる足の親指の
付け根などの下肢の激しい痛み,
発赤, 腫脹などの症状の有無と発
作の頻度を尋ね, 治療効果を確認
する.
※3 投与量の増加にともない, 胃
腸障害の発現が増加するため, 痛
風発作の緩解には通常, 成人には
コルヒチンとして 1 日 1.8 mg ま
での投与にとどめる.

商品名
ナプロキセン：ナイキサン

代謝疾患編

商品名
プレドニゾロン：プレドニン

▶▶▶留意事項
※1 ただし, 重症例においては,
少量（1 日 5 mg 程度）を数か月
間投与せざるを得ない場合がある.

❷ 高尿酸血症

痛風関節炎を繰り返す症例や痛風結節を認める症例は，生活指導だけでは体内の尿酸蓄積を解消することは難しく，**薬物治療によって血清尿酸値を6.0 mg/dL以下とするのが望ましい**．この際，尿路結石の既往や尿路結石を保有している患者には尿酸産生抑制薬を使用して尿中の尿酸排泄を抑制する必要がある．

薬物治療にあたっては，まず，病型が**尿酸排泄低下型**か，**尿酸産生過剰型**か，**混合型**かを判断する．ただし，**尿酸排泄により腎障害を助長する場合は，尿酸産生抑制薬を投与する**（図4）．また，**尿酸排泄促進により結石生成を助長する場合は，尿酸産生抑制薬を投与する**[注8]．

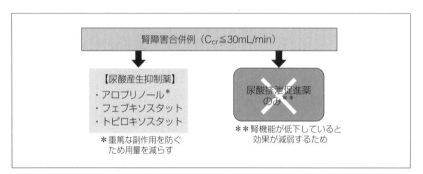

図4 腎障害合併高尿酸血症における治療薬の選択

（1）尿酸排泄低下型の治療

処方例

65歳女性，手指の多発関節痛と関節腫脹を自覚（尿酸値 11.3 mg/dL）
NSAIDsパルス療法にて症状寛解後，以下の①②を併用処方する．
①（開始時）ベンズブロマロン錠（25mg）1回1〜2錠　1日1回（25〜50 mg）
　（維持期）ベンズブロマロン錠（50mg）1回1錠　1日1〜3回（50〜150 mg）
②クエン酸カリウム・クエン酸ナトリウム水和物配合製剤　1回2錠　1日3回

処方解説◆評価のポイント

■ 処方目的
　処方薬①：（開始時）尿酸の排泄促進
　処方薬②：尿路結石の防止（酸性尿の改善），アシドーシスの改善
■ 主な禁忌症
　処方薬①：肝障害，腎結石，重篤な腎機能障害，妊婦
　処方薬②：ヘキサミン[※1]との併用
■ 効果のモニタリングポイント
　処方薬①：血清尿酸値の減少[※2]
　処方薬②：尿pHの至適化[※3]
■ 副作用のモニタリングポイント
　処方薬①：肝障害[※4]（食欲不振，悪心・嘔吐，全身倦怠感，腹痛，下痢，発熱，尿濃染，眼球結膜黄染など）
　処方薬②：投与初期の痛風発作誘発，尿酸結石[※5]およびこれに由来する血尿，腎仙痛など

注8：尿酸産生抑制薬は，血清尿酸値の低下とともに，尿中の尿酸排泄量も減少させるため尿路結石の治療にも有用である．尿酸産生抑制薬と尿酸排泄促進薬の少量併用は可能である．

商品名
ベンズブロマロン：ユリノーム
クエン酸カリウム／クエン酸ナトリウム：ウラリット

▶▶▶ 留意事項
[※1] 尿中で分解してホルムアルデヒドを遊離し，尿に防腐性を与える尿路感染症（膀胱炎，腎盂腎炎）治療薬．酸性尿（pH5.5以下）中で抗菌作用を発現するが，尿のアルカリ化により作用が減弱する．
[※2] 少量から開始し，血清尿酸値や尿中尿酸排泄量を測定しながら徐々に増量し，3〜6か月かけて維持量を決定する．
[※3] 尿検査で尿pHが6.2〜6.8の範囲に入るよう適宜増減する．
[※4] 劇症肝炎などの重篤な肝障害が主に投与開始6か月以内に発現し，死亡などの重篤な転帰に至る例も報告されているので，投与開始後少なくとも6か月間は必ず定期的に肝機能検査を行う（緊急安全性情報）．
[※5] 結石防止のために，水分摂取による尿量増加（1日尿量2L以上），および尿アルカリ化薬による尿のアルカリ化尿の維持（pH 6以上，できれば6.4以上）を図る．

（2）尿酸産生過剰型の治療

処方例

65歳女性，手指の多発関節痛と関節腫脹を自覚．腎機能[※1]は正常（尿酸値11.3 mg/dL）

NSAIDsパルス療法にて症状寛解後

アロプリノール錠（100 mg）1回1錠　1日1～3回（100～300 mg）

処方解説◆評価のポイント

■処方目的

尿酸の産生抑制

■主な禁忌症

アロプリノールに対して過敏症の既往歴のある患者

■効果のモニタリングポイント

血清尿酸値の減少

■副作用のモニタリングポイント

処方例③：表6の重大な副作用参照

処方例

65歳女性，手指の多発関節痛と関節腫脹を自覚，軽度腎機能障害[※1]あり（尿酸値11.3 mg/dL）

NSAIDsパルス療法にて症状寛解後

【開始時】フェブキソスタット錠（10 mg）　1回1錠　1日1回

【維持期[※2]】フェブキソスタット錠（40 mg）　1回1錠　1日1回

処方解説◆評価のポイント

■処方目的

尿酸の産生抑制

■主な禁忌症

メルカプトプリンまたはアザチオプリン[※3]を投与中の患者

■効果のモニタリングポイント

血清尿酸値の減少

■副作用のモニタリングポイント

肝機能障害，過敏症

代謝疾患編

商品名
アロプリノール：ザイロリック，サロベール

▶▶▶留意事項

[※1] アロプリノールは尿中排泄型のため，腎機能に応じて用量を変更する必要がある．

腎機能（C_{cr}：mL/min）と投与量（mg/日）は次の通り.

■通常

$C_{cr} > 50$：100～300 mg/日

$30 < C_{cr} \leqq 50$：100 mg/日

$C_{cr} \leqq 50$：50 mg/日

■透析施行例

透析終了時に100 mg

■腹膜透析施行例

50 mg/日

商品名
フェブキソスタット：フェブリク

▶▶▶留意事項

[※1] 軽度～中等度の腎機能低下症例での減量が不要であり，高度の腎機能患者においても安全上問題となる有害事象の報告は少なく，慎重に使用することは可能と考えられている．

[※2] 血中尿酸値の急激な低下により痛風関節炎（痛風発作）が誘発されることがあるので，本剤の投与は10 mg 1日1回から開始し，徐々に増量すること.

[※3] アロプリノールは併用注意.

服薬指導

❶ 痛風関節炎

- 痛風関節炎の鎮静化をもって治療が終了したわけではなく，痛風の原因となる高尿酸血症の長期治療への導入が重要である．

- 一般的な注意として，**痛風発作中はできるだけ患部の安静を保ち，患部を冷却し，禁酒する**．

- 痛風発作の予防として，コルヒチンを携行することが望ましい．発作の前兆を感じたときに速やかにコルヒチンを1錠だけ服用する．発作極期になってから服用すると，大量に服用しても十分な有効性が得られない．

Chapter 3 高尿酸血症，痛風

- 発作極期に NSAIDs を空腹の状態で服用すると，胃腸障害を起こすため，水分を多めに摂取する．発作が軽快すれば，漫然と続けずに服用を中止する．
- 副腎皮質ステロイド薬を服用する場合，連用後，投与を急に中止すると，ときに発熱，頭痛，食欲不振，脱力感，筋肉痛，関節痛，ショックなどのステロイド離脱症状が現れることがあるので，自己判断で中止してはいけない．服用を中止する場合，徐々に減量するなど慎重に行う必要がある．

❷ 高尿酸血症

- 薬物療法以外でも，過食，高プリン・高脂肪・高タンパク食嗜好，飲酒の常習，運動不足などの生活習慣を是正する．
- 高尿酸血症の治療開始前で痛風発作がある場合，血清尿酸値を変動させることにより発作が悪化するといわれているため，**発作が寛解するまで尿酸降下薬は服用しない**．
- 尿酸降下薬を服用中に痛風発作が増悪した場合は，上記と同様の理由により，**尿酸降下薬は用量を変更せずに投与を継続し**，症状により**コルヒチン，NSAIDs，副腎皮質ステロイド薬などを併用する**．
- 尿酸排泄促進薬を使用する場合は，尿量を増加させるために，**水分を多めに摂取する**．
- ベンズブロマロンの副作用として，肝障害が発生する場合があるため，定期的に肝機能検査を受ける．肝機能検査値の異常，黄疸，食欲不振，悪心・嘔吐，全身倦怠感，腹痛，下痢，発熱，尿濃染，眼球結膜黄染などが現れた場合には，服用を中止し，直ちに受診する．
- アロプリノールを服用する場合，皮膚症状または過敏症状が発現し，重篤な症状に至ることがあるので，発熱，発疹などが認められた場合には服用を中止し，直ちに受診する．

骨・関節関連疾患編

Chapter 1

骨粗鬆症

**学習の
ポイント**

主な臨床症状

脆弱性骨折（主に椎骨，大腿骨近位部，前腕骨），骨密度低下，身長低下

主な治療薬

骨粗鬆症性骨折を予防することが重要になる．このため，骨密度を増加させ，骨折を予防する薬物が使用される．

1 ビスホスホネート製剤〈エチドロン酸二ナトリウム，アレンドロン酸ナトリウム，リセドロン酸ナトリウム，ミノドロン酸，イバンドロン酸ナトリウム，ゾレドロン酸〉

2 女性ホルモン薬〈エストラジオール，結合型エストロゲン（保険適用外）〉

3 選択的エストロゲン受容体モジュレーター（SERM）〈ラロキシフェン，バゼドキシフェン〉

4 活性型ビタミンD_3製剤〈アルファカルシドール，カルシトリオール，エルデカルシトール〉

5 ビタミンK_2製剤〈メナテトレノン〉

6 カルシトニン製剤〈サケカルシトニン，エルカトニン〉

7 副甲状腺ホルモン薬〈テリパラチド〉

8 完全ヒト型抗RANKLモノクローナル抗体製剤〈デノスマブ〉

概要

WHOでは，骨粗鬆症（osteoporosis）を「低骨量[注1]と骨組織の微細構造の異常を特徴とし，骨の脆弱性が増大し，骨折の危険性が増大する疾患」と定義している．

骨粗鬆症はその原因により，原発性骨粗鬆症と続発性骨粗鬆症に分けられる．原発性骨粗鬆症の原因には，遺伝的素因，閉経，加齢や生活習慣などの環境要因がある．一方，続発性骨粗鬆症の原因には，副甲状腺機能亢進症などの内分泌疾患や副腎皮質ステロイド薬などがある．

骨粗鬆症による骨折は，高齢者の寝たきりの大きな原因の1つであり，2025年に超高齢化社会を迎えるわが国にとって，その予防は医療のみならず社会的にも重要な課題となっている．

注1：骨量とは，骨基質（コラーゲンなど）と骨塩（カルシウムなど）の総和である．

● 骨代謝回転 ●

古い骨は破骨細胞に吸収され，骨芽細胞がつくる新しい骨で補充される．この骨の新陳代謝機構を骨リモデリングと呼び，主に，破骨細胞，骨芽細胞，骨表面を覆うライニング（lining）細胞，骨基質内に存在する骨細胞といった細胞群の連携した活動によるプロセスである．骨リモデリングは，破骨細胞が骨吸収を始めることで開始される．成熟した破骨細胞は骨基質との吸着面に酸を分泌して無機質を溶解し，また破骨細胞が特異的に産生するタンパク質分解酵素カテプシンKを分泌して骨基質タンパク質を消化し，吸収窩を形成する（吸収相）．

骨吸収が完了すると，骨芽細胞が骨表面に付着して逆転相を迎え，形成相が始まる．形成相では骨芽細胞によりI型コラーゲン[注2]やオステオカルシンなどの骨基質タンパク質が産生されて類骨が形成され，数日遅れてカルシウムやリンなどのミネラル成分の沈着により石灰化が生じ，吸収窩は新生骨で埋められる．この際，骨芽細胞

注2：ヒトの細胞外マトリクスの主成分．30種類以上の型が存在し，骨には主にI型が存在する．

146

の一部は骨基質中に埋め込まれて骨細胞になり，残りは骨表面上でライニング細胞となる．

この一連の過程は約2～5か月を要する1つのリモデリング周期を構成し，全骨格の3～6%が常にリモデリングされる．また，成長期から成長完了後も生涯にわたって繰り返される．これにより，骨組織は劣化を修復して強度を保ち，力学的刺激下で生体を維持し，また生体のカルシウム恒常性を維持するための供給源としての機能を果たす．

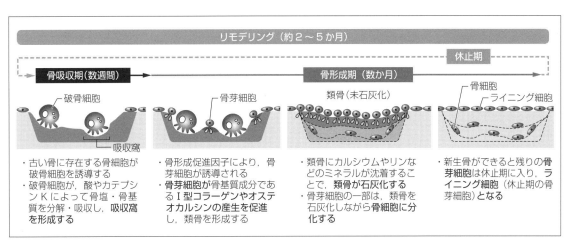

図1 骨のリモデリング

骨強度を規定する因子には，**骨密度**[注3]と**骨質**[注4]の2つがあり，**骨強度には骨密度が70%程度，骨質が30%程度関係する**．骨密度は，少年期から思春期にかけて高まり，最大骨量に達するが，成人期以降，閉経にともなうエストロゲンの低下による破骨細胞の機能亢進（女性）や加齢にともなう骨芽細胞機能の低下（男女共通）により，破骨細胞による骨吸収が相対的に骨芽細胞による骨形成を上回り骨密度は低下する．エストロゲンは，直接，破骨細胞の分化・成熟を抑制するが，間葉系細胞・骨芽細胞由来のRANKLの発現を抑制することによっても破骨細胞活性を抑制している．また，加齢にともなうカルシウム吸収能の低下も加齢にともなう骨密度の低下の要因となる．それらの結果として，皮質骨では骨の菲薄化や骨髄側の海綿骨化が生じ，海綿骨では骨梁幅や骨梁数が減少する．さらに，骨リモデリングの亢進によって骨基質のライフスパンが短縮し，二次石灰化を十分に進行させることができないため，単位体積当たりの石灰化度が低下する．このように骨リモデリングの亢進による構造劣化や石灰化度の低下が骨密度を低下させる因子となる．

● 疫学 ●

日本骨代謝学会の基準を用いて推定した腰椎および大腿骨頸部の骨粗鬆症の有病率（40歳以上）は，第2腰椎～第4腰椎で男性3.4%，女性19.2%，大腿骨頸部の場合，男性12.4%，女性26.5%であり，人口の急速な高齢化にともない骨粗鬆症の患者が増加し，現時点での骨粗鬆症患者数は1,300万人と推測されている．

注3：骨の中にあるミネラル成分（カルシウム・マグネシウムなど）の量．

注4：骨の素材としての質である材質特性とその素材を元につくり上げられた構造特性（微細構造，骨代謝回転，微小骨折，石灰化）により規定される．

Word ▶ RANKL
NF-κB 活性化受容体リガンド
receptor activator of nuclear factor kappa-B ligand

Chapter 1　骨粗鬆症

臨床症状

❶ 自覚症状

　非椎体骨折はほぼ例外なく臨床骨折[注5]であるが，椎体骨折は 2/3 が形態骨折であり，腰背部痛などの明らかな症状がある臨床骨折は 1/3 にすぎない．椎体骨折は最も頻度の高い骨粗鬆症性骨折であり，椎体骨折をきたすと脊椎変形による活動制限や腰背部痛の原因となり，日常生活動作（ADL）や QOL の大幅な低下をもたらす．

　非椎体骨折のうち，特に大腿骨近位部骨折は直接的に ADL の低下や寝たきりに結びつき，生命予後を悪化させる．大腿骨近位部骨折後の死亡リスクが非骨折者に比べて高まることが示されており，大腿骨近位部骨折者の 10％が骨折後 1 年で死亡すると報告されている．

❷ 他覚所見

　椎体骨折をともなう骨粗鬆症では，脊柱変形ならびに身長の低下が認められる．特に胸椎部の後弯増強は骨粗鬆症の特徴的な容姿である．一般的に脊柱後弯の増強と身長の低下は，椎体の扁平化や楔状変形が複数の椎体に発生することで生じることが多い．そのため，25 歳時の身長より 4 cm 以上の身長低下がある場合には椎体骨折を罹患している可能性が高い．

診断

❶ 診断基準とその手順

　骨粗鬆症の診断は，腰背痛などの有症者，検診での要精検者などを対象に原発性骨粗鬆症の診断手順（図 2）にしたがって，

　① 医療面接（病歴の聴取）

　② 身体診察

　③ 画像診断

　④ 血液・尿検査（骨代謝マーカーの測定を含む）

を行う．次いで，

　⑤ 骨評価（骨密度測定[注6] および脊椎エックス線撮影）

を行い，その後に，

　⑥ 鑑別診断

　⑦ 原発性骨粗鬆症の診断基準（表 1）

を適用して確定する．

注5：臨床骨折とは，疼痛などの明らかな症状があり，エックス線写真により骨折が確認されたものをさす．一方，疼痛がなく，エックス線写真にて判定される骨折を形態骨折といい，椎体でみられる．

Word ADL
activities of daily living

Word QOL
生活の質
quality of life

注6：骨密度の測定は，dual-energy X-ray absorptiometry（DXA）を用いる．

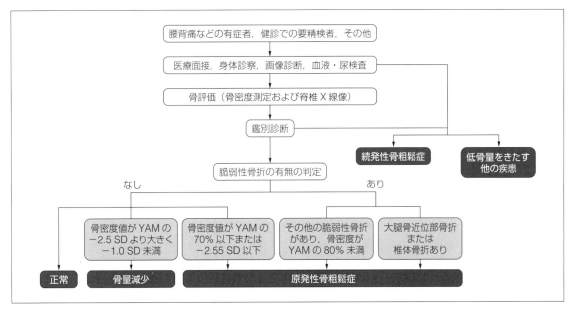

図2 原発性骨粗鬆症の診断手順
<出典：骨粗鬆症の予防と治療ガイドライン作成委員会 編，骨粗鬆症の予防と治療ガイドライン2015年版，p.18，ライフサイエンス出版，2015＞

表1 原発性骨粗鬆症の診断基準

原発性骨粗鬆症の診断は，低骨量をきたす骨粗鬆症以外の疾患，または続発性骨粗鬆症の原因を認めないことを前提とし，下記の診断基準を適用して行う． Ⅰ．脆弱性骨折[*1]あり 　1．椎体骨折[*2]または大腿骨近位部骨折あり 　2．その他の脆弱性骨折[*3]あり，骨密度[*4]がYAMの80％未満 Ⅱ．脆弱性骨折[*1]なし 　骨密度[*4]がYAMの70％以下または－2.5SD（標準偏差）以下 YAM：若年成人平均値（腰椎では20～44歳，大腿骨近位部では20～29歳）

[*1]：軽微な外力によって発生した非外傷性骨折．軽微な外力とは，立った姿勢からの転倒か，それ以下の外力をさす．
[*2]：形態椎体骨折のうち，3分の2は無症候性であることに留意するとともに，鑑別診断の観点からも脊椎X線像を確認することが望ましい．
[*3]：その他の脆弱性骨折：軽微な外力によって発生した非外傷性骨折で，骨折部位は肋骨，骨盤（恥骨，坐骨，仙骨を含む），上腕骨近位部，橈骨遠位端，下腿骨．
[*4]：骨密度は原則として腰椎または大腿骨近位部骨密度とする．また，複数部位で測定した場合にはより低い％またはSD値を採用することとする．腰椎においてはL1～L4またはL2～L4を基準値とする．ただし，高齢者において，脊椎変形などのために腰椎骨密度の測定が困難な場合には大腿骨近位部骨密度とする．大腿骨近位部骨密度には頸部またはtotal hip（total proximal femur）を用いる．これらの測定が困難な場合は，橈骨，第二中手骨の骨密度とするが，この場合は％のみ使用する．
付記：骨量減少（骨減少）［low bone mass（osteopenia）］：骨密度が－2.5SDより大きく－1.0SD未満の場合を骨量減少とする．
<出典：骨粗鬆症の予防と治療ガイドライン作成委員会 編，骨粗鬆症の予防と治療ガイドライン2015年版，p.36，ライフサイエンス出版，2015＞

Word ▶ YAM
若年成人平均値
young adult mean

（1）医療面接

医療面接では，①続発性骨粗鬆症や低骨量をきたす他の疾患の有無とその既往，②使用薬物，③骨粗鬆症性骨折の臨床的危険因子（**表2**）の有無，④生活習慣（カルシウム摂取状況，運動・日常の活動性，喫煙の有無，飲酒習慣など），⑤家族歴（特に骨粗鬆症と骨折），⑥女性では閉経（年齢，自然か人工か）などについて聴取する．

表2 骨粗鬆症性骨折の臨床的危険因子

年齢 BMIの低値 脆弱性骨折の既往 両親の大腿骨近位部骨折歴 現在の喫煙 副腎皮質ステロイド薬投与 関節リウマチ アルコールの過剰摂取	続発性骨粗鬆症 ・糖尿病 ・成人での骨形成不全症 ・長期にわたり未治療の甲状腺機能亢進症 ・性腺機能低下症 ・早期閉経（45歳未満） ・慢性的な栄養失調あるいは吸収不良 ・慢性肝疾患

Word ▶ BMI
ボディマス指数
body mass index

＜出典：骨粗鬆症の予防と治療ガイドライン作成委員会 編，骨粗鬆症の予防と治療ガイドライン2015年版，p.18，ライフサイエンス出版，2015＞

(2) 身体診察

身体診察で注意すべきことは，①身長（椎体骨折による身長低下を反映），体重の計測，BMI[注7]の算出，②脊柱変形（椎体骨折を反映）の有無，③腰背痛の有無などである．

注7：BMI＝体重（kg）/［身長（m）]^2

骨密度は，性別，測定部位，測定機種によって診断に用いられる値が異なる．骨粗鬆症，骨量減少，正常の診断は診断基準で定められた値にしたがって行う．

Word ▶ SSRI
selective serotonin reuptake inhibitor

2 鑑別診断

原発性骨粗鬆症と鑑別診断が必要な疾患として，①続発性骨粗鬆症を含む低

Word ▶ CKD
chronic kidney disease

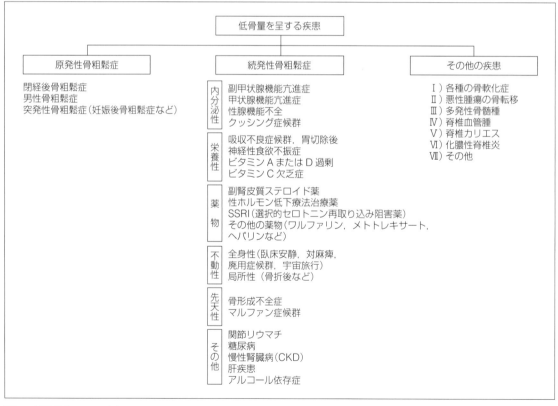

図3 低骨量を呈する疾患
＜出典：骨粗鬆症の予防と治療ガイドライン作成委員会 編，骨粗鬆症の予防と治療ガイドライン2015年版，p.19，ライフサイエンス出版，2015＞

骨量を呈する疾患（図3），②腰背痛をきたす疾患や，③椎体骨折をきたす疾患が挙げられる．

治療

薬物治療の目的は骨粗鬆症性骨折を予防し，QOLの維持，向上を目指すことにある．

骨格は骨とそれを連結する関節からなる構造体である．骨強度が低下し，骨折危険性が増大しただけでは，臨床症状は生じない．骨粗鬆症では合併症である骨折による疼痛や身体支持機能の低下，それに引き続く運動機能障害による生活機能障害が問題となる．さらに，骨格で保護されている身体諸臓器の機能障害も生じる．筋肉は骨に起始部と終止部を有し，関節を越えて運動に関与することから，骨格の健康は身体の健全な形態と運動性を保障し，人間が人間らしく生きるための必須の要素である．骨粗鬆症治療は骨の健康維持を通じて，骨格全体の健康維持に中心的な役割を果たす．

骨粗鬆症による骨折とその結果として生じる骨格の変形などの身体障害は，痛みだけでなく，運動機能低下，精神的負担，社会参加や幸福感の減少などを生じ，QOLに大きく影響する．QOLは年齢と独立して既存椎体骨折数に応じて低下することが知られている．さらに，骨粗鬆症による骨折の変形治癒が，疼痛とは関係なく，骨格の障害としてQOLを低下させる．

治療は薬物治療を中心として，体重管理，食事指導，運動，禁煙や飲酒量の制限など生活習慣の改善指導などが行われる．

❶ 非薬物療法

（1）体重管理

低BMI者の骨折リスクは男女とも高く，体重が減少するとリスクは高くなることが示されているため，中高年男女には，適正体重の維持とやせの防止が推奨される．

（2）食事指導

カルシウムは骨のミネラル成分の重要な構成栄養素であり，骨粗鬆症の予防，治療に不可欠な栄養素である．成人男性では体内に約1,000gのカルシウムを有し，その約99％は骨に存在する．ただし，骨の健康にかかわる栄養素は多く，カルシウムのみが重要というわけではない．カルシウム摂取量を増やすことは骨粗鬆症の予防，治療に有効であるが，腸管からのカルシウムの吸収量は，ある摂取量以上ではプラトーになる．また，腸管からのカルシウムの吸収はビタミンDの摂取量によっても影響を受ける．さらに，吸収されたカルシウムが骨に沈着するかどうかは骨形成の状態によって決まる．

したがって，カルシウム摂取量のみを考えるのではなく，栄養素全体の摂取，バランスを考えることが重要である．骨粗鬆症の治療のためには1日700〜800mgのカルシウム摂取が推奨される．ただし，同時に食事からのビタミン

Dの摂取も考慮するべきである．日本人のビタミンDの主な供給源は魚類である．また，紫外線に当たることで皮膚で合成されるビタミンDも重要である．十分な量のビタミンDの合成には，1日15分程度の適度な日照曝露が必要である．

(3) 運動

　運動により骨折を予防するためには，骨密度上昇はもとより，背筋を強化して椎体骨折を予防することや，運動機能を高めて転倒を予防することも重要である．骨粗鬆症患者に対して施行可能な運動指導として，骨密度を上昇させるための有酸素荷重運動・筋力訓練，椎体骨折を予防するための背筋強化訓練，転倒を予防するための筋力訓練・バランス訓練の効果が参考となる．

　閉経後の骨量減少・骨粗鬆症患者（年齢：49〜75歳，平均：65歳）において，ウォーキング（8,000歩/日，3日以上/週，1年）は腰椎骨密度を1.71%上昇させることが報告されている．また，ウォーキング（30分/日）と筋力訓練（2日/週，1RM[注8]の40%の負荷で8〜10回/日から開始）は骨密度維持に有用である．閉経後女性に対する運動介入には，骨密度を上昇させる効果があり，骨折を抑制することが報告されている．

(4) 禁煙や飲酒量の制限など生活習慣の改善指導

　喫煙者と常習的飲酒者の骨折リスクは男女とも高い．喫煙を始めないこと，禁煙，飲酒はエタノール量で1日24g未満とすることが推奨される．

注8：RM（repetition maximum）とは，ある決まった負荷強度に対して何回反復して運動を行うことができるかによって運動強度を決める方法である．1RMとは1回の反復が限界の負荷（最大負荷）を示す．

❷ 治療効果の判定

(1) 骨代謝マーカー

　骨粗鬆症と診断された患者においては，骨代謝マーカーの測定に保険が適用される（治療開始時と開始後6か月以内の測定）．

　血清骨吸収マーカーには，破骨細胞に特異的な酸（性）ホスファターゼ活性（酒石酸抵抗性酸（性）ホスファターゼ5b分画：TRACP-5b）のほか，コラーゲン分解物であるI型コラーゲン架橋N-テロペプチド（NTx）やI型コラーゲン架橋C-テロペプチド（CTx）があり，尿中骨吸収マーカーには，NTxやCTxのほか，デオキシピリジノリン（DPD）がある．

　骨形成マーカーでは，骨型アルカリホスファターゼ（BAP），およびI型プロコラーゲン-N-プロペプチド（P1NP）の測定に保険が適用される．テリパラチドによる治療効果の評価や，ビスホスホネート製剤長期投与時のチェックには，骨形成マーカーを測定も推奨される．

　骨吸収マーカーは治療開始時と治療開始後から3〜6か月の間隔を空けて2回目の測定を実施し，変化率を算出する．骨吸収抑制薬を投与する場合は骨形成マーカーの変化がやや遅いため，治療開始時と治療開始から6か月程度の間隔をあけて2回目の測定を実施し，変化率を算出する．

　臨床効果が骨代謝マーカーで評価可能な薬物は，骨代謝に強い影響を与える薬物のみで，ビスホスホネート製剤，SERM，女性ホルモン薬，テリパラチド，エルデカルシトール，メナテトレノン，デノスマブなどが挙げられる．エルデ

Word NTx
cross-linked N-terminal telopeptides of type I collagen

Word CTx
cross-linked C-terminal telopeptides of type I collagen

Word DPD
deoxypyridinoline

Word BAP
bone specific alkaline phosphatase

Word P1NP
procollagen type I N propeptide

Word SERM
selective estrogen receptor modulator

カルシトール以外の活性型ビタミン D_3 製剤，カルシウム，カルシトニン製剤などの骨カルシウム代謝改善薬では骨代謝マーカーを用いた評価は困難である．

（2）骨密度

骨密度（BMD）による治療効果の評価には腰椎正面 DXA が，腰椎で正確に測定できない場合は全大腿骨近位部 DXA が適している．有意な骨密度増加を認めないから無効とは判断せず，骨代謝マーカーなども含めた総合的な判定が望まれる．また，治療後の経過観察で有意な骨密度減少がみられた場合は，治療内容のチェックが望ましい．

Word BMD
bone mineral density

Word DXA
dual energy X-ray absorptiometry

治療薬

表3　主な骨粗鬆症治療薬

分類	医薬品
ビスホスホネート製剤	エチドロン酸ニナトリウム，アレンドロン酸ナトリウム，リセドロン酸ナトリウム，ミノドロン酸，イバンドロン酸ナトリウム，ゾレドロン酸
女性ホルモン薬	エストラジオール，エストリオール，結合型エストロゲン（保険適用外）
選択的エストロゲン受容体モジュレーター（SERM）	ラロキシフェン，バゼドキシフェン
活性型ビタミン D_3 製剤	アルファカルシドール，カルシトリオール，エルデカルシトール
ビタミン K_2 製剤	メナテトレノン
カルシトニン製剤	サケカルシトニン，エルカトニン
副甲状腺ホルモン製剤	テリパラチド
完全ヒト型抗 RANKL モノクローナル抗体製剤	デノスマブ

❶ ビスホスホネート製剤

石灰化骨基質に高い親和性で集積し，骨吸収により特異的に破骨細胞に取り込まれる．ビスホスホネート製剤を取り込んだ破骨細胞はアポトーシスに至り，骨吸収機能が抑制される．

（1）剤型とその特徴

●経口剤

経口ビスホスホネート製剤には，1日1回服用製剤のほかに，アレンドロン酸ナトリウムでは週1回服用製剤が，リセドロン酸ナトリウムでは週1回および月1回服用製剤が，ミノドロン酸およびイバンドロン酸ナトリウムでは月（4週）1回服用製剤が臨床応用されている．

●注射剤

注射剤としては，アレンドロン酸ナトリウムおよびゾレドロン酸の点滴製剤とイバンドロン酸ナトリウムの注射製剤が臨床応用されている．静脈内投与製剤は，経口投与が困難である例，服薬薬剤数の多い例が治療適応となる．経口製剤は生体利用率が1%未満であるため，経口製剤では十分に治療効果が得ら

Chapter 1　骨粗鬆症

れなかった例（骨密度，骨代謝マーカーが改善しない例）では，静脈内投与製剤に切り替えることで，ビスホスホネート製剤の治療効果が得られることが期待される．アレンドロン酸ナトリウムおよびイバンドロン酸ナトリウムは，月1回投与製剤であるが，ゾレドロン酸は年1回投与製剤である．

（2）服用方法

ビスホスホネート製剤は**消化管からの吸収率が低い**ため，水以外の飲食物は服用後30分以上経ってから摂取しなければならず，なかでもカルシウムはビスホスホネート製剤とキレートを形成するため，なるべく間隔を空けてから摂取する必要がある．服用の際，水道水は問題ないが，カルシウムの多いミネラルウォーターで服用するとビスホスホネート製剤の吸収が阻害されるため，避ける．

また，ビスホスホネート製剤では**上部消化管障害発生率**が比較的高い．服用方法（コップ一杯の水とともに服用すること，飲んでから30分間は横にならないこと）を十分に指導する．

（3）禁忌など

本薬は食道狭窄または**アカラシア**（食道弛緩不能症），服用時に立位または座位を30分以上保てない患者，ビスホスホネート製剤に対する過敏症既往例では使用できない．

多発性椎体骨折を有する骨粗鬆症例では，30分間の立位・座位保持が困難な症例があり，注意が必要である．嚥下障害，嚥下困難，食道炎，胃炎，十二指腸炎または潰瘍などの上部消化管障害を有する例では，慎重な投与が必要である．骨粗鬆症例では椎体骨折による脊柱変形のために逆流性食道炎を合併する例があるので，注意が必要である．

（4）副作用

近年，本薬服用患者における顎骨壊死の発生が報告され，**ビスホスホネート関連顎骨壊死**（BRONJ）と呼称される．しかしながらビスホスホネート製剤のみでなく，他の骨吸収抑制薬使用時にも発生を認めることから，**骨吸収抑制薬関連顎骨壊死**（ARONJ）とも総称される．

BRONJ は，抜歯などの侵襲的歯科治療後に発生することが多い．データベースに基づく推計で，経口ビスホスホネート製剤服用者における発生頻度は0.85/10万人・年である．骨粗鬆症治療のためのビスホスホネート製剤服用中に侵襲的な歯科治療が必要となった際には，服用期間と顎骨壊死の危険因子，さらに骨折のリスクを考慮して，休薬の要否を決定する．服用期間が3年未満で危険因子がない場合には原則として休薬せずに継続する．一方，服用期間が3年以上の場合や，3年未満でも危険因子がある場合には，休薬による骨折リスクの上昇，侵襲的歯科治療の必要性，休薬せずに侵襲的歯科治療を行った場合の BRONJ 発症のリスクについて，医師と歯科医とが事前に話し合って方針を決める．休薬の期間は定まっていないが，3か月間が推奨されている．

`Word` BRONJ
bisphosphonate-related osteonecrosis of the jaw

`Word` ARONJ
antiresorptive agent-induced osteonecrosis of the jaw

❷ 女性ホルモン薬

エストロゲン製剤は早発閉経の女性の骨粗鬆症予防，および閉経後比較的早期に更年期症状がみられる女性の骨粗鬆症の予防や治療に関し，特に有用性が期待できる．2002 年に報告された WHI（Women's Health Initiative）試験は，結合型エストロゲンと酢酸メドロキシプロゲステロンの投与が，心血管障害，脳卒中，血栓症および乳癌のリスクを増加させたとの成績を示したが，その後の検討で，WHI 試験でみられた有害事象は，エストロゲン製剤の種類，投与量，投与方法，投与経路，投与開始時期（年齢），投与期間などを考慮することで軽減できることが明らかとなった．WHI 試験で特に問題視された乳癌に関しては，エストロゲン製剤単独投与ではリスクの増加はないこと，黄体ホルモン製剤との併用でも 5 年未満の使用ではリスクの増加はなく，かつその中止によってリスクは消失することが示されている．

❸ 選択的エストロゲン受容体モジュレーター（SERM）

ラロキシフェン（RLX）は，乳房や子宮では抗エストロゲン作用を，骨に対してはエストロゲン様作用を発揮する．海外の大規模 RCT（MORE 試験）では，静脈血栓塞栓症（VTE：1%の発現率，プラセボ群の 2 倍）が RLX の臨床的に重要な有害事象であった．7,557 例の閉経後骨粗鬆症患者を対象に実施したわが国の市販後 3 年間の特定調査成績における VTE の発現率は 0.2%であった．また，同じ調査における 75 歳以上での VTE および心血管系の有害事象発現率は 75 歳未満と同等であった．

バゼドキシフェン（BZA）は，有効性および安全性，忍容性の改善を目的として創薬され，その基礎および臨床試験における結果から第三世代もしくは次世代の SERM とする考えもある．BZA は，骨格系および脂質代謝に対し，選択的にエストロゲン作動薬として作用する一方，乳房組織および子宮内膜組織に対するエストロゲンの好ましくない作用を示さないことを特徴としている．

> **Word** RLX
> raloxifene
>
> **Word** RCT
> randomized controlled trial
>
> **Word** MORE 試験
> the multiple out-comes of raloxifen evaluation study
>
> **Word** VTE
> venous thromboembolism
>
> **Word** BZA
> bazedoxifene acetate

❹ 活性型ビタミン D_3 製剤

カルシトリオール（$1\alpha, 25$-ジヒドロキシビタミン D_3）はビタミン D_3 の最終活性化物である．一方，アルファカルシドール（1α-ヒドロキシビタミン D_3）はカルシトリオールのプロドラッグで，肝臓で 25 位が水酸化され，カルシトリオールに変換される．カルシトリオールやアルファカルシドールなど，腎臓での 1α 水酸化による活性化を受けないで，ビタミン D 受容体と結合し作用を発揮する薬物を活性型ビタミン D_3 製剤と称する．

$1\alpha, 25$-ジヒドロキシビタミン D_3 は，小腸からのカルシウム吸収促進を介したカルシウム代謝調節作用と副甲状腺ホルモンの生成・分泌抑制，およびこれらを介すると共に一部は直接と思われる骨代謝調節作用を有しており，骨粗鬆症治療のほか，くる病・骨軟化症および慢性腎不全の骨病変の改善などに用いられている．

天然型ビタミン D は，必須栄養素として $1\alpha, 25$-ジヒドロキシビタミン D_3

Chapter 1　骨粗鬆症

の生成に必要であり，$1\alpha, 25$-ジヒドロキシビタミン D_3 は核内受容体と結合するリガンドとして作用している．活性型ビタミン D_3 製剤は長期間の安全性が示されており，非椎体骨折抑制効果もメタ解析で示されている．

　副作用として，高カルシウム血症に注意する必要がある．他の薬物との併用では基礎治療薬[注9]として有用性を示す臨床成績が複数得られている．

　エルデカルシトール[注10]は活性型ビタミン D_3 製剤の特徴であるカルシウム代謝改善および骨代謝改善作用に着目し，骨粗鬆症治療薬として，より強力な骨量増加作用を持たせることを目的として合成されたカルシトリオールの誘導体である．エルデカルシトールの骨密度上昇効果は，活性型ビタミン D_3 製剤の有する消化管からのカルシウム吸収促進作用に加え，強い骨吸収抑制作用によると考えられる．骨吸収抑制の作用機序は，骨表面の RANKL 発現細胞数を減少させること，破骨細胞前駆細胞の遊走因子 S1P に対する反発作用を示す受容体 S1PR2 の発現を抑制することで，破骨細胞前駆細胞を骨表面から血中に遊走させることなどが報告されている．

　これらに加え，エルデカルシトールは骨吸収に依存しないミニモデリングと呼ばれる骨形成作用を示すことも明らかになっている．エルデカルシトールは，幅広い年齢層と重症度で臨床試験が実施されており，アルファカルシドールを上回る成績が得られている．骨粗鬆症患者全般に応用可能であり，高カルシウム血症に注意し，臨床検査を適宜実施しつつ投与する．

注9：疾患の治療の基本となる薬物．臨床試験では，患者にプラセボのみの単独投与を行うことは倫理上の問題があるため，基礎治療薬に加えて，新薬またはプラセボを投与する．

注10：エルデカルシトールの化学名は，2β-(3-hydroxypropyloxy)-calcitriol である．

⑤ ビタミン K_2 製剤

　天然のビタミン K には，ビタミン K_1（フィロキノン）とビタミン K_2（メナキノン[注11]）の 2 つの型がある．基本的にビタミン K_1 が緑黄色野菜などの食品から摂取されるのに対し，ビタミン K_2 は腸内細菌によって生合成されるか，あるいは納豆などの食品から摂取される．ビタミン K_1 および K_2 はメナキノン 4 となって組織で作用するとされるが，主としてメナキノン 4 はビタミン K_1 の側鎖の置換によって体内で合成されるので，ビタミン K_1 が不足すればビタミン K_2 も不足する．ビタミン K_2 製剤のメナテトレノンはオステオカルシン（OC）のグラ化[注12]を促進することが明らかにされている．

注11：側鎖の長さによりメナキノン 4，メナキノン 7 などが存在する．

　① ビタミン K 摂取不足の高齢者では大腿骨近位部骨折の発生率が高い
　② 骨粗鬆症性骨折の既往のある患者や椎体骨折のある女性では，血中ビタミン K_1 濃度が低い
　③ 高齢女性においてビタミン K 不足の指標である低カルボキシル化 OC（ucOC）高値は，骨密度とは独立した大腿骨近位部骨折の危険因子である
　④ ビスホスホネート製剤服用中の閉経後骨粗鬆症患者において ucOC 高値は骨折の危険因子である

といったことが報告されており，メナテトレノン投与で ucOC は低下する．

注12：グラ化（Gla 化）とは，γ-カルボキシグルタミン酸（Gla）残基の生成を指す．

⑥ カルシトニン製剤

　破骨細胞や前破骨細胞にはカルシトニン受容体が存在し，カルシトニン製剤

はこれらの細胞に直接作用してその機能を抑制する骨吸収抑制薬である．また
カルシトニンには，主に下行性疼痛抑制系（セロトニン神経系）を介した鎮痛
作用があり，明確な鎮痛効果を有する．さらに，末梢性の Na チャネル発現異
常の改善による痛覚過敏の解消および血流改善作用も報告されている．これら
のことから早期の疼痛緩和，QOL の改善を期待し，骨粗鬆症性骨折発生直後
や椎体骨折にともなう姿勢変形などが生じた症例に対する第一選択薬の 1 つ
である．

現在，国内で使用可能な**カルシトニン製剤**[注 13]は，サケカルシトニンおよび
ウナギカルシトニン合成誘導体のエルカトニンの筋注製剤のみである．

サケカルシトニンが 10 単位週 2 回投与，エルカトニンが 10 単位週 2 回投
与および 20 単位週 1 回投与である．なお，わが国ではエルカトニンが主に使
用されている．現在，国内におけるカルシトニン製剤の効能・効果は「骨粗鬆
症における疼痛」であり，骨粗鬆症に起因する疼痛を有する症例に対して有効
である．カルシトニン製剤をヒトに投与すると用量に応じて抗体が産生される
が，このような抗体は薬物の効果に影響せず，副作用にも関係しないので，モ
ニターする必要はない．

注 13：カルシトニン製剤は海外
では経鼻剤が主に用いられ，この
剤形で骨折抑制効果や疼痛緩和効
果について明確なエビデンスが示
唆されている．

❼ 副甲状腺ホルモン製剤

テリパラチドは，ヒト副甲状腺ホルモン（PTH）分子の活性部分である N
末端から 34 番目までのアミノ酸鎖に相当するポリペプチド（PTH(1-34)）の
名称である．本剤は骨密度低下の強い骨粗鬆症やすでに骨折を生じている重篤
な骨粗鬆症に用いられる．他の骨粗鬆症治療薬に比べて費用が約 10 倍と割高
ではあるが，得られる効果は大きい．副甲状腺機能亢進症などで血中の PTH
が持続的に上昇すると骨のリモデリングが促進され，骨組織量は減少する．

Word ▶ PTH
parathyroid hormone

しかし，テリパラチドを皮下注射するとリモデリングの促進とともに骨組織
量は上昇する．テリパラチドは，動物実験において骨肉腫の発現がみられてお
り，ヒトでもその可能性が否定できないため，投与制限が存在する[注 14]．高カ
ルシウム血症や副甲状腺機能亢進症，骨パジェット病，原因不明のアルカリホ
スファターゼ高値，過去に骨への影響が考えられる放射線治療を受けた例など
は禁忌である．テリパラチドは第一選択薬ではなく，ビスホスホネート製剤，
SERM などの治療でも骨折を生じた例，高齢で複数の椎体骨折や大腿骨近位
部骨折を生じた例，骨密度低下が著しい例などで使用が推奨される．

注 14：フォルテオ®は 20 µg を
1 日 1 回皮下に自己注射により投
与する製剤であり，テリボン®は
56.5 µg を 1 週間に 1 回投与医
療機関において皮下注射により投
与する製剤である．いずれも 24
か月までの投与制限がある．

❽ 完全ヒト型抗 RANKL モノクローナル抗体製剤

デノスマブは破骨細胞の分化や活性化に必須なサイトカイン RANKL（NF-
κB 活性化受容体リガンド）に対する完全ヒト型 IgG2 モノクローナル抗体製
剤である．RANKL の受容体 RANK への結合を競合的に阻害することで破骨
細胞の分化を抑制し，骨吸収抑制効果を示す．わが国では 2013 年 5 月に骨粗
鬆症に対する保険適用が承認された．骨粗鬆症に対しては，デノスマブとして
60 mg を 6 か月に 1 回皮下投与する．

Chapter 1　骨粗鬆症

　デノスマブの重大な副作用のうち，低カルシウム血症と顎骨壊死には特に注意が必要である．低カルシウム血症は腎機能障害患者に生じやすいため，投与前に血清補正カルシウム値の測定とともに腎機能を確認する必要がある．低カルシウム血症の発現を防止するためには，カルシウムおよびビタミンDの経口補充のもとに定期的に血清補正カルシウム値をモニタリングした上で，本剤を投与することが推奨されている．そのための薬物として，カルシウム／天然型ビタミンD／マグネシウム配合剤が発売されているが，腎機能障害患者やすでに活性型ビタミンD_3製剤を使用している患者においては，適宜，活性型ビタミンD_3製剤を使用するとともに，必要に応じてカルシウム投与量を調整する．

　顎骨壊死は海外第Ⅲ相骨折評価試験（FREEDOM）の延長試験において6年間で2,343例中6例の報告がある．顎骨壊死の発生予防のためには，デノスマブの使用を考慮する症例では，あらかじめ歯科衛生状況を検討した上で使用することが望ましく，口腔内を清潔に保ち，定期的な歯科検査を受けることが重要である．

薬物療法

　薬物治療の開始基準を図4に示す．
　近年の薬物療法の進歩によって骨粗鬆症の骨折リスクを低下させることが可能となり，ビスホスホネート製剤，抗RANKL抗体製剤，SERMなどの骨吸収抑制薬が，骨折リスクの増大した状態を是正することは明らかである．しかし，その効果は，あくまでも骨強度低下の進行により増大する骨折リスクを部分的に抑制しているにすぎない．また，転倒頻度の上昇，座位からの起立困難，母親の骨折歴，喫煙習慣など，骨強度との直接の関連性が明らかでない骨折危険因子によって骨折リスクが増大した例では，骨吸収抑制薬は骨折抑制効果を発揮しない．骨形成促進薬も骨折リスク低減をもたらすが，使用期間に制限があるため長期的な治療効果を得ることはできない．

　したがって，現状の骨粗鬆症治療薬に期待できる効果の限界，すなわち，骨粗鬆症の薬物治療は，あくまでも，骨強度の低下により骨折リスクが増大していることが明らかな例において，そのリスクをせいぜい3～5割低下させるにすぎないことを理解することが必要である．

　それに加え，わが国では骨折リスクが高い大腿骨近位部骨折例に対する薬物療法の実施率は20%に満たないのが現状であり，その改善が喫緊の課題である．

158

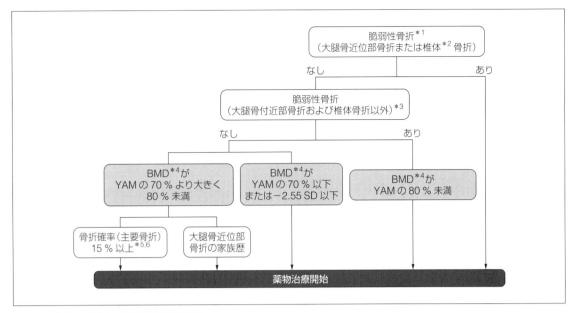

図4 原発性骨粗鬆症の薬物治療開始基準

*1：軽微な外力によって発生した非外傷性骨折．軽微な外力とは，立った姿勢からの転倒か，それ以下の外力をさす．
*2：形態椎体骨折のうち，3分の2は無症候性であることに留意するとともに，鑑別診断の観点からも脊椎エックス線像を確認することが望ましい．
*3：その他の脆弱性骨折：軽微な外力によって発生した非外傷性骨折で，骨折部位は肋骨，骨盤（恥骨，坐骨，仙骨を含む），上腕骨近位部，橈骨遠位端，下腿骨．
*4：骨密度は原則として腰椎または大腿骨近位部骨密度とする．また，複数部位で測定した場合にはより低い％値またはSD値を採用することとする．腰椎においてはL1〜L4またはL2〜L4を基準値とする．ただし，高齢者において，脊椎変形などのために腰椎骨密度の測定が困難な場合には大腿骨近位部骨密度とする．大腿骨近位部骨密度には頚部またはtotalhip（total proximal femur）を用いる．これらの測定が困難な場合は橈骨，第二中手骨の骨密度とするが，この場合は％のみ使用する．
*5：75歳未満で適用する．また，50歳代を中心とする世代においては，より低いカットオフ値を用いた場合でも，現行の診断基準に基づいて薬物治療が推奨される集団を部分的にしかカバーしないなどの限界も明らかになっている．
*6：この薬物治療開始基準は原発性骨粗鬆症に関するものであるため，FRAXの項目のうち糖質コルチコイド，関節リウマチ，続発性骨粗鬆症にあてはまる者には適用されない．すなわち，これらの項目がすべて「なし」である症例に限って適用される．

＜出典：骨粗鬆症の予防と治療ガイドライン作成委員会 編，骨粗鬆症の予防と治療ガイドライン 2015 年版，p.63，ライフサイエンス出版，2015 ＞

処方例 1

男性，75歳
アレンドロン酸ナトリウム錠 35 mg　1回1錠（1週間に1回）　朝起床時

商品名
アレンドロン酸ナトリウム：フォサマック，ボナロン

処方解説◆評価のポイント

■処方目的
　骨吸収抑制による骨折予防
■主な禁忌症
　食道狭窄などの食堂通過を遅延させる障害，30分以上上体を起こしていることや立っていることのできない患者，過敏症，低カルシウム血症
■効果のモニタリングポイント
　骨量の増加，骨代謝マーカーの改善
■副作用のモニタリングポイント
　口腔内・食道障害，胃・十二指腸障害，顎骨壊死

Chapter 1 骨粗鬆症

処方例 2

女性，70歳．
バゼドキシフェン錠 20 mg　1回1錠（1日1錠）1日1回　朝食後

商品名
バゼドキシフェン：ビビアント

処方解説◆評価のポイント

■処方目的
　骨吸収の抑制による骨折予防
■主な禁忌症
　深部静脈血栓症，肺塞栓症，網膜静脈血栓症などの静脈血栓症またはその既往歴，
　長期不動状態（術後回復期，長期安静期など），抗リン脂質抗体症候群
■効果のモニタリングポイント
　骨量の増加，骨代謝マーカーの改善
■副作用のモニタリングポイント
　静脈血栓塞栓症，下肢の疼痛・浮腫，突然の呼吸困難，息切れ，胸痛

服薬指導

- アレンドロン酸ナトリウムを含むビスホスホネート製剤は，吸収率が非常に低いため，朝起床時に服用し，服用後30分を目安に水以外のものを摂取しないように注意する．
- ビスホスホネート製剤は，消化器障害が非常に強いため，180 mL以上の水で服用し，服用後30分以上は横にならないように注意する．
- ビスホスホネート製剤の重篤な副作用に顎骨壊死があるため，歯科治療を受ける前には歯科医師に告知して，侵襲的な歯科治療は避ける．また，口腔内を清潔に保ち，定期的な歯科検診を受診する．
- 食生活でカルシウムを多く含む食品を摂取するように心がけることも，治療効果を上げるために重要である．
- SERMの重大な副作用に静脈血栓塞栓症があるため，下肢の疼痛・浮腫，突然の呼吸困難，息切れ，胸痛などがみられた場合は，薬の服用を中止し，直ちに受診する．

Chapter 2

関節リウマチ

学習のポイント

主な臨床症状

関節炎（特に手関節）

主な治療薬

1 csDMARDs（従来型抗リウマチ薬）〈メトトレキサート（MTX），レフルノミドなど〉

2 bDMARDs（生物学的製剤）〈インフリキシマブ，エタネルセプトなど〉

3 副腎皮質ステロイド薬〈プレドニゾロンなど〉

4 非ステロイド性抗炎症薬（NSAIDs）〈ロキソプロフェンナトリウムなど〉

5 tsDMARDs（分子標的型合成抗リウマチ薬）〈トファシチニブ，バリシチニブ〉

概要

関節リウマチ（rheumatoid arthritis：RA）は，関節炎を主徴とする慢性炎症性疾患であり，肺など多臓器にも病変が波及しうる全身性疾患でもある．原因は不明であるが，**遺伝的素因や細菌・ウイルスの感染などに起因する免疫異常により発症する自己免疫疾患である**と考えられている．関節炎が遷延すれば関節が破壊されることにより重篤な機能障害を呈して，著しい QOL の低下をきたす．さらに，RA が進行すれば，臓器病変やアミロイドーシスの出現・進行，感染症や心血管病変の合併などによって生命予後も悪化する．

RA の主病変は滑膜炎であり，関節痛やこわばりなどの臨床症状を呈するが，滑膜炎が持続することにより破骨細胞の活性化による関節破壊と，マトリックスメタロプロテアーゼ（MMP）などの過剰産生による軟骨破壊が生じ，最終的に関節変形に至る．

Word ▶ csDMARDs
conventional synthetic disease-modifying antirheumatic drugs

Word ▶ bDMARDs
biological disease-modifying antirheumatic drugs

Word ▶ NSAIDs
non-steroidal anti-inflammatory drugs

Word ▶ tsDMARDs
targeted synthetic disease-modifying anti-rheumatic drugs

Word ▶ QOL
生活の質
quality of life

Word ▶ MMP
matrix metalloproteinase

● 疫学 ●

RA の有病率は 0.5～1.0％ とされる．好発年齢は **30～50 歳代** であり，男女比は **3：7 で女性に多い**．わが国には 60 万人以上の患者がいると推定されている．

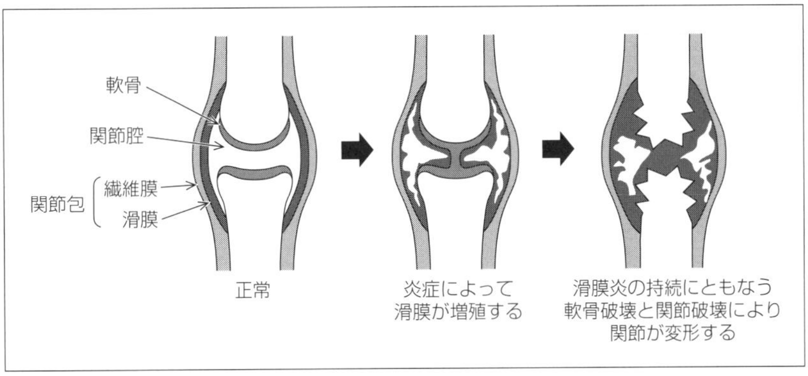

正常	炎症によって滑膜が増殖する	滑膜炎の持続にともなう軟骨破壊と関節破壊により関節が変形する

軟骨
関節腔
関節包〔繊維膜／滑膜〕

図1 関節リウマチの発症メカニズム

骨・関節関連疾患編

Chapter 2 関節リウマチ

臨床症状

❶ 自覚症状

活動期には，発熱，体重減少，貧血，リンパ節腫脹などの全身症状が出現する．関節痛は，朝の関節のこわばりをともなう．このこわばりは RA に特徴的であり，持続時間は RA の活動性を反映する．

❷ 他覚症状

（1）関節炎

関節炎は多発性，対称性，移動性であり，**手に好発**する．なかでも手関節，近位指節間（PIP）関節，中手指節（MCP）関節，親指の指節間（第 1IP）関節が侵されやすい．また，中足趾節（MTP）関節の関節炎は診断に重要である．RA では，**遠位指節間（DIP）関節は比較的侵されにくい**．初期は腫脹と疼痛がみられ，遷延により関節可動域の低下が起こる．進行すると，関節の破壊などにより，スワンネック変形，ボタンホール変形，尺側変形（尺側偏位）などの特有の関節変形が起こる．

Word PIP
proximal interphalangeal

Word MCP
metacarpophalangeal

Word IP
interphalangeal

Word MTP
metatarsophalangeal

Word DIP
distal interphalangeal

（2）リウマトイド結節（皮下結節）

肘，膝の前面に無痛性の腫瘤がみられる．

（3）内臓病変

間質性肺炎，肺線維症が起こる．この他，胸膜炎，心筋梗塞，皮膚潰瘍などがみられることがある．また，活動期の遷延により，二次性アミロイドーシス[注1]がみられる．

注1：線維状のアミロイド（異常タンパク質）が全身の臓器に沈着し，機能障害をおこす病気の総称．

診断

診断には，米国リウマチ学会と欧州リウマチ学会の共同で作成された診断基準である ACR/EULAR 関節リウマチ分類基準 2010 が用いられる．**本分類基準（表 1）でスコアが 6 点以上（A～D の合計）となれば RA と診断される．**少なくとも 1 つ以上の明らかな腫脹関節（滑膜炎）があり，他の疾患では説明できない患者がこの分類基準の使用対象となる．この基準は関節炎を新たに発症した患者の分類を目的としている．

このため，単純 X 線写真で RA にともなう典型的な骨びらん[注2]を有し，以前のデータで上記分類を満たしたことがあれば RA と分類する．また，罹病期間が長い患者（治療の有無を問わず疾患活動性が消失している患者を含む）で，以前のデータで上記分類を満たしたことがあれば RA と分類する．

鑑別が必要な疾患は患者の症状により多岐にわたり，全身性エリテマトーデス，乾癬性関節炎，変形性関節症，痛風などが挙げられる．鑑別診断が困難な場合は専門医に意見を求めることが推奨されている．

注2：X 線画像でみられる骨皮質の虫食い状態の不連続像．

表1　ACR／EULAR　関節リウマチ分類基準2010

A. 腫脹または圧痛のある関節数（0〜5点）		
1個の中〜大関節	0	・小関節：MCP，PIP，第1IP，2〜5MTP，手首
2〜10個の中〜大関節	1	・中，大関節：肩，肘，膝，股，足首
1〜3個の小関節	2	・変形性関節症との鑑別のためDIP，第1手根中手関節，第1MTPは除外
4〜10個の小関節	3	・最低1つの小関節を含む11関節以上には，顎関節，肩鎖関節，胸鎖関節なども含める
11関節以上（少なくとも1つは小関節）	5	

B. 血清学的検査（0〜3点）		
リウマトイド因子[*1]，抗CCP抗体[*2]の両方が陰性	0	・低値陽性は基準値上限から基準値上限の3倍まで
リウマトイド因子，抗CCP抗体のいずれかが低値陽性	2	・高値陽性は基準値上限の3倍を超える場合
リウマトイド因子，抗CCP抗体のいずれかが高値陽性	3	・リウマトイド因子の定性検査の場合，陽性は弱陽性としてスコア化する

＊1　RAでみられる変性IgGのFc領域に対する自己抗体．RA患者での陽性率は約75%.
＊2　RA患者の関節滑膜には多くのシトルリン化タンパクが発現しており，血清中にはシトルリン化抗原に対する自己抗体が産生されている．人工的に作製した環状化シトルリン化ペプチド（cyclic citrullinated peptide：CCP）を用いて検出する自己抗体を抗CCP抗体という．

C. 滑膜炎の期間（0〜1点）		
6週間未満	0	・評価時に腫脹または圧痛関節のうちで，患者が申告する罹患期間
6週間以上	1	

D. 急性期反応（0〜1点）		
CRP，赤血球沈降速度の両方が正常	0	・スコアリングには最低1つの血清反応，最低1つの炎症反応の測定が必要
CRP，もしくは赤血球沈降速度のいずれかが異常高値	1	

Word ▶ CRP
C反応性タンパク質
C-reactive protein

骨・関節関連疾患編

治療

　RAは根治することが困難な疾患であり，治療目標は，臨床症状の改善，関節破壊の抑制を介して長期予後の改善，特に身体機能障害の防止と生命予後の改善である．このため，表2に記載した内容が推奨されている．

表2　RA治療における推奨事項

1. 関節炎をできるだけ速やかに沈静化させて寛解に導入し，寛解を長期間維持する．
2. 合併病態の適切な管理と薬剤の適正使用によって有害事象の発現を予防あるいは低減し，もしも生じた場合には適切に対応する．
3. 関節破壊に起因する機能障害を生じた場合には，適切な外科的処置を検討する．
4. 最新の医療情報の習得に努め，日常診療に最大限適用する．
5. 治療法の選択には患者と情報を共有し，協働的意思決定（shared decision making）を行う．

Chapter 2 関節リウマチ

❶ 外科手術

　人工肩関節置換術，上腕骨人工骨頭置換術，人工肘関節全置換術，人工膝関節全置換術，人工股関節全置換術，人工足関節全置換術など，関節破壊の進んだ関節を外科的に人工関節に置換する手術が行われる.

　RA の手術の目的の 1 つは除痛であり，いずれの手術でも除痛効果が確認されている. また，人工膝関節全置換術では，膝関節の機能改善だけでなく，RA 自体の疾患活動性の低下や全身の機能障害が改善する例がしばしばある. ただし，現時点では，薬物療法と手術療法，あるいはそれ以外の治療のいずれが良いのかという明確なエビデンスは存在しない.

❷ 運動療法

　運動療法は，身体機能の向上，日常生活動作障害の改善に一定の効果を認める. また，運動負荷による関節破壊の進行や痛み，疾患活動性の増加などの有害性は認められない.

　このため，RA の治療において，運動療法やリハビリテーションは推奨されており，方法，強度，頻度，それが適応される患者背景（既存の関節機能障害，残存する炎症の程度）など，具体的なプログラムの確立が課題となっている.

治療薬

　RA の疾患活動性と予後の改善の中心となる治療薬は，csDMARDs，bDMARDs，副腎皮質ステロイド薬である. これらの 3 種類の薬剤には，一定の関節破壊抑制作用が認められる.

❶ 従来型抗リウマチ薬（csDMARDs）

（1）メトトレキサート（MTX）

　メトトレキサートは葉酸代謝拮抗作用により DNA 合成を抑制し，リンパ球の増殖や血管新生，滑膜増生を抑制するほか，好中球の遊走やサイトカイン産生を抑制し，抗リウマチ作用を示す. メトトレキサートは，各国のガイドラインでも RA 治療の第一選択薬と位置づけられている. 最初に使用する csDMARDs（従来型抗リウマチ薬）としてだけでなく，メトトレキサート以外の csDMARDs 不応性 RA 患者にも，投与が推奨される. メトトレキサートの関節炎抑制効果は他の経口 csDMARDs に比較して優れていることが示されており，関節破壊抑制効果も，bDMARDs（生物学的製剤）と比較すると低いが，単独投与でも十分なことがある.

　メトトレキサートは，1 週間当たり 6 mg を単回または 2～3 回に分割して投与する. 分割する場合は，12 時間間隔で投与する. 投与後，残りの 6 日間，あるいは 5 日間は休薬し，これを 1 週間ごとに繰り返す. メトトレキサートの副作用として，肝障害，消化管障害（嘔気・嘔吐・腹痛），血球減少がみられる. このうち，肝障害と消化器障害に関しては，低用量の葉酸（1 週間で 7 mg

164

表3 主なRA治療薬

分類		薬物名
csDMARDs（従来型抗リウマチ薬）		メトトレキサート（MTX） サラゾスルファピリジン レフルノミド 金チオリンゴ酸ナトリウム ブシラミン タクロリムス イグラチモド
bDMARDs （生物学的製剤）	TNF阻害薬	インフリキシマブ エタネルセプト アダリムマブ ゴリムマブ セルトリズマブペゴル
	IL-6阻害薬	トシリズマブ
	T細胞副刺激モジュレーター	アバタセプト
副腎皮質ステロイド薬		プレドニゾロン ベタメタゾン デキサメタゾン
非ステロイド性抗炎症薬（NSAIDs）		ジクロフェナクナトリウム インドメタシン ロキソプロフェンナトリウム ナブメトン アセメタシン ザルトプロフェン エトドラク
tsDMARDs（分子標的型合成抗リウマチ薬）		トファシチニブ バリシチニブ

以下，0.5～2 mg/日）の併用により抑制される．また，この葉酸量はメトトレキサートの効果を減弱させないことが示されている．

（2）サラゾスルファピリジン

T細胞やマクロファージに作用し，それらの細胞でのサイトカイン産生を抑制し，RA患者での異常な抗体産生を抑制する．臨床症状改善と関節破壊抑制作用のエビデンスは豊富に存在するためRA治療への使用が推奨されるが，いずれも欧米のエビデンスであり，わが国における使用量1,000 mg/日のエビデンスは乏しい．腸溶錠のみがRAに適用がある．また，服用により皮膚，爪および尿・汗などの体液が黄色～黄褐色に着色することがある．

（3）レフルノミド

活性代謝物がピリミジン生合成を阻害することにより，リンパ球の増殖を抑制して抗リウマチ作用を示す．疾患活動性改善と関節破壊抑制作用は，メトトレキサートやサラゾスルファピリジンと同等の有効性が認められている．100 mgを1日1回3日間服用した後，維持量として1日1回20 mgを服用する．

（4）金チオリンゴ酸ナトリウム

注射用金製剤であり，筋注で用いられるが，頻回の注射が必要なため利便性

Chapter 2 関節リウマチ

が低く，使用頻度は減少している．他の薬物が副作用により使用できない場合や感染症併存の際の選択肢の１つになりえる．

（5）ブシラミン

有効性に関するエビデンスは限定的であり，欧米では使用されていない．わが国では依然として使用されることも多く，リウマチ専門医による経験的評価もあるため，選択肢の１つとなる．

（6）タクロリムス

T細胞由来のIL-2などのサイトカイン産生を抑制することにより免疫抑制作用を示し，抗リウマチ作用を示す．１日１回３mgで有効性が認められている．ただし，関節破壊抑制効果に関する有効性は認められておらず，３mg以上では腎毒性の発症頻度も増加する．

（7）イグラチモド

マクロファージや滑膜細胞によるサイトカイン産生ならびにB細胞による抗体産生を抑制し，抗リウマチ作用を示す．１回25mgを１日１回４週間以上経口投与し，それ以降，１回25mgを１日２回に増量する．疾患活動性改善に有効であることが示されているが，副作用として肝障害と腎障害が報告されており，長期的な安全性は確認されていない．また，関節破壊抑制作用は証明されていない．

❷ 生物学的製剤（bDMARDs）

（1）TNF阻害薬

（a）インフリキシマブ

可溶性および膜結合型 TNF-α に対して選択的に結合する抗ヒト TNF-α モノクローナル抗体でキメラ抗体製剤である．メトトレキサートと併用して使用する．TNF-α は，炎症性サイトカインであり，滑膜細胞，破骨細胞，軟骨細胞など関節を構成するさまざまな細胞に作用し，炎症や関節破壊といった RA の病態形成に関与すると考えられている．本剤は TNF-α に結合し，その機能を阻害することで抗リウマチ作用を示す．３mg/kgを１回点滴静注により投与する．初回投与後，２週，６週に投与し，以後８週間の間隔で投与する．副作用として，結核，敗血症を含む重篤な感染症に注意が必要である．

（b）エタネルセプト

完全ヒト型可溶性 TNF-α／LT-α レセプター製剤である．TNF-α をおとりレセプターとして捕捉し，その機能を阻害することで抗リウマチ作用を示す．１日１回，週に１〜２回を皮下注により投与する．

（c）アダリムマブ

可溶性および膜結合型 TNF-α に対して選択的に結合する完全ヒト型抗体製剤である．抗体のアミノ酸配列がヒト由来であるため，キメラ型のインフリキシマブよりも過敏症を起こしにくいと考えられる．40mgを２週間に１回皮下注により投与する．

166

(d) ゴリムマブ

可溶性および膜結合型 TNF-α に対して選択的に結合する完全ヒト型抗体製剤である．メトトレキサートとの併用の場合，50 mg を 4 週間に 1 回皮下注により投与する．単独で使用する場合，100 mg を 4 週間に 1 回皮下注により投与する．

(e) セルトリズマブ ペゴル

抗ヒト TNF-α モノクローナル抗体の抗原結合フラグメント（Fab′）にポリエチレングリコール（PEG）を結合させた製剤である．1 回 400 mg を初回，2 週後，4 週後に皮下注により投与する．以後，1 回 200 mg を 2 週間の間隔で皮下注により投与する．

Word ▶ PEG
poly ethylene glycol

(2) IL-6 阻害薬

トシリズマブは，IL-6 受容体に対するヒト化モノクローナル抗体製剤である．TNF 阻害薬抵抗例に対しても効果を示すことが報告されている．1 回 8 mg/kg を 4 週間隔で点滴静注あるいは 1 回 162 mg を 2 週間隔で皮下注射により投与する．

(3) T 細胞副刺激モジュレーター

アバタセプトは，抗原提示細胞と T 細胞間の共刺激シグナルを阻害する[注3]ことで T 細胞の活性化を調節し，下流の炎症性サイトカインやメディエーターの産生を抑制する．T 細胞副刺激モジュレーターと呼ばれる．患者体重に応じて 1 回 500 mg，750 mg または 1,000 mg を点滴静注する．初回投与後，2 週，4 週に投与し，以後 4 週間の間隔で投与を行う．また，皮下注射により投与する場合は，1 回 125 mg を週 1 回投与する[注4]．

注3：抗原提示細胞表面の CD80/CD86 に結合することで，CD28 を介した共刺激シグナルを阻害する．

注4：皮下注射で投与を行う場合は，投与初日に負荷投与として，点滴静注でアバタセプトを投与してもよい．

❸ 副腎皮質ステロイド薬

副腎皮質ステロイド薬の投与により，関節所見や疼痛の改善に一定の効果が認められている．有害事象を考慮し，短期間に限り，慎重に投与する．

❹ 非ステロイド性抗炎症薬（NSAIDs）

疼痛を中心とする臨床症状改善には有効であるが，関節破壊抑制効果に関するエビデンスはない．

❺ 分子標的型合成抗リウマチ薬（tsDMARDs）

トファシチニブは，JAK ファミリーのキナーゼの強力な阻害薬であるため，ヤヌスキナーゼ（JAK）阻害薬とも呼ばれる．JAK ファミリーのキナーゼはサイトカイン受容体を介したシグナル伝達に重要なキナーゼであり，本剤は JAK を阻害することで，リンパ球の活性化や増殖，機能を阻害し，抗リウマチ作用を示す．1 回 5 mg を 1 日 2 回服用する．また最近，同じ作用機序のバリシチニブが RA の治療薬として承認された．

Word ▶ JAK
ヤヌスキナーゼ
Janus kinase

167

Chapter 2 関節リウマチ

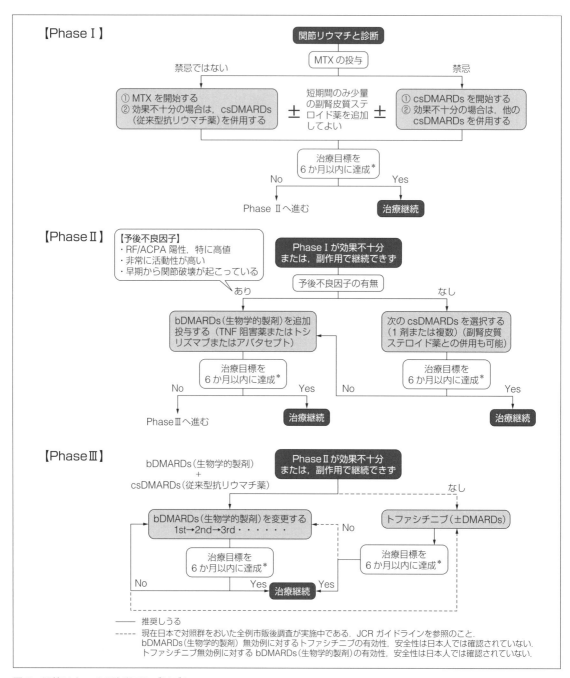

図2 関節リウマチの治療アルゴリズム
*治療目標は臨床的寛解であるが，達成できない場合でも低疾患活動性を目指す．治療目標は少なくとも6か月で達成することを目指し，3か月で改善がみられなければ治療を見直す必要がある．
RF/ACPA：リウマトイド因子/抗シトルリン化ペプチド抗体
<出典：日本リウマチ学会 編，関節リウマチ診療ガイドライン2014, p.47, メディカルレビュー社, 2014 >

処方例

①，②を併用処方する．
①メトトレキサートカプセル2mg　1回1カプセル（1週間で3カプセル）
　　（月曜日　1回　夕食後，火曜日　2回　朝・夕食後）
②フォリアミン錠5mg　1回1錠（1週間で1錠）
　　（水曜日　1回　夕食後）
※メトトレキサートの副作用軽減目的の使用は保険適用外

処方解説◆評価のポイント

■処方目的
　処方①：臨床症状の改善ならびに関節破壊の防止
　処方②：処方薬①の副作用の防止
■主な禁忌症
　処方薬①：妊婦，過敏症，腎障害のある患者
■効果のモニタリングポイント
　処方薬①：血液検査（CRP，赤沈，MMP-3），DAS28[※1]などの疾患活動性指標
　　　　　　の改善
　処方薬②：消化器症状の抑制，肝酵素上昇の抑制
■副作用のモニタリングポイント
　処方薬①：消化器症状（口内炎，下痢，食思不振），肝酵素（AST，ALT，ALP）
　　　　　　上昇，血球減少，脱毛，息切れ・呼吸困難（間質性肺炎），発熱・咳嗽
　　　　　　（感染症），皮下出血（血小板減少）
　処方薬②：過敏症

商品名
メトトレキサート：リウマトレックス

▶▶▶留意事項
[※1] DAS28（disease activity score-28）．肘，手指などの体の28関節における圧痛関節数と腫脹関節数ならびに患者による全般評価から計算されるスコア．スコアが大きいほど疾患活動性が高い．

Word AST（GOT）
アスパラギン酸アミノトランスフェラーゼ
asparate aminotransferase（glutamic oxaloacetic transaminase）

Word ALT（GPT）
アラニンアミノトランスフェラーゼ
alanine aminotransferase（glutamic pyruvic transaminase）

薬物療法

　RAの薬物治療は，図2の治療アルゴリズムにしたがって行うことが推奨されている．

Word ALP
アルカリホスファターゼ
alkaline phosphatase

服薬指導

・副作用の防止と有効性の確認のために，定期的な検査の必要があるので，定期的に受診する．
・特に発熱，咳嗽・息切れ・呼吸困難などの呼吸器症状，口内炎，倦怠感が出た場合は，直ちに受診する．

骨・関節関連疾患編

169

Chapter 3

変形性関節症

学習の ポイント

主な臨床症状

関節変形，関節炎にともなう疼痛

主な治療薬

1 非ステロイド性抗炎症薬（NSAIDs）

　1）選択的 COX-2 阻害薬〈セレコキシブ〉　　　2）非選択的 COX 阻害薬〈ロキソプロフェンナト
　　　　　　　　　　　　　　　　　　　　　　　　　 リウムなど〉

概要

　変形性関節症（osteoarthritis：OA）は最も頻度の高い関節疾患であり，世界中の高齢者の慢性疼痛および運動障害の主要な原因となっている．OA は，「関節軟骨の変性・摩耗とその後の軟骨・骨の新生増殖，および二次性滑膜炎などに基づく進行性の変性関節疾患」と定義される．

　正常な関節は，一般的な使用により摩滅することはない．著しい関節の負荷の習慣（スポーツ，職業）や半月板損傷などにより関節の軟骨に損傷が生じた後，その修復過程でその周囲の負担のかからない部位に軟骨が増殖し，異常軟骨や骨棘[注1]が形成される．このような変化にともない，関節内の滑膜に炎症が生じ，疼痛などの原因となる．

Word NSAIDs
non-steroidal anti- inflammatory drugs

Word COX
シクロオキシゲナーゼ
cyclooxygenase

注1：骨端部付近の骨の一部が棘状に突出したもの．

● 疫学 ●

　関節の変形は，全身のすべての関節に発生しうる．また，その発生頻度は加齢とともに増加する．特に体重のかかる膝関節や股関節に発症しやすく，肩関節や指関節でもみられる．しばしば，40 代および 50 代に症状が発現し，60 歳以上では人口の 80％以上に X 線上の変形性変化がみられる．関節ごとに男女比が異なるが，40代以降では女性に多い．明確な診断基準がないため，正確な患者数は定かではないが，OA の患者数は，2,000 万人以上存在するとも考えられている．

臨床症状

　OA では，関節炎にともなう自発的疼痛と腫脹，腫脹による関節の動かしにくさや可動域に制限が生じる．最も初期の症状は関節の違和感である．次第に動作時に痛みを感じるようになるが，休息により軽減することが多い．進行すると疼痛が常時持続するようになる．また，関節のこわばりが生じる．このこわばりは，運動により消失する．進行にともない，関節の可動域の減少，運動時の異音を感じる．最終的に屈曲拘縮を生じることがある．進行した変形性関節症の疼痛は，日常生活に影響するほど大きく，患者の活動範囲の減少とともに QOL の著しい低下をきたす．

Word QOL
生活の質
quality of life

170

OAで侵されやすい関節は，遠位指節間（DIP）関節と近位指節間（PIP）関節，母指手根中手関節，頸椎，腰椎，第1中足趾節関節，股関節，膝関節である．遠位指節間（DIP）関節に生じるOAをヘバーデン結節といい，40歳過ぎに多く発症する．近位指節間（PIP）関節に生じるOAをブシャール結節といい，ヘバーデン結節の20％程度に合併する．二次的な炎症により関節腫脹を認めるとともに，膝関節ではO脚など外見的にも関節の変形がみてとれる．

Word ▶ DIP
distal interphalangeal

Word ▶ PIP
proximal interphalangeal

診断

最も症状のある関節の単純X線検査が行われる．骨棘形成，関節裂隙の狭小化，軟骨下骨の硬化により診断される．

関節リウマチなど，その他の疾患を除外するため，血液検査を行う．関節滲出液がみられる場合，関節液を分析することにより炎症性の関節炎と鑑別することが可能である．

治療

OAのうち，膝関節症については，日本整形外科学会より治療ガイドラインが刊行されている．いずれのOAに関しても非薬物療法と薬物療法の併用が必要である．

現在の治療では，摩耗した軟骨組織を回復させることはできず，また，軟骨磨耗の防止に効果的な治療法は確立されていない．このため，その治療は，疼痛に対する対症療法および関節症の悪化の防止によるQOLの維持・改善が目標となる．関節症の悪化防止には，適度な運動負荷，肥満の改善，労働量の調節，関節炎のコントロールが必要である．また，機能的な治療として関節周囲の柔軟性の維持と周囲筋力の維持が重要である．

その他，外科的な治療として，膝関節に対する脛骨高位骨切り術や膝関節や股関節に対する人工関節置換術がある．脛骨高位骨切り術では，脛骨の膝に近い部位を切除，または切開後，人工骨を入れることにより関節の角度を変え，関節内の片側への荷重を分散させ，関節のさらなる変形を遅延させる．

治療薬

❶ ヒアルロン酸ナトリウム

1回25 mg/2.5 mLを1週間ごとに連続5回，膝関節腔内あるいは肩関節腔内に投与する．関節の潤滑機能改善と疼痛軽減，軟骨の変性抑制が期待できる．国内外の臨床試験の成績から，膝関節に対しては，特に疾患の初期に鎮痛効果が大きいと考えられる．

Chapter 3　変形性関節症

❷ 非ステロイド性抗炎症薬（NSAIDs）

（1）選択的 COX-2 阻害薬

　選択的 COX-2 阻害薬であるセレコキシブは，1 回 100 mg，1 日 2 回投与する．OA の治療は長期に渡ることも多いため，消化管障害リスクの少ない選択的 COX-2 阻害薬が使用されることが多い．

（2）非選択的 COX 阻害薬

　ロキソプロフェンナトリウムなどの比較的半減期が短く，忍容性の高い NSAIDs が経口投与される．また，貼付剤も使用されるが，精度の高い臨床試験により抗炎症作用と鎮痛作用が明確にされた貼付剤は少ない．エスフルルビプロフェンおよびケトプロフェンを含有した貼付剤は，OA に有効であることが示されている．

薬物療法

　薬物療法では，NSAIDs を最小有効用量で使用すべきであるが，長期投与は可能な限り回避する．消化管障害リスクの高い患者では，選択的 COX-2 阻害薬または非選択的 COX 阻害薬とともに，消化管保護のため，プロトンポンプ阻害薬もしくはミソプロストールを併用投与することが考慮される．また，外用（貼付剤）の NSAIDs も経口 NSAIDs への追加または代替薬として疼痛緩和に有効である．

　膝関節と肩関節に対しては，ヒアルロン酸ナトリウムの関節腔内注射の適応がある．特に膝関節に対しては，体重支持時の疼痛緩和について有効である．ただし，運動時の疼痛に対する効果は確認されていない．

処方例

セレコキシブ 100 mg　1 回 1 錠（1 日 2 錠）1 日 2 回　朝・夕食後

商品名
セレコキシブ：セレコックス

処方解説◆評価のポイント

■処方目的
　疼痛の抑制
■主な禁忌症
　過敏症，アスピリン喘息，消化性潰瘍，重篤な肝障害，重篤な腎障害，妊娠末期
■効果のモニタリングポイント
　疼痛の改善
■副作用のモニタリングポイント
　消化管障害（腹痛，下痢，口内炎，嘔気，便秘）

服薬指導

・非選択的 COX 阻害薬と比較して発生頻度は低いが，副作用として消化器障害が生じることがあるため，腹痛，嘔気などがみられた場合は，受診する．

Chapter 4 カルシウム代謝の異常をともなう疾患

4.1 副甲状腺機能亢進症，副甲状腺機能低下症

**学習の
ポイント**

主な臨床症状

1 副甲状腺機能亢進症
　　原発性：高カルシウム血症（易疲労感，脱力，多尿，口渇，脱水）
　　二次性：腎性骨異栄養症（腎不全に起因するもの）

2 副甲状腺機能低下症
　　原発性，二次性：低カルシウム血症（全身痙攣，テタニー発作など）

主な治療薬

1 副甲状腺機能亢進症
　1）原発性
　　・カルシウム受容体作動薬〈シナカルセト〉
　2）二次性
　　・リン吸着剤〈沈降炭酸カルシウム，セベラマー〉
　　・活性型ビタミンD_3製剤〈アルファカルシドール，
　　　カルシトリオール〉
　　・カルシウム受容体作動薬〈シナカルセト〉

2 副甲状腺機能低下症
　　活性型ビタミンD_3製剤〈アルファカルシドール，
　　カルシトリオール〉

骨・関節関連疾患編

概要

　副甲状腺は，副甲状腺ホルモン（PTH）を産生・分泌することにより，生体内のカルシウム濃度とリン濃度の調節を行っている．このPTHの産生・分泌が種々の原因により長期的に変動した場合，血清カルシウム濃度の変動とともに骨や神経・筋の興奮に異常をきたす．

　副甲状腺機能亢進症（hyperparathyroidism）では，PTHの産生・分泌が亢進しており，副甲状腺機能低下症（hypoparathyroidism）では，PTHの産生・分泌が低下しているが，いずれの疾患も原発性（一次性）と二次性の疾患に分けられる．

Word ▶ PTH
parathyroid hormone

① 副甲状腺機能亢進症

　原発性副甲状腺機能亢進症では，副甲状腺の腫瘍化，過形成が，二次性副甲状腺機能亢進症では，腎不全によるビタミンD活性化障害やPTHの不応などに起因する血清カルシウム濃度の低下が原因となり，PTHの産生・分泌が亢進する．

② 副甲状腺機能低下症

　原発性副甲状腺機能低下症では，副甲状腺発生異常，PTH分泌障害を惹起するPTH遺伝子やカルシウム感知受容体遺伝子異常，自己抗体の産生など多様な原因により，二次性副甲状腺機能低下症では，甲状腺や副甲状腺の手術，

173

Chapter 4　カルシウム代謝の異常をともなう疾患

咽頭癌や食道癌の手術，悪性腫瘍の浸潤が原因となり，PTH の産生・分泌が低下する．

> ● 疫学 ●
> 　原発性副甲状腺機能亢進症は，2,000 ～ 3,000 人に 1 人の頻度と推計されており，男女比は 1：3 と女性に多くみられる．そのうちの 80 ～ 85％では腺腫が，10 ～ 15％では過形成が原因となる．二次性の副甲状腺機能亢進症のほとんどは，慢性腎不全に起因するもので，透析患者の多くがその病態を示す．一方，原発性副甲状腺機能低下症は非常に頻度が低く，ホルモン受容機構異常に関する調査研究班の報告では，国内の患者数は約 900 名とされる．

臨床症状

❶ 副甲状腺機能亢進症

（1）原発性副甲状腺機能亢進症

原発性副甲状腺機能亢進症では，PTH の過剰分泌により高カルシウム血症と低リン血症を呈する．

（a）高カルシウム血症

高カルシウム血症は，PTH による骨吸収の促進，腎遠位尿細管からのカルシウム再吸収亢進，活性型ビタミン D_3 合成促進を介した腸管からのカルシウム吸収の増加により引き起こされる．

高カルシウム血症が軽度であれば，症状はほとんど認められないが，血清カルシウム濃度が 12 mg/dL 以上になると，神経・筋障害による易疲労感，脱力，腎尿濃縮力低下による多尿，口渇，脱水や悪心・嘔吐・便秘などの消化器症状がみられる．また，手指などの線維性骨炎，骨量減少や尿路結石，腎石灰化症を認めることがある．

（b）低リン血症

低リン血症は，PTH による腎遠位尿細管でのリンの再吸収抑制に起因する．本疾患では，低リン血症の症状（筋肉痛，筋力低下など）がみられるほど血清リン値が低下することはまれである．

（2）二次性副甲状腺機能亢進症

二次性副甲状腺機能亢進症では，一部の疾患を除き，低カルシウム血症による症状が認められないことが多い．これは，PTH の分泌亢進により著明な低カルシウム血症をきたしにくいからである．慢性腎不全に起因するものでは，骨病変を呈し，腎性骨異栄養症と呼ばれる．PTH 過剰による慢性的な汎発性線維性骨炎，ビタミン D 活性化障害による骨軟化症，血清カルシウム・リン積[注1]上昇による異所性石灰化[注2]などによる骨・関節痛，搔痒感，骨変形などが起こる．

❷ 副甲状腺機能低下症

副甲状腺機能低下症の症状の大部分は低カルシウム血症に基づく．神経・筋の興奮性亢進によるものとして，全身痙攣，テタニー発作，感覚異常などを認

注1：血清カルシウム・リン積（血清 Ca×P 積）とは，Ca（mg/dL）×P（mg/dL）積の値．この積が 65～70 を超えると異所性石灰化のリスクが高まるとされている．慢性腎不全に起因する副甲状腺機能亢進症では，この積を 55 未満にすることが治療目標となっている．

注2：骨以外の軟部組織に石灰化（カルシウム塩の沈着）が認められる．特に血管や関節周囲に認められ，血管石灰化は動脈硬化の一因となる．

める．また，精神・神経系の機能異常として精神不穏状態，不安，抑うつ，認知障害などがみられる．この他，循環器症状として，心電図でのQT延長，心不全，低血圧をきたす場合がある．

診断

❶ 副甲状腺機能亢進症

　原発性副甲状腺機能亢進症は，高カルシウム血症と血中PTH濃度（Intact PTH[注3]）高値が認められれば診断される．

　二次性副甲状腺機能亢進症では，血中PTH濃度が高値であることと血清リン濃度が診断の重要な手がかりとなる．高リン血症が存在する場合，慢性腎不全，PTH作用不全が考えられ，低リン血症が存在する場合，ビタミンD作用不全が疑われる．

注3：PTH検査のうち，分解前の全長PTHのみを測定する検査．
　基準値：10～65 pg/mL

❷ 副甲状腺機能低下症

副甲状腺機能低下症の診断は，

1）低カルシウム血症および正または高リン血症
2）eGFRが30 mL/min/1.73 m² 以上
3）Intact PTHが30 pg/mL 未満

が基準となり，この3つのすべてを満たし，かつ，口周囲や手足などのしびれや錯感覚，テタニー，全身痙攣のうち1つの症状がみられれば，確定診断される．

治療

❶ 副甲状腺機能亢進症

（1）原発性副甲状腺機能亢進症

　原発性副甲状腺機能亢進症の根治治療は，病的副甲状腺の摘出である．手術不能例には，薬物療法を行う．

（2）二次性副甲状腺機能亢進症

　慢性腎不全に起因する二次性副甲状腺機能亢進症では，薬物療法を保存的治療法として行うが，これに抵抗性を示す症例には，外科的手術による副甲状腺摘出術が行われる．

❷ 副甲状腺機能低下症

　副甲状腺機能低下症では，低カルシウム血症による症状を防止するために，薬物療法を行う．

Chapter 4　カルシウム代謝の異常をともなう疾患

治療薬

❶ リン吸着剤

　リン吸着剤である，セベラマー，沈降炭酸カルシウムは，食直前（セベラマー）あるいは食直後（沈降炭酸カルシウム）に服用することにより，消化管内でリンと結合し，その吸収を抑制する．

❷ 活性型ビタミン D_3 製剤

　活性型ビタミン D_3 製剤には，アルファカルシドール，カルシトリオールがある．慢性腎不全患者では，副甲状腺のビタミン D 受容体数が減少しており，生理的な活性型ビタミン D_3 の投与量では PTH 分泌を抑制できないことが多いため，ビタミン D パルス療法が行われる．その他の疾患では生理的な投与量で用いる．

　薬理作用などについては，Chapter 1 骨粗鬆症の治療薬（p.155）参照．

❸ シナカルセト

　副甲状腺細胞表面のカルシウム受容体のカルシウムに対する感受性を増強することにより，PTH の分泌を抑制する．1 日 1 回 25 mg から開始し，血清カルシウム濃度と血中 PTH 濃度をみながら，投与量を調整する．副作用として，低カルシウム血症があるため，注意が必要である．

薬物療法

❶ 副甲状腺機能亢進症

（1）原発性副甲状腺機能亢進症

　手術不能例には，骨量減少に対して経口ビスホスホネート製剤の投与，高カルシウム血症に対し，カルシウム受容体の感受性を亢進させて PTH 量を減少させるシナカルセトの投与を行う．

（2）二次性副甲状腺機能亢進症

　二次性副甲状腺機能亢進症では，慢性腎不全に起因するものには，まず，血清カルシウム濃度および血清リン濃度ならびに血中 PTH 濃度の適正濃度維持を目標に，リン制限やリン吸着剤による高リン血症の管理，活性型ビタミン D_3 製剤の投与，シナカルセトの投与を行う．

> ● カルシウム・リン・PTH の基準値 ●
> （1）血清カルシウム濃度
> 　基準値：8.4〜10.2 mg/dL
> 　透析患者など，アルブミン濃度が低い場合（4 g/dL 未満）は，以下に示す Payne の式で補正する．
> 　補正 Ca（mg/dL）＝血清 Ca（mg/dL）＋（4−血清アルブミン濃度）×0.8

4.1 副甲状腺機能亢進症，副甲状腺機能低下症

(2) 血清リン濃度
基準値：2.5～4.5 mg/dL

(3) 血中 PTH 濃度
慢性腎不全患者での血中 PTH の目標値は，健常者の基準値の3～4倍である．これは，慢性腎不全患者の骨では PTH に対する反応性が低下しており，骨代謝回転を維持するためである．

処方例

二次性副甲状腺機能亢進症の透析患者
①〜⑥を併用処方する（非透析日）．
①カルシトリオールカプセル 0.5μg　1回1Cap（1日1Cap）1日1回　朝食後
②オメプラゾール 20 mg　1回1錠（1日1錠）1日1回　朝食後
③フロセミド 40 mg　1回2錠（1日4錠）1日2回　朝・昼食後
④バルサルタン 80 mg　1回1錠（1日2錠）1日2回　朝・夕食後[1]
⑤アムロジピン 2.5 mg　1回2錠（1日4錠）1日2回　朝・夕食後
⑥セベラマー 250 mg　1回4錠（1日12錠）1日3回　毎食食直前

商品名
カルシトリオール：ロカルトロール
オメプラゾール：オメプラール
フロセミド：ラシックス
バルサルタン：ディオバン
アムロジピン：ノルバスク
セベラマー：レナジェル

処方解説◆評価のポイント

■処方目的
処方薬①：二次性副甲状腺機能亢進症の改善
処方薬②：胃酸分泌抑制作用による消化性潰瘍の改善[2]
処方薬③：利尿作用による降圧，浮腫の改善ならびに体重増加の抑制[3]
処方薬④：血管拡張作用による降圧ならびに腎保護作用による残存腎機能の維持
処方薬⑤：血管拡張作用による降圧
処方薬⑥：高リン血症の改善

■主な禁忌症
処方薬①：高カルシウム血症，ビタミン D 中毒症状をともなう患者
処方薬②：過敏症，アタザナビルあるいはリルピビリンを投与中の患者
処方薬③：無尿
処方薬④：妊婦または妊娠の可能性
処方薬⑤：妊婦または妊娠の可能性，過敏症
処方薬⑥：過敏症，腸管閉塞

■効果のモニタリングポイント
処方薬①：血清カルシウム濃度，血中 PTH 濃度の適正化
処方薬②：消化性潰瘍症状の改善
処方薬③：尿量の維持，浮腫の改善
処方薬④⑤：血圧の改善
処方薬⑥：血清リン濃度の適正化

■副作用のモニタリングポイント
処方薬①：高カルシウム血症にともなう症状（便秘，食欲不振，悪心・嘔吐，腹痛など）
処方薬②：発疹，下痢・軟便，肝酵素（AST，ALT）上昇
処方薬③：脱水，聴力障害
処方薬④⑤：降圧作用によるめまい，ふらつきなど
処方薬⑥：便秘，腹痛

▶▶▶留意事項
[1] 本来，バルサルタンの用法は1日1回であるが，慢性腎不全患者では，夜間血圧が高いことがあり，しばしば1日2回で使用される．
[2] 末期腎不全患者では胃酸分泌の亢進や防御因子の減弱により，しばしば消化性潰瘍が認められる．
[3] 透析患者が水分を過剰摂取すると血圧上昇や浮腫などが起こる．このため，次回の透析日まで，体重増加を指標として水分摂取量を制限する．腎機能が残存している透析患者は，利尿薬を使用することにより，体重コントロールが容易になる．

Word ▶ AST（GOT）
アスパラギン酸アミノトランスフェラーゼ
asparate aminotransferase

Word ▶ ALT（GPT）
アラニンアミノトランスフェラーゼ
alanine aminotransferase

骨・関節関連疾患編

Chapter 4　カルシウム代謝の異常をともなう疾患

② 副甲状腺機能低下症

　副甲状腺機能低下症の治療目的は，血清カルシウム濃度を是正し，低カルシウム血症による症状を防止することである．このため，血清カルシウム濃度を正常下限の 8.5 mg/dL 前後に維持することを目標に，活性型ビタミン D_3 製剤の投与を行う．また，全身痙攣発作などの緊急時にはカルシウムを静脈内投与する．

処方例

カルシトリオールカプセル 1.0 μg　1回 1Cap（1日 1Cap）1日 1回　朝食後

商品名
カルシトリオール：ロカルトロール

処方解説◆評価のポイント

■処方目的
　低カルシウム血症の改善
■主な禁忌症
　高カルシウム血症，ビタミンD中毒症状をともなう患者
■効果のモニタリングポイント
　血清カルシウム濃度の適正化
■副作用のモニタリングポイント
　高カルシウム血症にともなう症状（便秘，食欲不振，悪心・嘔吐，腹痛など）

服薬指導

① 副甲状腺機能亢進症

　透析患者は，高血圧や脂質異常症，糖尿病など多くの合併症をかかえており，服用する薬剤が 10 種類を超えることもまれではない．服用する薬剤の種類が多くなればなるほど，服用が煩雑になり，アドヒアランスが低下しやすい．合併症の発症・悪化や残存腎機能の悪化を防ぐため，また QOL の向上のため，処方された薬剤を用法通りに服用することが重要である．

② 副甲状腺機能低下症

　不規則な服薬や食事量低下によるカルシウム摂取量の減少などにより，低カルシウム血症の症状が出現する場合があるため，規則正しい服薬と食事によるカルシウム摂取の重要性を理解する．

Chapter 4

カルシウム代謝の異常をともなう疾患

4.2 くる病，骨軟化症

学習の ポイント

主な臨床症状
1 骨軟化症：骨痛，筋力低下，骨痛
2 くる病：低身長，骨軟骨部変形，歩行障害

主な治療薬
1 活性型ビタミン D_3 製剤〈アルファカルシドール，　**2** 経口リン製剤〈リン酸二水素ナトリウム〉
　カルシトリオール〉

概要

　くる病（rickets），骨軟化症（osteomalacia）は，骨の石灰化障害により非石灰化骨基質（類骨）が増加した疾患である．このうち，くる病は小児期の骨端線の閉鎖以前に石灰化障害が発症したもので，骨の成長障害や骨・軟骨部の変形がみられる．骨軟化症は，成人期の骨端線閉鎖後に石灰化障害が発症したもので，骨痛や筋力低下がみられる．

　原因は多岐にわたるが，① ビタミン D 作用の低下，② 血中カルシウムあるいはリンの低下，③ アシドーシスの大きく 3 つに分けられる．

　かつては栄養障害や日光被爆の低下に起因するビタミン D 欠乏によるものが主であったが，現在はほとんど認められない．ビタミン D 作用の低下の例としては，ビタミン D-1α 水酸化酵素遺伝子の変異により 1α, 25 - ジヒドロキシビタミン D_3 への活性化が障害された**ビタミン D 依存症 1 型**やビタミン D 受容体遺伝子の変異などによりビタミン D に不応になった**ビタミン D 依存症 2 型**がある．

　カルシウムやリンの低下に基づくものとしては，**家族性低リン血症性ビタミン D 抵抗性くる病・骨軟化症**や**遺伝性高カルシウム尿性低リン血症性くる病**（HHRH），Fanconi（ファンコニ）症候群と呼ばれる腎近位尿細管でのリンやブドウ糖，アミノ酸などの再吸収が広範に傷害されるものがある．

Word HHRH
hereditary hypophosphatemic rickets with hypercalciuria

　アシドーシスでは，骨のミネラルの溶出による酸の中和と PTH に対する反応性の亢進による骨吸収の亢進に加え，腎臓でのビタミン D 活性化障害などによりくる病・骨軟化症をきたすと考えられている．

　ビタミン D 抵抗性くる病・骨軟化症およびビタミン D 依存性くる病・骨軟化症は，指定難病であり，中等症以上の場合などでは，申請して認定されると保険料の自己負担分の一部が公費負担として助成される．

● 疫学 ●
　ビタミン D 抵抗性くる病・骨軟化症の発症は，年間 75 ～ 160 人とされている．
　一方，ビタミン D 依存性くる病・骨軟化症は，国内の患者数が 100 人以下である．

骨・関節関連疾患編

179

Chapter 4　カルシウム代謝の異常をともなう疾患

臨床症状

❶ くる病

　ビタミン D 作用の低下に起因するくる病では，骨成長障害による低身長や肋骨念珠注1，四肢骨端部の腫大など骨軟骨部の変形，筋力低下や骨痛などを認める．先天性のビタミン D 依存症では，症状は 1 歳前後に出現することが多い．家族性低リン血症性ビタミン D 抵抗性くる病は，生後 1～2 年で下肢の O 脚変形，歩行障害，歩行遅延などで受診することが多い．

注1：1つひとつの肋骨の一部がコブのように膨らみ，数珠のようになったもの．X 線写真により確認される．

❷ 骨軟化症

　骨軟化症では，骨痛，筋痛，筋力低下が主症状となる．

診断

❶ くる病

　くる病は，表 1 の診断指針をもとに診断される．

表 1　くる病の診断指針

1）くる病：大項目 2 つと小項目の 2 つを満たすもの 2）くる病の疑い：大項目 2 つと小項目の 2 つのうち 1 つを満たすもの ただし，下記の除外診断を考慮すること	
大項目	a）単純 X 線像でのくる病変化（骨幹端の杯状陥凹，または骨端線の拡大や毛ばだち） b）高アルカリホスファターゼ血症
小項目	c）低リン血症，または低カルシウム血症 d）臨床症状 　O 脚・X 脚などの骨変形，脊柱の弯曲，頭蓋癆，大泉門の開離，肋骨念珠，関節腫脹のいずれか
除外すべき疾患	ビタミン D 欠乏症，ビタミン D 依存症 1 型，ビタミン D 依存症 2 型，低ホスファターゼ症，骨幹端骨異形成症，Blount（ブロント）病，副甲状腺機能低下症，偽性副甲状腺機能低下症

● 各種基準値 ●
　表 1 の診断指標については，以下のとおり，年齢に応じた基準値を用いて判断する．
●低カルシウム血症
　血清カルシウム補正値　8.4 mg/dL 以下，あるいは 2.1 mmol/L 以下
●低リン血症
　年齢別の基準値（施設間の差を考慮していない参考値）
　血清リン値　　　　1 歳未満　　　　　　　　4.5 mg/dL 以下
　　　　　　　　　　1 歳から小児期　　　　　4.0 mg/dL 以下
　　　　　　　　　　思春期以降成人まで　　　3.5 mg/dL 以下
●高アルカリホスファターゼ（ALP）血症
　血清 ALP　　　　　1 歳未満　　　　　　　　1,200 IU/L 以上
　　　　　　　　　　1 歳から小児期　　　　　1,000 IU/L 以上
　　　　　　　　　　思春期の成長加速期　　　1,200 IU/L 以上

❷ 骨軟化症

骨軟化症は，表2の診断指針をもとに診断される．ただし，くる病として発症した症例は，くる病の診断指針に準じる．

Word ▶ YAM
young adult mean

表2 骨軟化症の診断指針

1) 骨軟化症：大項目2つと小項目の3つをみたすもの 2) 骨軟化症の疑い：大項目2つと小項目の2つをみたすもの	
大項目	a) 低リン血症，または低カルシウム血症 b) 高骨型アルカリホスファターゼ血症
小項目	c) 臨床症状 　　筋力低下，または骨痛（筋力低下の程度：しゃがんだ位置から立ち上がれない，階段昇降不可など） d) 骨密度 　　若年成人平均値（YAM）の80%未満 e) 画像所見 　　骨シンチグラフィーでの肋軟骨などへの多発取り込み，または単純X線像でのlooser's zone＊
除外すべき疾患	骨粗鬆症，癌の多発骨転移，多発性骨髄腫，腎性骨異栄養症，原発性副甲状腺機能亢進症，ビタミンD欠乏症

＊looser's zoneは，偽骨折．肋骨や肩甲骨などにみられる

❸ くる病・骨軟化症の鑑別

上記診断指標により，くる病あるいは骨軟化症と診断された場合，その病因を図1のフローチャートに沿って鑑別する．

注2：FGF23（fibroblast growth factors 23）は，腎近位尿細管でのリンの再吸収抑制と腎臓でのビタミンDの活性化を抑制することにより，血中リン濃度を低下させる因子である．

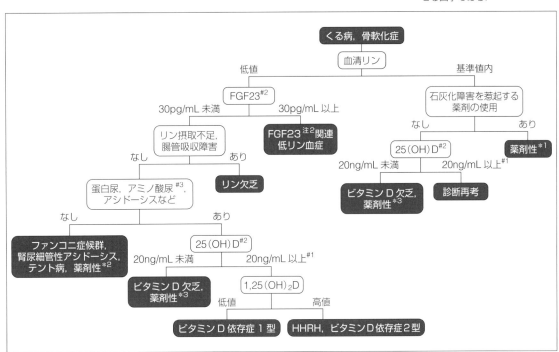

図1 くる病・骨軟化症の病因の鑑別フローチャート
＊1：アルミニウム，エチドロネートなど
＊2：イホスファミド，アデホビルピボキシル，バルプロ酸など
＊3：ジフェニルヒダントイン，リファンピシンなど
#1：小児では，より高値であってもくる病の原因となることがある
#2：保険適用外検査
#3：ビタミンD代謝物作用障害でも認められる場合がある

＜出典：日本内分泌学会・日本骨代謝学会 編，くる病・骨軟化症の診断マニュアル，日本内分泌学会・日本骨代謝学会, p.12, 2015＞

Chapter 4　カルシウム代謝の異常をともなう疾患

治療

くる病・骨軟化症の治療では，薬物療法が行われる．

治療薬

❶ 活性型ビタミン D₃ 製剤

活性型ビタミン D_3 製剤として，アルファカルシドール，カルシトリオールがある．症例により維持量は異なるが，小児では，$0.05 \sim 0.3 \mu g/kg/$日を投与する．

薬理作用などについては，Chapter 1 骨粗鬆症の治療薬（p.155）参照．

❷ 経口リン製剤

症例により維持量に大きな差があるが，$10 \sim 30 mg/kg/$日のリン製剤を投与する．

薬物療法

ビタミン D 作用の低下に起因するものには，活性型ビタミン D_3 製剤の投与を行う．ビタミン D 依存症 1 型の小児には生理量の活性型ビタミン D_3 製剤を投与する．ビタミン D 依存症 2 型では，大量の活性型ビタミン D_3 製剤を投与する．血中カルシウムあるいはリンの低下に起因するものには，活性型ビタミン D_3 製剤に加え，経口リン製剤を投与する．

Chapter 4

カルシウム代謝の異常をともなう疾患

4.3 悪性腫瘍にともなう高カルシウム血症

> **学習のポイント**
>
> **主な臨床症状**
> 多尿，口渇，脱水，悪心，嘔吐，ときに意識障害
>
> **主な治療薬**
> **1** カルシトニン製剤〈エルカトニン〉
> **2** ビスホスホネート製剤〈ゾレドロン酸，アレンドロン酸ナトリウム，パミドロン酸二ナトリウム〉

概要

悪性腫瘍患者に合併する腫瘍随伴症候群の代表的な症候として，高カルシウム血症（hypercalcemia）が挙げられる．発症機序により，全身性ホルモン様因子を介する HHM（humoral hypercalcemia of malignancy）と局所因子を介する LOH（local osteolytic hypercalcemia）に大別され，HHM を呈するのが全体の約 80％，LOH を呈するのが全体の約 20％である．悪性腫瘍に高カルシウム血症が合併する頻度は 10～20％程度で，多くは進行期にみられ，予後不良である．

❶ HHM

HHM は大部分の場合，腫瘍細胞が産生する副甲状腺ホルモン関連ペプチド（PTHrP）が原因であり，PTHrP は PTH と共通の受容体（PTH／PTHrP 受容体）に作用するため，高カルシウム血症が起こる．

❷ LOH

LOH は，多発性骨髄腫や乳癌などの骨転移例で認められる．LOH では，骨髄腫細胞が産生するサイトカインや乳癌細胞の産生する PTHrP により，局所での骨吸収が促進される．高カルシウム血症によるフィードバックにより血中 PTH は低値を示す．

Word ▶ PTHrP
parathyroid hormone-related peptide

Word ▶ PTH
parathyroid hormone

臨床症状

悪性腫瘍による症状のほか，高カルシウム血症による多尿，口渇，脱水，悪心，嘔吐，ときに意識障害がみられる．慢性の PTH 過剰症である原発性副甲状腺機能亢進症とは異なり，悪性腫瘍にともなう高カルシウム血症は一般的に急速に進行する．

骨・関節関連疾患編

Chapter 4　カルシウム代謝の異常をともなう疾患

診断

　悪性腫瘍患者で，高カルシウム血症，低リン血症，高PTHrP血症，血中PTHの低値があればHHMと診断される．全身骨X線撮影や骨シンチグラフィーは，LOHの診断に有用である．

治療

　悪性腫瘍に対する治療と高カルシウム血症に対する治療を行う．特に血清カルシウム濃度が12 mg/dL以上で急速に進行したもの，血清カルシウム濃度が14 mg/dL以上のものは治療を要する．

治療薬

❶ カルシトニン製剤

　カルシトニン製剤の**エルカトニン**は，腎臓でのカルシウムの排泄を促進し，破骨細胞の成熟抑制により骨吸収を低下させることで，血清カルシウムを低下させる．速効性であり，4～6時間後にはカルシウム値にして最大1～2 mg/dLの低下が期待できる．48時間以上連続使用すると，カルシトニン受容体発現の低下が原因と思われるタキフィラキシー[注1]のため，効果が減弱してしまう．このため，長期的なカルシウム値のコントロールはエルカトニンのみでは不可能である．

注1：反復投与により薬剤の効果が急速に失われること．

❷ ビスホスホネート製剤

　本疾患で用いられるビスホスホネート製剤は，**ゾレドロン酸水和物**，**アレンドロン酸ナトリウム水和物**，**パミドロン酸二ナトリウム水和物**である．

　骨粗鬆症で用いられるビスホスホネート製剤（p.153参照）とは，基本的に適応が異なる．骨吸収を抑制し，血清カルシウム値を低下させる．最大効果発現には2～4日必要であり，長期的に高カルシウム血症のコントロールに向くが，緊急の場合は即効性のある生理食塩水の点滴やカルシトニン製剤との併用が必要である．

薬物療法

　高カルシウム血症は，急速に進行し，腎不全や意識障害をもたらす場合があるので，① カルシトニン製剤やビスホスホネート製剤投与による骨吸収の抑制，② 生理食塩水の点滴による脱水の改善とカルシウムクリアランスの改善を行う．

184

参考文献一覧

内分泌疾患 編

■ Chapter 1
- 成瀬光栄・平田結喜緒・島津章 編，内分泌代謝専門医ガイドブック（改訂第3版），診断と治療社，2014
- 浜田昇 編著，甲状腺疾患診療パーフェクトガイド（改訂第3版），診断と治療社，2014
- Nakajima H, et al：Analysis of 754 cases of antithyroid drug-induced agranulocytosis over 30 years in Japan. J Clin Endocrinol Metab. 98：4776-4783 2013
- Nakajima H, et al：Comparison of methimazole and propylthiouracil in patients with hyperthyroidism caused by Graves' disease, J Clin Endocrinol Metab, 92：2157-2162, 2007
- 日本甲状腺学会 編，バセドウ病治療ガイドライン2011，南江堂，2011
- 田上哲也・西川光重・伊藤公一・成瀬光栄 編，甲状腺疾患診断マニュアル（改訂第2版），診断と治療社，2014
- Takata K, et al.：Methimazole-induced agranulocytosis in patients with Graves' disease is more frequent with an initial dose of 30 mg daily than with 15 mg daily. Thyroid. 19：559-563, 2009
- Iwaku K, Noh JY, Minagawa A. et al：Determination of pediatric reference levels of FT$_3$, FT$_4$ and TSH measured with ECLusys kits, Endocr J, 60（6）：799-804, 2013
- Refetoff S, Robin NL Fang VS：Parameters of thyroid function in serum of 16 selected vertebrate species：astudy of PBI, serum T$_4$, free T$_4$, alld the pattern of T4 and T3 binding to serum proteins, Endocrinology, 86（4）：793-805, 1970.
- 日本小児内分泌学会薬事委員会・日本甲状腺学会小児甲状腺疾患診療委員会 編，小児期発症バセドウ病診療のガイドライン 2016, http://jspe.umin.jp/medical/files/gravesdisease_guideline2016.pdf

■ Chapter 1.2
- Volta C, et al：Atypical subacute thyroiditis caused by Epstein-Barr virus infection in a three-year-old girl. Thyroid, 15：1189-1191, 2001
- 田上哲也 ほか 編：甲状腺診療マニュアル（改訂第2版），診断と治療社，2014
- 病気とくすり 2016，薬局，Vol.67，No.4，南山堂，2016
- 浜田昇 編著，甲状腺疾患診療パーフェクトガイド（改訂第3版），診断と治療社，2014

■ Chapter 1.3
- 上田実希 ほか 著，甲状腺自己免疫疾患の頻度と自然経過，カレントテラピー，27：103-107，2009
- 今野則道 著，高感度ペルオキシダーゼ抗体および抗サイログロブリン抗体測定による自己免疫性甲状腺疾患のスクリーニング，日内分泌会誌，73：451-461，1997
- Hamada N. et al：Measuring thyroglobulin autoantibodies by sensitive assay is important for assessing the presence of thyroid autoimmunity in areas with high iodine intake. Endocrine Journal, 57（7）：647-651, 2010
- 浜田昇 編著：甲状腺疾患診療パーフェクトガイド 改訂第3版，診断と治療社，2011
- Stagnaro-Green A. et al：Guidelines of the American Thyroid Association for the diagnosis and management of thyroid disease during pregnancy and postpartum. Trhyroid 21：1081-1125, 2011
- Biondi B. el al：The clinical significance of subclinical thyroid dysfunction. Endocr Rev 29：76-131, 2008

■ Chapter 2
- 大磯ユタカ ほか 著，バソプレシン分泌低下症（中枢性尿崩症）の診断と治療の手引き（平成22年度改訂）厚生労働科学研究費補助金難治性疾患克服研究事業 間脳下垂体機能障害に関する調査研究班 平成22年度総括・分担研究報告書，2011

■ Chapter 3.1
- 大磯ユタカ ほか 著，バソプレシン分泌低下症（中枢性尿崩症）の診断と治療の手引き（平成22年度改訂）厚生労働科学研究費補助金難治性疾患克服研究事業 間脳下垂体機能障害に関する調査研究班 平成22年度総括・分担研究報告書，2011

■ Chapter 3.2
・Melmed S：Acromegaly pathogenesis and treatment. j Clin Invest 2009：119, 3189-3202
・Holdaway IM et al：A meta-analysis of the effect of lowering serum levels of GH and IGF-I on mortality in acromegaly. Eur J Endocrinol. 2008：159, 89-95

■ Chapter 3.3
・島津章 ほか 共著，厚生労働科学研究費補助金難治性疾患克服研究事業 間脳下垂体機能障害における診療ガイドライン 作成に関する研究 平成 28 年度総括報告書，2017

■ Chapter 3.4
・入江実 著，厚生省特定疾患間脳下垂体機能障害調査研究班 間脳下垂体機能障害疫学調査報告 平成 5 年度総括研究事業 報告書，1994

■ Chapter 3.5
・Nieman LK, et al：The diagnosis of Cushing's syndrome：an Endocrine Socicty Clinical Practice Guideline. J Clin Endocrinol Metab 2008; 93：1526-1540

■ Chapter 3.6
・Gordon RD, et al.：Primaty aldosteronism：are we diagnosing and operating on too few patients?. World J Surg. 2001; 25：941-947

■ Chapter 3.7
・名和田新 ほか 著，厚生省特定疾息内分泌系疾患調査研究班 平成 10 年度研究報告書，1999
・成瀬光栄・平田結喜緒・島津章 編，内分泌代謝専門医ガイドブック（改訂第 3 版），診断と治療社，2014

■ Chapter 3.8
・柳瀬敏彦 ほか 著，アジソン病，副腎性サブクリニカルクッシング症候群の全国における実態調査 厚生労働科学研究費 補助金難治性疾患克服研究事業 副腎ホルモン産生異常に関する調査研究班 平成 22 年度研究報告書，2011
・Charmandari E, et al：Adrenal insufficiency. Lancet, 383：2152-2167, 2014.
・西川哲夫 ほか 著，副腎不全の臨床徴候と診断へのアプローチ，日内会誌，97，2008
・寺内康夫・鯉渕典之・後藤英司 編，Principles and Practice 内分泌・代謝，文光堂，2013
・成瀬光栄・平田結喜緒・島津章 編，内分泌代謝専門医ガイドブック（改訂第 3 版），診断と治療社，2014

代謝疾患 編

■ Chapter 1
・日本糖尿病学会 編，科学的根拠に基づく糖尿病診療ガイドライン 2013，南江堂，2013
・日本糖尿病学会 編・著，糖尿病治療ガイド 2018-2019，文光堂，2016
・日本糖尿病療養指導士認定機構 編・著，糖尿病療養指導ガイドブック 2015 －糖尿病療養指導士の学習目標と課題，日本糖尿病療養指導士認定機構，2015
・James D et al：Risk of Bladder Cancer Among Diabetic Patients Treated With Pioglitazone. Diabetes Care, 34：916-922，2011
・Zinman B et al：Emapagliflozin,Cardiovascular Outcomes, and Mortality in Type 2 Diabetes. N Engl J Med, 373：2117-2128, 2015
・Wanner C et al：Empagliflozin and Progression of Kidney Disease in Type 2 Diabetes. N Engl J Med, 375：323-334, 2016
・門脇孝 著，ピオグリタゾンの心血管保護作用，日本臨床，64（1）：156-159，2006
・UK Prospective Diabetes Study Group：Effect of intensive blood-glucose control with metformin on complication in overweight patients with type 2 diabetes. Lancet, 352：854-865, 1998
・Buse MG et al：The role of the human placenta in the transfer and metabolism of insulin, J Clin Invest, 41：29-41, 1962

■ Chater 2
・日本動脈硬化学会 編，動脈硬化性疾患予防ガイドライン 2017 年版，日本動脈硬化学会，2017
・日本動脈硬化学会 編・著，動脈硬化性疾患予防のための脂質異常症治療ガイド 2018 年版，日本動脈硬化学会，2018
・山田純司 著，ガイドラインで理解する疾病と薬物治療　代謝疾患，オーム社，2013
・寺内康夫・鯉淵典之・後藤英司 編，Principles and Practice 内分泌・代謝，文光堂，2011
・Rp.【レシピ】2009 年春号，Vol.8，No.2 脂質異常症，南山堂

■ Chapter 3
・日本痛風・核酸代謝学会ガイドライン改訂委員会 編，高尿酸血症・痛風の治療ガイドライン 2010（第 2 版），メディカルレビュー社，2010
・日本痛風・核酸代謝学会ガイドライン改訂委員会 編，高尿酸血症・痛風の治療ガイドライン 2012 年追補ダイジェスト版，メディカルレビュー社，2012
・門脇 孝，下村伊一郎 編，代謝・内分泌疾患診療最新ガイドライン，総合医学社，2012
・日本痛風・核酸代謝学会ガイドライン改訂委員会 編，高尿酸血症・痛風の治療ガイドライン（第 2 版），2012 年追補ダイジェスト版，メディカルレビュー社
・山田純司 著，ガイドラインで理解する疾病と薬物治療　代謝疾患，オーム社，2013

骨・関節関連疾患 編

■ Chapter 1
・骨粗鬆症の予防と治療ガイドライン作成委員会 編，骨粗鬆症の予防と治療ガイドライン 2015 年版，ライフサイエンス出版，2015

■ Chapter 2
・日本リウマチ学会 編，関節リウマチ診療ガイドライン 2014，メディカルレビュー社，2014

■ Chapter 3
・日本整形外科学会診療ガイドライン委員会・変形性股関節症ガイドライン策定委員会 編，変形性股関節症診療ガイドライン 2008，南江堂，2008
・日本整形外科学会診療ガイドライン委員会・変形性膝関節症診療ガイドライン策定委員会 編，変形性膝関節症の管理に関する OARSI 勧告 OARSI によるエビデンスに基づくエキスパートコンセンサスガイドライン（日本整形外科学会変形性膝関節症診療ガイドライン策定委員会による適合化終了版），日本整形外科学会ホームページ，2012

■ Chapter 4.1
・難病情報センターホームページ，副甲状腺機能低下症（http://www.nanbyou.or.jp/entry/4427）
・慢性腎臓病にともなう骨・ミネラル代謝異常の診療ガイドライン，日本透析医学会雑誌 45 巻 4 号，2012
・杉本恒明 編，内科学（第九版），朝倉書店，2007

■ Chapter 4.2
・日本内分泌学会・日本骨代謝学会 編，くる病・骨軟化症の診断マニュアル，日本内分泌学会・日本骨代謝学会，2015
・杉本恒明 編，内科学（第九版），朝倉書店，2007

■ Chapter 4.3
・日本臨床腫瘍学会 編，骨転移診療ガイドライン，南江堂，2015
・杉本恒明 編，内科学（第九版），朝倉書店，2007

索　引

和文

あ

アイソトープ療法　8
アカラシア　154
アカルボース　97
亜急性甲状腺炎　2, 16
アキレス腱肥厚　117
アクアポリン2　29
アジソン病　70
アスピリン　18
アセチルサリチル酸　18
アセトン臭　82
アダリムマブ　166
アテノロール　10
アトルバスタチン　121
アナグリプチン　96
アバタセプト　167
アムロジピン　64
アリロクマブ　122
アルドース還元酵素阻害薬　84
アルドステロン産生腺腫　61
アルドステロン症　61
アルファカルシドール　155, 176, 182
アレンドロン酸ナトリウム　153, 184
アログリプチン　96
アロプリノール　137
アンジオテンシンII受容体拮抗薬　64

い

イグラチモド　166
医原性クッシング症候群　73
医原性副腎不全　71
イコサペント酸エチル　122
異所性ACTH症候群　56
異所性AVP産生腫瘍　34
イバンドロン酸ナトリウム　153
イプラグリフロジン　98
陰イオン交換樹脂　121
飲酒制限　135
インスリン　99, 110
インスリン依存状態　80

インスリン抵抗性　80, 90
インスリン分泌指数　89
インスリン分泌能　89
インスリン療法　101
インドメタシン　33, 139
インフリキシマブ　166

う

ウラピジル　67
運動　92, 136

え

エキセナチド　99
エスケープ現象　10, 62
エストラジオール　155
エストリオール　155
エストロゲン　52
エゼチミブ　121
エタネルセプト　166
エチドロン酸二ナトリウム　153
エパルレスタット　84
エプレレノン　63
エボロクマブ　122
エルカトニン　157, 184
エルデカルシトール　152, 156
エンパグリフロジン　98

お

黄色腫　117
黄体形成ホルモン　49
黄体ホルモン　52
横紋筋融解症　124
オキサプロシン　139
オキシプリノール　137
オクトレオチド　41
オマリグリプチン　96

か

外因性経路　113
カイロミクロン　112
角膜輪　117
下垂体機能低下症　39, 45, 49
下垂体性巨人症　39

下垂体腺腫　39
家族性高コレステロール血症　125
家族性高コレステロール血症ヘテロ接
　合体　126
褐色細胞腫　66
褐色細胞腫クリーゼ　66
活性型ビタミンD$_3$製剤　155, 176, 182
カテコールアミン産生腫瘍　66
カナグリフロジン　98
カベルゴリン　46
カルシウム拮抗薬　64
カルシトニン　153, 156, 184
カルシトリオール　155, 176, 182
カルベジロール　64
眼球突出　3
関節リウマチ　161
感染性アジソン病　71
完全ヒト型抗RANKLモノクローナル
　抗体製剤　157
甘草　62
冠動脈疾患　84
カンレノ酸カリウム　63

き

偽アルドステロン症　61
基礎 - 追加補充療法　103
急性合併症　82
急性単関節炎　131
急性副腎不全　50, 70
強化インスリン療法　103
橋中心髄鞘崩壊症　36
起立性低血圧　66
金チオリンゴ酸ナトリウム　165
筋力低下　61

く

クスマウル大呼吸　82
クッシング症候群　56
グリクラジド　95
グリコアルブミン　88
グリチルリチン製剤　62
グリニド薬　96
グリベンクラミド　95

グリメピリド　95
くる病　179
クロニジン試験　67

け

結合型エストロゲン　155
血漿アルドステロン濃度　62
血漿レニン活性　62
血清ナトリウム濃度　30
血中インスリン値　90
血糖降下薬　92
血糖コントロール　87
顕性甲状腺機能低下症　22
原発性アルドステロン症　61
原発性脂質異常症　115

こ

高 LDL-C 血症　115
抗 PCSK9 モノクローナル抗体製剤　122
高 TG 血症　115
抗 TSH 受容体抗体　17
降圧薬　64
抗アルドステロン薬　63
口渇　80
高カルシウム血症　174
高血圧　61, 66
高血糖　66
抗甲状腺薬　8
甲状腺機能異常　5
甲状腺機能亢進症　2, 3
甲状腺機能低下期　17
甲状腺機能低下症　2, 22
甲状腺機能低下症状　50
甲状腺クリーゼ　6
甲状腺結節　17
甲状腺刺激ホルモン　49
甲状腺疾患　2
甲状腺腫　3, 16
甲状腺腫大　3, 23
甲状腺中毒期　17
甲状腺中毒症　2, 16
甲状腺中毒症状　3
甲状腺ペルオキシダーゼ　22
甲状腺ホルモン　2, 3
甲状腺ホルモン製剤　25
甲状腺濾胞　16
甲状腺濾胞細胞　22

高浸透圧高血糖状態　83
後天性免疫不全症候群　71
高尿酸血症　130
高比重リポタンパク　112
高プロラクチン血症　44
抗利尿ホルモン不適合分泌症候群　34
骨芽細胞　147
骨吸収抑制薬関連顎骨壊死　154
骨形成　147
骨質　147
骨粗鬆症　146
骨代謝回転　146
骨代謝マーカー　152
骨軟化症　179
骨密度　147
骨密度低下　50
ゴナドトロピン　49
ゴリムマブ　167
コルチゾール産生腫瘍　58
コルヒチン　138
コルヒチン・カバー　138
コレスチミド　121
コレスチラミン　121
コレステロール逆転送系　114
混合型インスリン製剤　101

さ

サイアザイド系利尿薬　33, 64
サイログロブリン　22
サキサグリプチン　96
サケカルシトニン　157
サラゾスルファピリジン　165

し

色素沈着　71
持効型溶解インスリン製剤　101
自己血糖測定　103
自己免疫疾患　22
自己免疫性内分泌異常　71
脂質異常　50
脂質異常症　112, 115
脂質管理目標値　119
脂質代謝　114
歯周病　85
持続皮下インスリン注入療法　103
シタグリプチン　96
シックデイ　105

シナカルセト　176
尺側偏位　162
尺側変形　162
周期性四肢麻痺　61
従来インスリン療法　101
従来型抗リウマチ薬　164
小腸コレステロールトランスポーター阻害薬　121
食事療法　92, 135
女性ホルモン製剤　52, 155
自立性分泌　63
心因性多飲症　29
神経障害　81
腎症　81
腎性尿崩症　29
迅速 ACTH 負荷試験　72
身長の低下　148
シンバスタチン　121

す

スタチン系薬　121
頭痛　66
ストロングスタチン　121
スピロノラクトン　63
スルホニル尿素薬　95
スワンネック変形　162

せ

生活習慣病　134
性腺機能不全　44
性腺刺激ホルモン　49
性腺発育不全　50
成長ホルモン　39, 49
赤色腹部皮膚線条　57
脊柱変形　148
セベラマー　176
セルトリズマブペゴル　167
セレコキシブ　172
潜在性甲状腺機能低下症　22
選択的 XOD 阻害薬　138
選択的 β_1 受容体遮断薬　10
選択的エストロゲン受容体モジュレーター　155
先端巨大症　39
先端部肥大　39

そ

早朝空腹時血糖値　85

続発性アルドステロン症　61
続発性脂質異常症　115
速効型インスリン製剤　101
速効型インスリン分泌促進薬　96
ソマトスタチン受容体シンチグラ
　　フィー　58
ソマトスタチン誘導体　41
ゾレドロン酸　153, 184

た

体液貯留　34
耐寒性低下　50
代謝亢進　66
体重減少　80
多飲　80
タクロリムス　166
脱水　30, 71
多尿　80
ダパグリフロジン　98
多発神経障害　84
単神経障害　83
男性ホルモン製剤　52

ち

チアジド系利尿薬　33, 64
チアゾリジン薬　94
チアマゾール　9
中間型インスリン製剤　101
中心性肥満　56
中枢性尿崩症　29
超速効型インスリン製剤　100
沈降炭酸カルシウム　176

つ

椎体骨折　148
痛風　130
痛風関節炎　131
痛風結節　132
痛風腎　132

て

低 HDL-C 血症　115
低カリウム血症　61
低血圧　71
低血糖　104
低身長　50
低浸透圧血症　35
低張性多尿　29

低ナトリウム血症　34
低比重リポタンパク　112
低リン血症　174
デキサメタゾン　74
テストステロン　52
デスモプレシン　32
テタニー　61, 62
テネリグリプチン　96
デノスマブ　152, 157
デメチルクロルテトラサイクリン　36
デュラグルチド　99
テリパラチド　152, 157
テルグリド　46

と

糖質コルチコイド　72
糖質コルチコイド反応性アルドステロ
　　ン症　61
糖尿病　78
糖尿病足病変　85
糖尿病教育　91
糖尿病ケトアシドーシス　82
糖尿病神経障害　83
糖尿病腎症　83
糖尿病網膜症　83
動脈硬化性疾患　84
ドキサゾシン　64, 67
特発性アジソン病　71
特発性アルドステロン症　61
ドコサヘキサエン酸エチル　122
トシリズマブ　167
ドパミン作動薬　41, 46
トピロキソスタット　138
トファシチニブ　167
トホグリフロジン　98
トリアムテレン　64
トリクロルメチアジド　33, 64
トルバプタン　36
トレラグリプチン　96

な

内因性経路　114
ナテグリニド　96
ナプロキセン　139

に

ニコチン酸誘導体　121
ニコモール　122

二次性糖尿病　79
ニセリトール　122
乳汁分泌障害　50
乳汁漏出症候群　45
尿アルカリ化薬　137
尿酸産生過剰型　130
尿酸生成抑制薬　137
尿酸値　133
尿酸排泄促進薬　136
尿酸排泄低下型　130
尿崩症　29
尿路結石　132
妊娠糖尿病　79

の

脳血管障害　85

は

配合溶解型インスリン製剤　101
破壊性甲状腺中毒症　2, 5
破骨細胞　147
橋本病　2, 22
パシレオチド　41
バセドウ病　2, 3, 5
バゼドキシフェン　155
バソプレシン　29, 32, 34
発育不全　50
発汗過多　66
パミドロン酸二ナトリウム水和物　184
バリシチニブ　167
汎下垂体機能低下症　49
反応性低血糖　17

ひ

ヒアルロン酸ナトリウム　171
ピオグリタゾン　85, 94
ビグアナイド薬　93
非ステロイド性抗炎症薬　18, 33, 167
ビスホスホネート関連顎骨壊死　154
ビスホスホネート製剤　153, 184
ピタバスタチン　121
ビタミン K_2 製剤　156
ヒト抗 PCSK9 モノクローナル抗体
　　122
ヒドロクロロチアジド　33
ヒドロコルチゾン　10, 72, 59
びまん性甲状腺腫大　23
ビルダグリプチン　96

頻脈　3

ふ

ファンコニ症候群　179
フィブラート系薬　121
フェブキソスタット　138
フェントラミン　67
副甲状腺機能亢進症　146, 173
副甲状腺機能低下症　173
副甲状腺ホルモン　173
副甲状腺ホルモン製剤　157
副甲状腺ホルモン関連ペプチド　183
副腎クリーゼ　50, 70
副腎腺腫　63
副腎皮質刺激ホルモン　49, 56
副腎皮質ステロイド薬
　　10, 18, 139, 167
副腎皮質ホルモン合成阻害薬　59
副腎不全　70
ブコローム　136
ブシラミン　166
フットケア　85
ブドウ糖　104
ブホルミン　93
プラノプロフェン　139
プラバスタチン　121
フルドロコルチゾン　74
フルバスタチン　121
プレドニゾロン　18
フロセミド　37
プロピルチオウラシル　9
プロブコール　122
プロプラノロール　10, 68
プロベネシド　136
ブロモクリプチン　41, 46
プロラクチノーマ　44
プロラクチン　44, 49
プロラクチン産生腫瘍　44
分子標的型合成抗リウマチ薬　167

へ

ペグビソマント　41
ヘモグロビンA1c　87
ペルオキシソーム増殖因子活性化受容
　　体γ　94
ペルオキシダーゼ阻害薬　9
変形性関節症　170
ベンズブロマロン　136

ほ

ボグリボース　97
ボタンホール変形　162
ホルモン補充療法　51

ま

末梢動脈疾患　84
末端肥大症　39
満月様顔貌　56
慢性合併症　81, 83
慢性甲状腺炎　2, 22
慢性多発性関節炎　132
慢性副腎不全　70

み

ミグリトール　97
水中毒　32
水利尿不全　34
ミチグリニド　96
ミノドロン酸　153

む

無顆粒球症　9
無機ヨード薬　9
無月経　45
無痛性甲状腺炎　2

め

メトトレキサート　164
メトプロロール　68
メトホルミン　85, 93
メドロキシプロゲステロン　52
メナテトレノン　152, 156
メルゼブルグの三徴　3

も

網膜症　81
モザバプタン　36

や

野牛肩　56
薬剤性甲状腺機能異常症　5
ヤヌスキナーゼ阻害薬　167

ゆ

遊離型チロキシン　4
遊離型トリヨードチロニン　4

よ

ヨウ化カリウム　9

ら

ラロキシフェン　155
卵胞刺激ホルモン　49
卵胞ホルモン　52
ランレオチド　41

り

リウマトイド結節　162
リオチロニン　26
リキシセナチド　99
リセドロン酸ナトリウム　153
リナグリプチン　96
リポタンパク　112
リラグルチド　99
リン吸着剤　176
臨床骨折　148
リン製剤　182

る

ルセオグリフロジン　98
ループ利尿薬　37

れ

レギュラースタチン　121
レニン-アンジオテンシン-アルドステ
　　ロン　34
レパグリニド　96
レフルノミド　165
レボチロキシン　26

ろ

ロキソプロフェン　18, 172
ロスバスタチン　121
ロミタピド　122

数字・欧文

1型糖尿病　79
1,5-AG　88
1,5-アンヒドログルシトール　88
2型糖尿病　79
5H's disease　66
11β-水酸化ステロイド脱水素酵素　62

75g OGTT　85
75g 経口ブドウ糖負荷試験　85
^{99m}Tc　4
^{123}I　4, 17
^{131}I 内用療法　8

acromegaly　39
ACTH　49
ACTH 依存性　56
ACTH 非依存性　56
ADH 不適合分泌症候群　34
adrenal insufficiency　70
AIADH　34
AIDS　71
aldosteronism　61
ARB　64
ARONJ　154
AVP　29
AVPV$_2$ 受容体拮抗薬　36
AVP 受容体　29, 34

basal-bolus 療法　103
basal supported oral therapy　106
Basedow's disease　3
bDMARDs　166
BG 薬　93
BMI　150
BOT　106
BRONJ　154

C ペプチド　90
chronic thyroiditis　2222
CIT　101
csDMARDs　164
CSII　103
cushing's syndrome　56

diabetes insipidus　29
diabetes mellitus　78
DKA　82
DM　78
DPP-4 阻害薬　96
dyslipidemia　115

Fanconi 症候群　179
FSH　49
FT$_3$　4

FT$_4$　4

GA　88
GH　49
GH 過剰分泌　40
GH 産生下垂体腺腫　39
GH 受容体拮抗薬　41
GLP-1 受容体作動薬　99
gout　130
Graefe 徴候　4

Hashimoto's disease　22
HbA1c　87
HHM　183
HMG-CoA 還元酵素阻害薬　120
HOMA-IR　90
HOMA-β　90
humoral hypercalcemia of
　malignancy　183
hyperparathyroidism　173
hyperprolactinema　44
hyperuricemia　130
hypoparathyroidism　173
hypopituitarism　49

ICT　103
II　89
IL-6 阻害薬　167
IRI　90

JAK 阻害薬　167

Kaufmann 療法　54
Kussmaul 大呼吸　82

LH　49
local osteolytic hypercalcemia　183
LOH　183

Merseburg の三徴　3
MTP 阻害薬　123

n-3 系多価不飽和脂肪酸　122
NSAIDs　18
NSAIDs パルス療法　138

osteoarthritis　170

osteomalacia　179
osteoporosis　146

PA　61
PAC　62
pheochromocytoma　66
PPARγ　94
PRA　62
PRL　44, 49
PTH　173

RA　161
RAA　34
rheumatoid arthritis　161
rickets　179

SERM　155
SGLT2 阻害薬　98
SMBG　103
SRS　58
Stellwag 徴候　4
subacute thyroiditis　16
SU 薬　95
syndrome of inappropriate secretion
　of ADH　34

T 細胞副刺激モジュレーター　167
T$_3$　4
T$_3$ 製剤　26
T$_4$　4
T$_4$ 製剤　26
Tg　22
thyrotoxic storm or crisis　6
TNF 阻害薬　166
TPO　22
TRAb　3, 17
tsDMARDs　167
TSH　3, 22, 49
TSH 受容体　3
TSH 受容体抗体　3

$\alpha_1\beta$ 受容体遮断薬　64
α_1 受容体遮断薬　64
α-GI　97
α-グルコシダーゼ阻害薬　97
α 受容体遮断薬　67
β 受容体遮断薬　10, 68

〈監修者・編者略歴〉

厚田幸一郎（あつだ　こういちろう）
1979 年　北里大学薬学部卒業
1981 年　北里大学大学院薬学研究科修士
　　　　　課程修了
現　在　北里大学薬学部薬物治療学 I 教
　　　　　授，北里大学病院薬剤部長
　　　　　医学博士

前田　定秋（まえだ　さだあき）
1976 年　大阪大学薬学部卒業
1978 年　大阪大学大学院薬学研究科修士
　　　　　課程修了
1980 年　大阪大学大学院薬学研究科博士
　　　　　課程単位取得退学
現　在　摂南大学薬学部薬物治療学研究
　　　　　室教授
　　　　　薬学博士

松原　肇（まつばら　はじめ）
1979 年　北里大学薬学部卒業
1981 年　北里大学大学院薬学研究科修士
　　　　　課程修了
1984 年　北里大学大学院薬学研究科博士
　　　　　後期課程修了
現　在　北里大学薬学部薬物治療学 III 教
　　　　　授，北里大学北里研究所病院薬
　　　　　剤部長
　　　　　薬学博士

- 本書の内容に関する質問は，オーム社書籍編集局「(書名を明記)」係宛に，書状また
  は FAX（03-3293-2824），E-mail（shoseki@ohmsha.co.jp）にてお願いします．お
  受けできる質問は本書で紹介した内容に限らせていただきます．なお，電話での質問
  にはお答えできませんので，あらかじめご了承ください．
- 万一，落丁・乱丁の場合は，送料当社負担でお取替えいたします．当社販売課宛にお
  送りください．
- 本書の一部の複写複製を希望される場合は，本書扉裏を参照してください．
  JCOPY ＜(社)出版者著作権管理機構　委託出版物＞

病気と薬物療法
内分泌疾患／代謝疾患

平成 30 年 9 月 5 日　　　第 1 版第 1 刷発行

監　　修　厚田幸一郎
編　　者　厚田幸一郎・前田定秋・松原　肇
発 行 者　村 上 和 夫
発 行 所　株式会社オーム社
　　　　　　郵便番号　101-8460
　　　　　　東京都千代田区神田錦町 3-1
　　　　　　電話　03(3233)0641(代表)
　　　　　　URL　https://www.ohmsha.co.jp/

© 厚田幸一郎・前田定秋・松原　肇 2018

組版　新生社　　印刷・製本　三美印刷
ISBN978-4-274-22268-9　Printed in Japan

関連書籍のご案内

創薬科学入門（改訂2版）
―― 薬はどのようにつくられる？

佐藤 健太郎　著
A5判・208頁・定価（本体2000円【税別】）

創薬のしくみと広がりが楽しく学べる！

主要目次

はじめに	第8章　抗生物質と抗ウイルス剤
第1章　医薬とは何か	第9章　高血圧治療薬
第2章　医薬が世に出るまで	第10章　高脂血症治療薬
第3章　医薬のベストバランス	第11章　変容する抗がん剤の科学
第4章　創薬を支える新技術	第12章　糖尿病治療へのさまざまなアプローチ
第5章　天然物からの創薬	第13章　精神病治療薬
第6章　プロセス化学	第14章　鎮痛剤
第7章　抗体医薬とゲノム創薬	第15章　医薬の未来

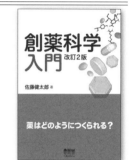

メディカルマスター　解剖学

佐藤 達夫　監修／大谷 修　著
A5判・386頁・定価（本体2400円【税別】）

わかりやすい解剖学の新しいテキスト！

主要目次

第1章　人体の基本構造	第5章　神経系	第9章　感覚器系
第2章　骨格系	第6章　呼吸器系	第10章　内分泌系
第3章　骨格筋系	第7章　消化器系	第11章　免疫系
第4章　循環器系	第8章　泌尿生殖器系	

スポーツにおける薬物治療
処方と服薬指導

日本臨床スポーツ医学会 学術委員会　編／北海道大学病院 薬剤部　編集協力
B5判・360頁・定価（本体4900円【税別】）

薬を飲みながらスポーツを行う方への
処方・服薬指導のポイントをわかりやすく解説！

主要目次

1編　スポーツと薬
- 1章　スポーツが薬物動態に与える影響
- 2章　スポーツにおけるドーピング
- 3章　サプリメントの捉え方

2編　主な疾患治療薬

1章　感染症	10章　神経・筋疾患
2章　循環器疾患	11章　精神疾患
3章　呼吸器疾患	12章　環境因子による疾患
4章　内分泌疾患	13章　整形外科疾患
5章　代謝疾患	14章　皮膚科疾患
6章　血液疾患	15章　婦人科疾患
7章　消化器疾患	16章　眼科疾患
8章　腎疾患	17章　耳鼻咽喉科疾患
9章　アレルギー疾患・膠原病	18章　歯科・口腔外科疾患
	19章　腫瘍性疾患

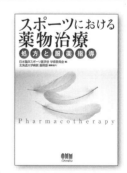

もっと詳しい情報をお届けできます。
○書店に商品がない場合または直接ご注文の場合も右記宛にご連絡ください。

ホームページ　https://www.ohmsha.co.jp/
TEL／FAX　TEL.03-3233-0643　FAX.03-3233-3440

（定価は変更される場合があります）